新体系
看護学
全書

成人看護学❿

女性生殖器

メヂカルフレンド社

まえがき

　医療をとりまく環境の変化は，加速度を増している。社会情勢，人口構造の変化，人々のニーズの多様化，医療の高度化・専門化，在院日数の短縮による臨床業務の過密化，流行感染症など医療現場への影響が押し寄せている。さらに患者の自宅を含む医療の場の広がりと医療機関どうしの連携のためには，すべての医療者が医療の本質を踏まえ，今の医療に求められているもの，期待されているものを的確にとらえ，応えていかなければならない。このようななかで，チーム医療の一翼を担う看護師の資質向上はきわめて重要である。

　看護師には，単に知識をもつだけでなく，それを臨床における行動に結びつける思考力と判断力をもち，どのような状況においても最善の看護を提供できることが求められている。看護基礎教育には，そのような看護師へと成長していくための基盤を与えることが期待されている。

　このような期待に応えられる教科書を目指し，2007 年に本シリーズ「成人看護学」各論の再編成にあたった。その際に，看護を行ううえでの基礎知識となる「疾患の診療」を扱う第 1 編と「疾患をもつ患者の看護」を扱う第 2 編の 2 編編成とし，器官系統別の巻構成とした。すなわち現行カリキュラムの「人体の構造と機能」と「疾病の成り立ちと回復の促進」にあたる内容の一部，およびそれらを踏まえた「成人看護学」の内容となった。また 2010 年には，新たに序章を設け，患者がどのような困難をもって生活することになるのか，どのような医療が提供されるのか，というマクロな視点からみたイメージをもって本書の内容に入っていけるようにした。2018 年には，さらなる強化のために第 1 編の構成の見直しを行い，医療現場において看護師に求められる疾患と治療についての知識を充実させた。

　今回の改訂では，疾患をもつ患者の理解と看護の全体像を示すことを目的とした従来の第 2 編第 1 章を，序章へ統合した。このマクロの視点は，医学・看護のどちらにおいても，また，両者のつながりを理解するうえでも重要であると考え，書籍全体の冒頭へと組み込んだものである。これ以外にも，新カリキュラムにおいて重視されている，地域における看護の視点の強化を行うべく，病院，そして再び日常生活の場である地域へと患者が戻っていく際の看護師の役割についても盛り込んだ。

　本書の 2 編編成は，基礎知識となる第 1 編から看護編である第 2 編へと内容が

つながることで生かされる。そして，本書が目指した内容のつながりとは，たとえば「人体の構造と機能」の知識と「疾病の成り立ちと回復の促進」の知識のつながりである。人体における生理的な過程が，病気の原因により，どのように変化するのかという観点から，解剖生理学の知識と症状や疾患の知識を一本につなげることはこの分野の学習の基本といえる。もう一つは，上記のような症状や疾患についての知識と，それを踏まえた看護編とのつながりである。疾患をもった患者の身体で進行している生理的・病理的過程はどのようなもので，その結果もたらされる状態はどのようなものか，患者の生命と生活にどのような影響を与えるかを把握する。それに応じて，患者一人ひとりに個別の看護上の対策をあげ，組み立てていく力が，看護には必要である。

近年，看護師の活躍の場は多様化し，その役割は顕著に拡大し，求められる知識・技能も高度専門的になってきた。このような時代の看護基礎教育の教材に必要なことは，卒業後もさらにその上に積み上げていけるだけの，しっかりした基礎を据えることだけでなく，記述内容も臨床での傾向に合わせレベルアップすることである。そのため，卒業後のレファレンスとしての使用にもある程度耐え得るレベル感を目指すこととした。

今回の編集では，本書の構成の大幅変更を含むいっそうの改善を図った。読者諸氏の忌憚のないご意見をいただければ幸いである。

2023 年 10 月

編者ら

執筆者一覧

編集

恩田　貴志　　順和会山王病院 女性医療センター／女性腫瘍治療・婦人科部門　部長
竹村　禎子　　了徳寺大学准教授

執筆（執筆順）

《序章》

竹村　禎子　　了徳寺大学准教授

《第1編》

恩田　貴志　　順和会山王病院 女性医療センター／女性腫瘍治療・婦人科部門　部長

《第2編》

竹村　禎子　　了徳寺大学准教授
藤森　京子　　了徳寺大学准教授
佐山　多実子　上板橋看護専門学校専任教員

目次

第 **4** 章 **女性生殖器の疾患と診療**
恩田貴志 135

Ⅰ 感染症 136

Ⅱ 外陰の疾患 142

第2編　女性生殖器疾患患者の看護

第 1 章 主な症状に対する看護
竹村禎子 221

第 2 章 主な検査と治療に伴う看護
竹村禎子 247

第 **4** 章 事例による看護過程の展開

本書では，看護師国家試験出題基準に掲載されている疾患について，当該疾患の要点をまとめた Digest を掲載しました。予習時や試験前の復習などで要点を確認する際にご活用ください。

女性生殖器疾患をもつ成人を理解するために

I 女性生殖器疾患の近年の傾向

A 現代女性の健康問題とQOL

　現代女性の健康問題は多種多様な環境要因が交差しており，少子化，晩婚化，平均寿命の延伸，就業率の増加などが関与して，女性のQOL（quality of life）は大きく変化している。こうした背景から，女性生殖器疾患のある患者の健康問題をとらえる場合には，社会的情勢の変化を含め，全人的な視点からのアプローチが重要である。

　女性のQOLを評価する際は，2つの側面から考えることができる。第1はライフステージ（図1）からの評価である。この場合は卵巣ホルモンであるエストロゲンが大きく関与しており，女性の月経周期の変化によって女性生殖器疾患などが発症する。特に40歳後半以降は，エストロゲンの分泌が急激に減少することによる心身への影響が課題になる。第2はライフコース（図2）からの評価である。学業や仕事，家族との関係など，個人の生き方が心身に与える影響が課題になる。よって，これら2つの側面から患者の看護問題を明確にした包括的な女性の健康支援が求められている。

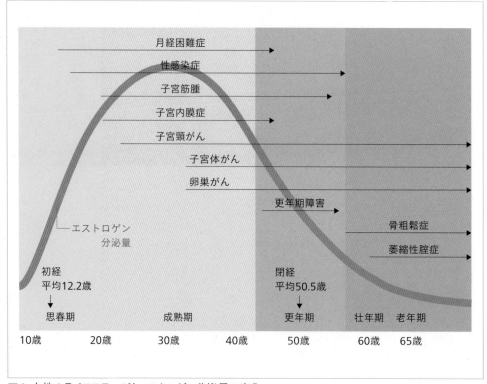

図1 女性のライフステージとエストロゲン分泌量の変化

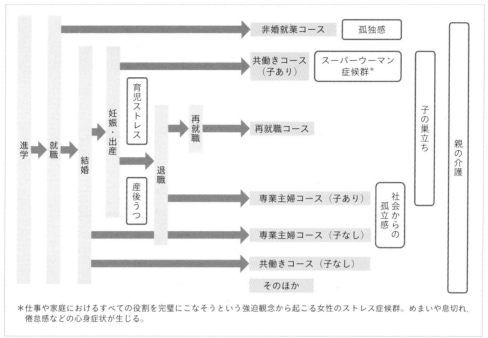

＊仕事や家庭におけるすべての役割を完璧にこなそうという強迫観念から起こる女性のストレス症候群。めまいや息切れ，倦怠感などの心身症状が生じる。

図2　女性のライフコース

Ⓑ　女性生殖器疾患の現状と女性の健康問題

　女性生殖器疾患の罹患率には，女性のもつヘルスリテラシーが関与している。

　2020（令和2）年の患者調査をもとに，2008（平成20）〜 2020（令和2）年の12年間における主な女性生殖器疾患の推計患者数をグラフにしたものを図3に示す。それによると，2020（令和2）年の推計患者数は月経障害が最も多く，次いで子宮平滑筋腫（子宮筋腫），子宮の悪性新生物（腫瘍），卵巣機能障害，子宮内膜症，カンジダ症，卵巣の悪性新生物（腫瘍）の順である。年次推移の比較では，月経障害が急激に増加しており，子宮内膜症も増加傾向である。疾患が発症するまでの月経回数の増加がこれらの疾患と連動しているといわれており，初産の高年齢化や合計特殊出生率の低迷などが背景にある。このように，女性生殖器疾患では，がん，性感染症，月経異常，不妊症などが近年の健康問題になっている。患者の背景と疾患との関係性を把握し，患者のQOLを維持・向上できる医療と看護の提供が求められている。

▌1. 女性生殖器がんの現状

　日本では，1981（昭和56）年から死亡原因の第1位は悪性新生物（がん）が占めており，2021（令和3）年の悪性新生物（がん）による死亡者数は38万人を超えている[1]。国はこれまで種々のがん対策を推進してきたが，2007（平成19）年には**がん対策基本法**が施行され，

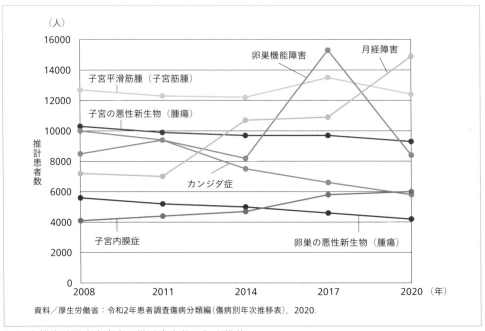

（人）

資料／厚生労働省：令和2年患者調査傷病分類編（傷病別年次推移表），2020.

図3 女性生殖器疾患患者の推計患者数の年次推移

同年6月に「**がん対策推進基本計画**」が策定された。この基本計画においては，がんの予防および早期発見を推進するために，がん検診の受診率を50％以上にするという目標が掲げられている。その一環として，2009（平成21）年7月に厚生労働大臣を本部長とする「がん検診50％推進本部」を設置し，がん検診の普及啓発活動を実施してきた。2012（平成24）年6月に策定された「がん対策推進基本計画（第2期）」では「5年以内に受診率50％」が掲げられ，子宮頸がんの受診率の算定は20〜69歳までが対象となった。また，「がんになっても安心して暮らせる社会の構築」を目指し，2016（平成28）年2月には，がん患者の労働環境改善を進めるためのガイドライン[2]が公表されている。

　かつて女性生殖器がんでは，子宮頸がんの罹患率が最も高かった。しかし，日本婦人科腫瘍学会によると，最近は子宮体がん，卵巣がん，および若年者の子宮頸がんが増加傾向にある（図4）。特に，女性生殖器がん全体のなかで子宮体がんが占める割合は30％を超えている。また，性行為によるヒトパピローマウイルス（HPV）感染が発生に関与する子宮頸がんは，セクシュアルデビュー（初めての性交渉）の低年齢化に伴い発症年齢が早まっており，今後も子宮頸がん検診の推進が課題である。

1 ｜ 女性特有のがんの検診率

　厚生労働省の国民生活基礎調査によれば，過去2年間の子宮がん（子宮頸がん）検診受診率（20〜69歳）は，2010（平成22）年の37.7％から2019（令和元）年には43.7％となった（図5）。女性特有のがん検診推進事業として，一定の年齢に達した女性に対し，子宮がん（子宮頸がん）および乳がん検診の無料クーポンの配布やがん検診手帳の交付を図った結

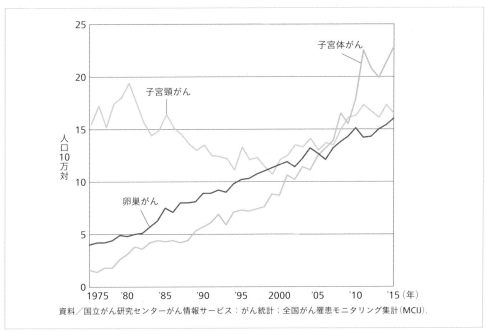

資料／国立がん研究センターがん情報サービス：がん統計：全国がん罹患モニタリング集計（MCIJ）．

図4 子宮頸がん，子宮体がん，卵巣がん罹患率の年次推移

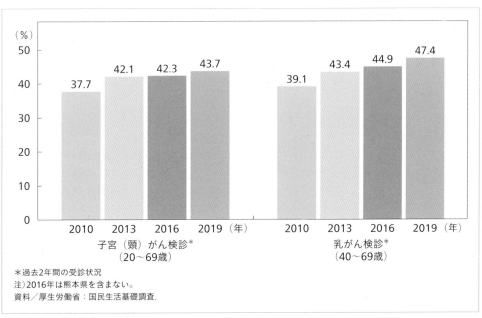

＊過去2年間の受診状況
注）2016年は熊本県を含まない。
資料／厚生労働省：国民生活基礎調査．

図5 女性のがん検診受診率

果，徐々にではあるが検診受診率は上昇している。

2 | 子宮頸がんの予防

　子宮頸がんは近年，20〜30歳代女性の罹患率が増加している。子宮頸がんは，がんの進行度によって標準治療が異なる。これから結婚，妊娠，出産を迎えようとする女性にとっ

ては，女性としての役割が遂行できるかの精神的不安はもちろん，排尿障害などの後遺症やQOLの低下に悩まされるなど，深刻な問題を引き起こす。厚生労働省は「子宮頸がんの予防（ヒトパピローマウイルス［HPV］の予防ワクチン）」を推奨し，2013（平成25）年から定期接種を開始した。ところが，ワクチン接種後に複合性局所疼痛症候群（complex regional pain syndrome：CRPS）などの慢性的な疼痛を伴う有害作用の報告があったことから，定期接種を積極的に推奨すべきではないとする見解が出された。その後，2022（令和4）年に9年ぶりに積極的勧奨が再開され，2023（令和5）年4月からは9価HPVワクチンの定期接種が始まった（第1編-第4章-IV-G-Column「HPVワクチンをめぐる状況と課題」参照）。

2. 性感染症の若年化

　女性のヘルスケアの観点から，性感染症（sexually transmitted disease：STD）の予防は重要である。5類感染症に定められている性感染症は無症状であることが多く，感染の徴候が出現したときにはピンポン感染*している可能性がある。現在，性行動の若年化，性行為に対する危機意識の希薄化から，10歳代後半〜30歳代にかけての若年齢感染が問題となっており，性感染症の問題は軽視できない現状がある。

　2016（平成28）〜2021（令和3）年の性感染症報告数をみると，性器クラミジア感染症は漸増，性器ヘルペスウイルス感染症，尖圭コンジローマ，淋菌感染症は横ばいである（図6）。一方，梅毒は2010（平成22）年以降増加傾向であり，女性の感染者数が2015（平成27）年から急激に上昇している（図7）。梅毒は女性の生殖機能への影響が懸念されており，

Column　女性生殖器がんサバイバー

　2016（平成28）年に改正がん対策基本法が成立したのを機に，「がんサバイバー」が注目されるようになった。がんサバイバーは，「がんが治癒した人だけを意味するのではなく，がんの診断を受けたときから死を迎えるまでのすべての段階にある人」[1]と定義されている。そして，医師，看護師，臨床心理士，ソーシャルワーカー，行政やNPOなどが連携し，患者ががんと共生しながらその人らしい生き方を実現できるよう，QOLの維持・向上を目指したケアを提供することを目指す。そのためには，がん患者を中心に，それを支える周囲の人々も対象とした，身体的・心理的・社会的・スピリチュアルな側面からのケアの提供が求められる。女性生殖器がんで特に配慮の必要な「妊孕性（にんようせい）」については，2021（令和3）年から厚生労働省により「小児・AYA世代（アヤ）*のがん患者等の妊孕性温存療法研究促進事業」が推進されている。

文献　1）国立がん研究センターがん対策情報センター：がん専門相談員のための学習の手引き；実践に役立つエッセンス，2020，p.66.

＊ ピンポン感染：パートナーの一方が性感染症にかかった場合，性交渉によって互いにうつしたりうつされたりをくりかえすことをいう。
＊ AYA世代：adolescent and young adult。主に思春期から30歳代（15〜39歳）の世代を指す。

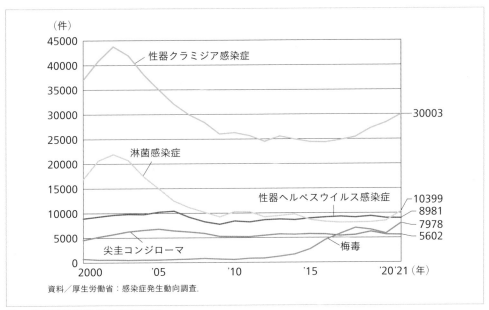

（件）

図6 性感染症報告数の年次推移

資料／厚生労働省：感染症発生動向調査.

異所性妊娠，不妊症，先天梅毒など，女性やその子どもの将来にかかわる重大な健康課題となり得る。近年は，無症候性感染により本人が無自覚のまま性的接触をもち，感染が拡大してしまうという社会的問題も含んでいる。

　性感染症は，コンドームを適切に使用しない性交感染や，オーラルセックスによる口腔<ruby>咽頭<rt>いんとう</rt></ruby>感染が，感染拡大の主な原因とされている。

●看護の視点
❶最大の予防策はコンドームの正しい使用であることを患者に指導する。
❷コンドームを装着することで，避妊だけではなく，性感染症の原因である細菌，ウイルス，原虫などを含んだ<ruby>分泌物<rt>ぶんぴつぶつ</rt></ruby>の粘膜への侵入も防げることを患者に指導する。
❸初交年齢に達する前の性教育や性感染症に対する予防教育の重点化を図る。
❹性感染症はだれでも<ruby>罹患<rt>りかん</rt></ruby>する可能性は否定できないが，的確な治療を受ければ完治することを説明する。
❺パートナーとともに治療し，正しい性行為について確認する場を調整する。

 STDとSTI

　STD（sexually transmitted disease），STI（sexually transmitted infection）は，どちらも性感染症のことをいう。STD は発病したものをいうが，性感染症は自覚症状なく感染させてしまうことから，最近では STI という表現が使われている。

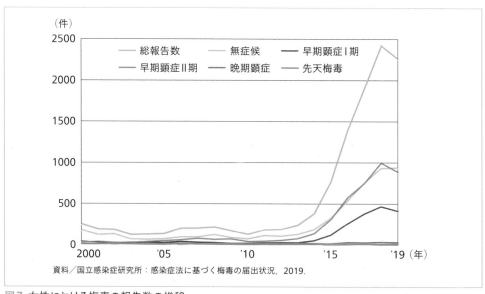

資料／国立感染症研究所：感染症法に基づく梅毒の届出状況，2019.

図7　女性における梅毒の報告数の推移

表1　セクシュアルヒストリーの5つのアプローチ

partners	現在および過去のパートナーの人数
sexual practices	性交の方法，腟以外に口や肛門での性交を行ったか
protection from STIs	性感染症の予防はどのように行っているか（コンドームは使用しているか）
past STIs	これまでに性感染症の既往があるか，現在や過去のパートナーに既往があるか
pregnancy history and plans	妊娠・出産歴，妊娠の希望や避妊・家族計画についての考え

出典／Centers for Disease Control and Prevention（CDC）：A guide to taking a sexual history，2022，を参考に作成.

❻性感染症に至る経緯を聞く際にはプライバシーが保護されていることを患者に伝え，セクシュアルヒストリー（表1）を聴取する。

II　女性生殖器疾患をもつ患者の特徴

　女性生殖器疾患は，子宮や卵巣に大きな影響を及ぼすことが多い。しかし，女性生殖器は内分泌系との関連があるため，解剖学的な問題にとどまらず，ホルモンの変化に伴う生理的な影響も関係してくる。これらの問題は女性のライフサイクルに長期間影響を及ぼす。また，女性らしさを象徴する臓器・器官の障害によって悲嘆に陥りやすく，精神的・心理的な援助が大切になる。さらに，闘病生活を強いられることにより女性としての家族関係や人間関係の役割にどのような問題が生じる可能性があるのかを把握することが不可欠である。

したがって，女性生殖器疾患をもつ患者に対する看護では，リプロダクティブヘルス／ライツの観点から，女性生殖器の変化による女性性やセクシュアリティに関する身体的，心理的，社会的影響にも着眼し，今後予測される看護問題を視野に入れてアセスメントしていく必要がある。女性生殖器疾患をもつ患者の看護の目的は，身体的苦痛の緩和，不安の軽減，社会生活への復帰を実現することにあり，外来から在宅に至る継続した看護援助や支援を提供することが求められる。

●看護の視点
❶女性の健康障害においては，まずその女性特有の生活環境に合わせた繊細な看護援助を展開する。
❷女性生殖器疾患の特徴として，女性生殖器の臓器そのものの病変と，性ホルモンの変動に関連する病変があることを理解する。
❸女性の生殖機能における深い問題は「妊孕性」である。子孫存続あるいは種の維持に大きな意味をもつことを十分認識する。
❹苦痛の特徴として，病変による疼痛，検査・処置・治療に伴う苦痛，精神的・心理的苦痛がある。苦痛の因子をアセスメントし，疼痛の軽減を図る援助をする。
❺デリケートな臓器の病変であるため，患者の不安要因を分析し，プライバシーを侵害しない精神的・心理的援助が必要である。
❻患者のサポート体制を確立するため，配偶者や家族，職場などの協力を得て，QOLの向上が図れる支援をする。
❼女性生殖器疾患をもつ患者の特殊性に配慮し，外来看護から入退院支援あるいは在宅看護への包括的な看護サービスを提供する。

Column セクシュアルヘルスとは

　性と生殖に関する健康と権利を推進する国際協力NGOであるJOICFP（ジョイセフ）は，セクシュアルヘルスを「自分の『性』に関することについて，心身ともに満たされて幸せを感じられ，またその状態を社会的にも認められていること」としている[1]。
　また，WHOはセクシュアルヘルスについて「単に病気がないことではなく，身体的，感情的，精神的，社会的な幸福の状態」であり，「生殖年齢にある者だけでなく，個人の生涯を通じて関係する」とし，「性の健康は個人・カップル・家族の健康と幸福，そして地域社会と国の社会的・経済的発展の基礎となる」とその重要性を述べている。

出典／1）JOICFP：セクシュアル・リプロダクティブ・ヘルス／ライツ（SRHR：性と生殖に関する健康と権利）とは．https://www.joicfp.or.jp/jpn/know/advocacy/rh/（最終アクセス日：2023/7/4）

A 身体的問題の特徴

1. 身体的問題に対する看護の目的と援助活動

　女性生殖器疾患の身体的問題では，女性独自の解剖学的臓器や内分泌ホルモンにかかわる機能障害と性感染症がある。最も重要な視点は，患者自身が自己のライフコースから妊孕性についてどのように認識しているかである。女性生殖器は摘出や切除をすると回復はできず，生殖機能をどの程度温存した医療ができるかで患者の人生に変化をもたらす。また，女性生殖器疾患とほかの疾病との関連性も問題になる。たとえば，子宮内膜症による慢性炎症の持続で心血管障害の可能性が上昇するといわれており，合併症の誘発についても理解しておく必要がある。

　一方，健康教育の視点で女性生殖器疾患をみると，定期検診によって早期発見がなされ，治癒が得られるものも多い。しかし，悪性腫瘍の場合には，発見が遅れ，膀胱や直腸など他臓器への転移が生じると，セルフケア能力が低下しADLの自立が果たせなくなる可能性があることも把握する。また，性感染症では，感染の影響による不妊症など将来の身体的問題に発展する可能性も否定できない。女性生殖器疾患をもつ患者の身体的問題に対しては，女性医学*という広い視野をもって看護援助を展開する。

●**看護の視点**
❶病理学的に良性か悪性か，さらに疾病の進行度と予後について把握する。
❷保存的治療，手術的治療，それぞれの治療法の身体への侵襲性を把握し，ADLに影響する合併症を理解する。
❸一時的治療か継続的治療か，治療方法による経済的・社会的影響を理解し支援体制を検討する。
❹感染症の場合は感染の原因を明確にし，再発予防と健康教育について指導する。
❺女性生殖器疾患の主症状を理解し，患者の身体的苦痛を軽減できる対処を工夫する。
❻女性生殖器の障害に伴う不安や，その疾病特有の心理的変化を把握し援助する。

＊ **女性医学**：「産婦人科の専門領域のひとつで，QOLの維持・向上のために，女性に特有な心身にまつわる疾患を主として予防医学の観点から取り扱うことを目的とする」と日本産科婦人科学会が定義している。産婦人科学の3つの柱である周産期医学，生殖内分泌学，婦人科腫瘍学に続く4つ目の柱として，近年注目されている。

2. 生じやすい身体的問題

1 症状による苦痛

女性生殖器疾患に多くみられる症状に**下腹部痛**と**性器出血**があり，患者は身体的不快感や痛みなどの苦痛を抱えることになる。特有の身体的苦痛として，骨盤内疼痛である下腹部痛，腰部痛がある。これらの主訴は，病態を予測するための重要な情報であるため，正確な観察が要求される。疼痛の増減は身体的苦痛のみならず精神的苦痛にも左右されるため，痛みの閾値を客観的にとらえる洞察力が必要である。

下腹部痛を伴う女性生殖器疾患には子宮筋腫や子宮内膜症などがあるが，卵巣嚢腫の茎捻転で緊急を要する可能性もあるため，早期対応が重要となる。そのほか下腹部痛を伴う疾患として，性器ヘルペスや淋菌感染症，外陰部痛を伴う疾患にはバルトリン腺膿胞がある。また，臨床では疼痛に伴い性器出血を伴うことが多く，下腹部の激痛では，異所性妊娠による卵管破裂のようにショック状態を招き，生命の危機に陥ることもある。その出血が月経に伴う出血か不正出血かの判断も必須条件である。

また，女性生殖器疾患と症状は密接な関係性があることを理解し，不正出血，病的帯下，下腹部痛，腫瘤感，発熱などの感染の徴候や，浮腫，排尿困難などの苦痛の悪化徴候を把握する。

女性生殖器疾患特有の主症状を把握し，緊急性の有無や苦痛の程度を的確に観察し，援助する。

2 治療による苦痛

女性生殖器は感受性が高い。特殊な器材や器具を使用した検査や処置も多く，双合診や腟鏡診，経腟超音波診断法など，外陰部から腟口に指や器具を挿入し子宮腔内を診察する際に，違和感や疼痛を伴う。デリケートな部分に触れられる恐怖感からの苦痛，子宮がんの検査で細胞を採取する際や感染による炎症がある場合も，疼痛を生じる。

また，手術療法では長時間の手術体位での苦痛や術後の疼痛，膀胱留置カテーテル抜去後の排尿痛があり，化学療法では抗がん剤の点滴による血管痛，放射線療法では皮膚炎や

Column ▶ 女性生殖器疾患をもつ患者の複雑な苦痛

女性生殖器疾患をもつ患者は，疾患による身体的苦痛だけでなく，女性生殖器の内診や直腸診検査による苦痛——下着をはずして内診台に上がるという羞恥心，カーテンで仕切られた向こう側でどんなことをされるのだろうかという恐怖心——など，様々な苦痛を感じている。看護師は，緊張感をほぐすかかわりと，きめ細かい言葉かけをして，患者の苦痛の緩和に努めることが大切である。

粘膜障害に伴う疼痛などがある。

　治療による疼痛を完全に避けることは困難ではあるが，疼痛出現の可能性を把握し，早期に疼痛緩和のための看護援助を実施し，苦痛を増強させないことが重要である。

Ｂ 心理・社会的問題の特徴

1. 生じやすい心理的問題

　生殖器は男女問わず人間の性を示す重要な象徴であり，生涯をとおして必要な臓器である。特に，女性生殖器が妊孕性の機能をもつ期間は限られており，その臓器の障害による心理的影響が多大である。

　女性生殖器が障害された患者は，疾患の程度にかかわらず不安とショックを抱き，女性であることの自己概念の崩れや役割が遂行できないことへの強い葛藤に陥る。具体的には，自分が女性としての役割が果たせなくなるのではないか，女性として他者に認めてもらえなくなるのではないかという苦しみ，そして，女性であることを自分自身が認められなくなるというアイデンティティの変化などの葛藤が生じる。また，治療方法によるセクシュアリティへの影響も無視できない問題である。

　女性は，生殖器の異常を抱えることによって，女性性や母性に対する意識が再認識されるようになる反面，喪失感や罪悪感に苦悩する。このような女性の心理を踏まえたうえで，その言動や態度から細かい心理的変化をとらえ，日常生活活動および社会活動の制限による不安やストレスを軽減できるよう，具体的な援助と解決方法を実践する必要がある。

●看護の視点

❶女性生殖器の機能障害や喪失を患者自身が受容し，自己認識できるように配慮する。

❷患者の感情の表出方法を観察し，その行動の変化に留意しながら援助する。

❸患者の闘病生活は心理的キーパーソンの存在とその力量によって変化する。キーパーソンへの適切なアプローチにより患者が安心できる心理支援を構築する。

❹患者の表情や姿勢，言動，声の大きさなどから患者の心情を把握し，ラポール形成ができるよう共感する態度でかかわる。

---

1 ボディイメージの変化

　ボディイメージは，患者の抱いている価値観によって基準が異なる。女性生殖器の場合，外陰部や腟部以外は外見上の変貌はわからない。患者自身が，子宮や卵巣などに対してどのような価値観をもっているか，そして罹患の状況や治療内容によって，ボディイメージの変化の程度に個人差がある。たとえば子宮の全摘出か，卵巣・卵管の左右一側または両側の摘出かにより，臓器を失った空虚感は異なる。また，外陰部や腟部の異変は患者自身

で罹患している状態を認識でき，生殖器によっても価値観の相違があることが理解できる。

患者のボディイメージの変化を援助する場合は，まず患者の価値観を認識することが必要である。患者が女性生殖器の健康問題を受容し，ボディイメージの変化を意識できる援助が必須となる。

2 │ セクシュアリティへの影響

女性生殖器の障害では，患者の年代や予後によって，性活動や妊娠・出産など女性のセクシュアリティに深い影響を与える。

女性生殖器疾患では，子宮全摘出術による腟断端部の縫合や腟短縮による性交痛，卵巣摘出によるエストロゲン欠乏に伴う腟潤滑液の減少や腟壁の収縮による性交痛，子宮内膜症による性交痛（下腹部痛）などがセクシュアリティに影響を与える。また，不妊症治療中の性行為に対する葛藤や人工妊娠中絶の体験，性感染症の既往歴，性暴力などによっても性の健康に対する患者の概念が変化する。

性の健康に影響を及ぼす因子には，性機能，性行動，性的満足度，性行為の重要性，パートナーとの関係などがあるが，この環境が阻害されると性に対する恐怖心や抑圧感，罪悪感をもたらし，女性としての健康なセクシュアリティを築けない可能性がある。

看護師は，女性生殖器疾患をもつ患者が性に対してどのような不安や悩みを抱いているかを表出できるコミュニケーション技法を工夫し，心理的支援をする。

▌ 2. 生じやすい社会的問題

近年は女性の社会進出が進み，ライフスタイルも多岐にわたっている。就業女性の増加，超高齢社会における介護問題，核家族化の進行などの変化によって社会的問題は異なる。患者は女性として，妻として，母親としての役割のほかにも様々な役割を担っており，女性生殖器疾患により職業上の役割や家庭における役割（育児，介護など）に変化が生じ，余暇活動や地域活動への参加にも支障が生じる。女性生殖器疾患を公表することへの抵抗感から，周囲の協力を得にくく，そのことが休職や復職時の不安などに拍車をかける。また，生殖機能の低下によってパートナーや配偶者との関係に変化が生じてしまうことも社会的な影響の一つである。患者のキーパーソンの存在の確認を行い，日常生活上の不安や心配（炊事・洗濯などの家事の実施者の不在）の有無，通院方法の確認，介護認定の取得の有無や社会資源利用状況の確認など，社会的サポートの需要があるのかをしっかり把握するため，情報を収集しアセスメントする。

患者が療養生活に専念でき，また通院，在宅療養ができる包括的な看護支援が必要である。患者のみならずパートナーや配偶者，家族の状況に応じて医療ソーシャルワーカー，臨床心理士・公認心理師，地域の保健師やかかりつけ医，セックスカウンセラー，ソーシャルワーカー，ケアマネジャーなどの専門家が連携して必要な社会資源の活用と調整を図り，患者への支援体制を構築する。

Ⅲ 女性生殖器疾患をもつ患者の経過と看護

　女性生殖器疾患をもつ患者の看護は，外来看護から入退院支援あるいは在宅看護への包括的なサービスの提供が求められる。疾患のもつ特殊性を踏まえ，外来から在宅に至る日常生活援助およびその指導を，段階別に計画し実施していくことが重要である。患者のセルフケア支援や生活調整をし，患者の意思決定と自主的な行動に重点を置き，全体像を把握した看護展開へのアプローチが不可欠である。

　ここでは，子宮体がんで化学療法の治療中に ADL が低下し歩行が困難になった事例を紹介する。

1. 事例の概要

1. 患者プロフィール

患者：A さん，75 歳，女性
病名：子宮体がん
既往歴：71 歳より変形性膝関節症
職業：主婦
家族：一人暮らし。夫は 3 年前に大腸がんで他界，長男一家は遠方，長女一家は近くに居住（図 8）
月経歴：初経 12 歳，閉経 49 歳
住まい：2 階建て一戸建て住宅
自立度：杖歩行だが，簡単な買い物を含め身の回りのことは自立
社会資源の利用：介護保険制度未申請，地域の民生委員が時々訪問

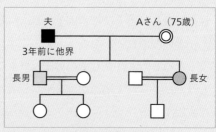

図8 Aさんの家族の状況

2. 入院までの経過

　3 か月ほど前から不正出血を自覚。様子をみていたが改善しないため，長女に相談して近医の産婦人科を受診し，地域の基幹病院へ紹介された。検査の結果，子宮体がんの病期Ⅲ C と診断され入院となった。

2. 入院治療から退院，在宅療養への経過

1 入院後の経過

　初回治療として広汎子宮全摘出術および両側付属器摘出術，リンパ節郭清術が行われた。合併症として左右非対称の両側性下肢の浮腫が生じ，早期離床での歩行が困難であった。術後化学療法（AP 療法，シスプラチン＋ドキソルビシン療法）が行われたが，AP 療法 1 クール目に心筋障害である息切れを合併したことにより ADL が低下し始めた。AP 療法 2 クール目には白血球減少による免疫力の低下が起こり，軽度の間質性肺炎をきっかけに，杖歩行によるトイレへの移動が困難な状態となっている。筋力維持のためリハビリテーションを導入しているが，体力が低下し，ほとんど実施できていない。

2 | 退院調整の実施

　主治医より3クール目のAP療法は危険と判断され中止となり，いったん退院することになった。退院調整看護師が看護サマリー，継続看護連絡票，医療情報提供書を作成し，医療ソーシャルワーカー（MSW）と協力して，Aさんが在宅医療・在宅看護を受けられるように調整した。

3 | 在宅療養の開始

　担当区域の保健師，在宅医，ケアマネジャー，訪問看護ステーション，地域包括支援センターでAさんの在宅支援を開始する。

■ 3. 退院調整・退院支援の経過

第1段階 | スクリーニングとアセスメントからの問題抽出

❶スクリーニング

▶ 入院時　杖歩行での生活であるがADLは問題ない。術後，高齢による筋力低下，合併症として膀胱損傷による排尿障害や下肢浮腫が予測され，退院後のADLに影響を及ぼすと予測される。

▶ 手術後　左右非対称の両側性下肢の浮腫が生じ，早期離床での歩行困難がある。退院後，浮腫による下肢の易疲労や疼痛などによる自力歩行困難，転倒の可能性がある。

▶ 化学療法中　AP療法1クール目に心筋障害である息切れを合併し，ADLが低下し始めている。2クール目には白血球減少による免疫力の低下から軽度の間質性肺炎を発症し，杖歩行によるトイレへの移動が困難な状態である。体力が低下しリハビリ訓練ができないため，ADLの改善がみられない。

> **●本人・家族からの情報**
> **Aさん：**「最初の化学療法で良くなると思っていたけれど，肺炎になってしまい体力がなくなったみたいです。今はおトイレに行くだけでも足が悪いのでつらいですね。やっとの思いです。退院できるのでしょうか」
> **長女：**「手術と化学療法をして少しずつ元気がなくなっている感じがします。自宅で一人暮らしですから，これからのことが心配です。週末は仕事が休みなので母の介護ができますが…」

❷アセスメント（退院支援の必要性の判断）

　一人暮らしの高齢者で住居の1階で生活している。悪性腫瘍であり，子宮体がんの手術治療の合併症による下肢浮腫，化学療法の副作用による息切れや肺炎に伴うADL低下があり，歩行が困難な状態である。また，身体的問題から化学療法が中断され，再発の可能

性がある。以上のことから，退院困難になる可能性も考えられるため，退院支援の必要性があると判断し，地域連携室に協力を要請する。

第2段階 ｜ 退院支援開始と患者の意思表示

❶患者・家族の意向の確認

　入院時より，一人暮らしの高齢者であることはわかっており，子宮体がんの手術療法および化学療法による合併症に伴う退院後のADLへの影響に伴う変化も予測され，患者や家族に退院支援の必要性を説明していた。化学療法中に，Aさんやキーパーソンである長女から，退院後の生活に対する不安の表出があり，再度，意思決定を確認できている。

❷退院支援に向けた院内調整（多種職の連携と支援内容の検討）

- **担当医**：今後の治療計画に対するインフォームドコンセント
- **緩和ケア医**：身体的，心理的，社会的，スピリチュアルな苦痛の緩和
- **精神腫瘍医**：がん患者とその家族に対する精神的・心理的問題の軽減の援助
- **がん専門看護師**：看護師へのコンサルテーションや医療者間の調整
- **リハビリテーション専門職**：廃用症候群の予防，残存機能の維持のため訪問リハビリテーションを検討（理学療法，作業療法）
- **管理栄養士**：治療の合併症による食欲低下やがんによる低栄養状態を把握し，退院後の食事管理について面談（Aさんと長女）
- **薬剤師**：抗がん剤治療の作用・副作用の説明
- **臨床心理士・公認心理師**：女性生殖器のがん治療や死に対する不安などの心理的支援
- **医療ソーシャルワーカー（MSW）**：経済・社会的な問題に対する社会資源の活用支援

❸退院計画の作成

　❷の支援内容の検討に基づいて，退院支援計画を立案し実施する。

❹今後の検討課題

- 化学療法の副作用に対する自己対処ができるよう指導する。
- 立ち上がりや立位歩行時，移動時にどのような福祉用具を活用するかを検討する。
- Aさんや長女の不安について，心理的支援を検討する。

第3段階 ｜ 退院前合同カンファレンス開催

❶退院支援に向けた地域連携のための情報共有

- 在宅医
- 管轄保健所の保健師
- ケアマネジャー
- 訪問看護ステーション
- 地域包括支援センターなど

❷退院前合同カンファレンス

・サービス内容の確認

❸サービス調整

・要介護認定：要介護1

▶ 医療保険給付による医療支援

・居宅療養管理指導（医師，歯科医師，看護師，薬剤師，管理栄養士の訪問）

・化学療法による副作用の有無とその対処療法の継続

・全身状態の管理と子宮体がんの再発徴候への注意

・子宮体がんによる疼痛<ruby>疼痛<rt>とうつう</rt></ruby>コントロール

・急変時の在宅から病院への連携体制，在宅医への確認

・訪問看護（2回／週）：退院後，早期に訪問看護を導入できるように依頼

▶ 介護保険給付による生活支援および介護支援

・訪問リハビリテーション（1回20分，週6回以内）

・福祉用具レンタル（歩行器，歩行補助杖，スロープ設置）

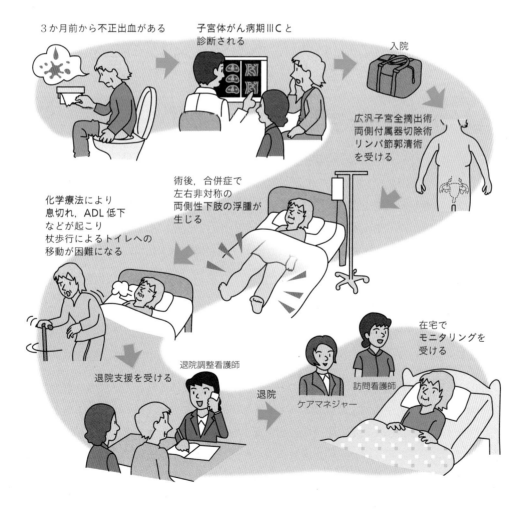

- 住宅改修費支給
- 地域包括支援センター（地域の協力体制構築と地域ケア会議開催）

| 第4段階 | 家庭訪問実施 |

訪問看護師とケアマネジャーによる生活環境の確認と，改善点の提案

| 第5段階 | 退院 |

- 看護退院サマリーと継続看護連絡票（在宅ケア移行シート）の準備
- 医療情報提供書の作成
- 訪問看護ステーションへの情報提供

| 第6段階 | 退院後在宅支援とモニタリング |

　訪問看護師とケアマネジャーにより，退院後の支援内容の有効性をモニタリングし，必要に応じて地域ケア会議などにより改善を図る。

Ⅳ　多職種と連携した入退院支援と継続看護

A　入退院支援における看護師の役割

　入退院支援とは，入院患者が退院後も安心して在宅生活が送れるよう，外来受診時（入院前）または入院早期から多職種や地域が連携して行う支援である（表2）。入院期間が短縮されている近年の医療現場では，患者が安心して地域へ戻り療養生活を送れるようにする退院調整看護師の役割は大切である。外来通院中から入院中，そして退院から在宅へ患者の生活がどのように変化するかを把握し，療養生活指導や栄養指導などの医療処置や援助，介護について，多職種と検討し，患者が退院後に自立した日常生活ができるように調整するという重要な役割を担っている。

B　退院に向けた多職種連携・地域連携

　2000（平成12）年に介護保険制度がスタートし，多職種連携の考え方が導入された。退院に向けては，病院や地域・福祉などのスタッフが連携して退院支援の合同カンファレンスが開催され，介護保険認定の申請など社会資源利用の検討や日常生活支援体制の具体的なマネジメントが討議され，退院支援計画書が作成される。その計画に沿って，訪問看護師やケアマネジャーが患者宅を訪問し，生活環境や住居環境（自宅の改修や福祉用具の準備）

表2　女性生殖器疾患患者の入退院支援の3つのプログラム

第1段階　患者に行われるスクリーニングとアセスメント：外来〜入院後48時間以内
安全危機管理では「転倒転落リスク評価」「褥瘡リスク評価」，女性生殖器疾患では「DVT*リスク評価」のアセスメントをする。また，入院時スクリーニングシートを使用し，ADLやIADLの評価，家族の支援体制，社会資源の活用，退院時の在宅医療介入の有無などの情報からアセスメントをする。第1段階では患者が退院困難になるかを予測することが必要である。支援が必要であるか，将来必要になる可能性があるかなどを判断する。
第2段階　患者やサポート者の受容支援と自立支援：入院3日目〜退院まで
退院後も継続する治療や処置・リハビリ，そして患者のADLの自立度からアセスメントを行い，どのような支援が必要かサポート体制を検討する。また，退院後の支援の必要性や具体的な支援内容について患者や家族に説明し，どのような支援を受けたいかを患者自身が自己決定し，患者の望む支援や生活に向けて家族の協力を得ることが重要である。たとえば子宮頸がんでは，排尿障害による自己導尿やリンパ節郭清術後の下肢リンパ浮腫による歩行困難などが考えられる。
第3段階　地域における支援サービスの調整と退院調整：必要となった時点〜退院まで
患者の配偶者や家族による支援は重要である。また，女性生殖器のがん患者は高齢者の占める割合が高く，入院後のADL低下への支援が必要となるため，急性期病棟から退院支援・退院調整を実施する。介護保険給付による公的サービスの活用などについても，病棟の退院支援看護師，ケアマネジャーと連携し調整する。

などのサービス調整を行う。さらに，患者の退院後は，訪問看護師やケアマネジャーによる在宅療養の状況についてのモニタリング，評価が重要になってくる。

　日本在宅医療連合学会は，「在宅医療もしくは在宅ケアは，『疾患』『機能や障害』『社会心理面』といった多面性があり，それぞれに応じた問題や障害が複雑に絡み合っている。医療以外の側面も多く，医療者以外の専門職もチームに加わることや，提供するものも医療に限らないことを考慮すると，在宅医療におけるチーム医療は，多職種連携と多職種協働の意味合いをあわせもつ『IPW』と同義と考えてもよいだろう」[3]と述べている。女性生殖器疾患については，日本産婦人科医会が「女性のがんサポーティブケア」として，がん患者を対象にした在宅診療体制の方向性を示しており[4]，妊孕性にも配慮し，外来診療のサポーティブケアの拡充を図るなど，多職種連携による在宅医療の体制構築を推進している。

C　継続看護

　現在は地域包括ケアシステムが導入され，「治す医療」から「支える医療」へと変化している。看護においても，多職種間のコミュニケーションによる連携や疾病・症状のアセスメント，社会制度の活用など，患者の入退院支援・入退院調整でのマネジメントが重要視され，病棟看護から外来，在宅看護へと看護の継続性を拡大した支援が求められている。

　女性生殖器疾患をもつ患者の在宅療養支援は現在，子宮頸がん，子宮体がん，卵巣がん

---

* **DVT**：deep vein thrombosis，深部静脈血栓症。

などがんの継続看護を中心に展開されている。しかし，子宮内膜症患者における，重症貧血による ADL の低下や，見通しの立たない長期治療を続けるなかでの薬物療法の自己中断などに対し，外来での在宅療養支援を検討し，継続看護を展開することも視野に入れる必要がある。

D 入退院支援の実際

1. 事例の概要

1. 患者プロフィール

患者：B さん，26 歳，女性
病名：子宮筋腫
既往歴：鉄欠乏性貧血
職業：銀行員
家族：独身，一人暮らし。家族は父親（58 歳），母親（54 歳），妹（21 歳）。受診には母親が同行

2. 入院までの経過

　以前から月経痛が強く，月経 2・3 日目の出血量も多かったが，市販の鎮痛薬で様子をみており，婦人科を受診していなかった。1 年ほど前から月経時凝血があり，階段を昇ると息切れを感じるようになった。仕事中に倦怠感が強く

なり，顔面蒼白，立ちくらみが生じて救急外来を受診したところ，血液検査の結果，高度の貧血を認めた。子宮筋腫とそれによる過多月経，および鉄欠乏性貧血（重度）と診断され緊急入院となった。

　学生時代にも鉄欠乏性貧血と診断され鉄剤を服用したが，悪心と食欲不振が強く服用をやめてしまった経緯がある。医師からは，子宮粘膜下筋腫であること，および貧血が高度なことから，第 1 選択として子宮全摘出術を勧められた。B さんは，手術をすると妊娠・出産ができなくなるのではないかと不安に思っている。貧血の治療も必要と説明されたため，以前のような内服薬による副作用も心配している。

2. 入退院調整の経過

第 1 段階 ┃ スクリーニングとアセスメントからの問題抽出

❶ スクリーニング

▶ **外来**　救急外来を受診。初診は内科。血液検査の結果：RBC379万/μL，Hb6.9g/dL，Ht21.4%，MCV56.5fL，Plt48.2万/μL，Fe9μg/dL，フェリチン 6ng/mL

　➡高度の貧血＋腹部超音波断層法で骨盤内腫瘍が発見され，婦人科へ紹介

　➡診断名：子宮筋腫，過多月経，鉄欠乏性貧血

▶ **入院時**　重度の鉄欠乏性貧血による息切れのため車椅子にて入院。病棟内のトイレまで歩行できないとの訴えがあり，希望によりトイレ付き個室に入院する。そのほかの ADL は特に問題なし。

●本人・家族の思い

B さん「以前，吐き気と食欲不振が強くなって，薬を飲むのをやめてしまったことが

あります。子宮粘膜下筋腫と言われたけれど，手術には抵抗があります。まだ，結婚もしていないし，子どもを産みたいし…」

母親「学生時代に婦人科を受診させておけば，こんなにひどくならなかったのでしょうか。貧血がひどくなるのが心配です。手術しか選択肢はないのでしょうか」

❷ アセスメント

一人暮らし。緊急入院。重症貧血で歩行時に動悸やめまいがあり転倒の可能性が高い。また，性生活や妊娠・出産への影響から子宮摘出を拒んでおり，今後，貧血の悪化および全身状態によって入退院を繰り返す可能性がある。入院して薬物療法と食事療法を実施しても，短期間での症状改善は望めないため，外来での継続した支援が必要であり，ソーシャルワーカーに相談して支援の調整を図る。

第2段階 | 退院支援の開始

❶ 患者・家族への意向の確認

一人暮らしであることや，子宮筋腫による重症貧血があり今後の治療方針によっては長期の通院治療が必要となることから，今回と同様の症状が出現し救急受診する可能性が予測されるため，外来で支援体制を調整することを説明した。Bさんと母親から同意の意思表示があった。

❷ 退院支援に向けた院内調整（多種職による連携と支援内容の検討）

・**担当医**：今後の治療計画についてのインフォームドコンセントを実施，手術療法を拒否しているため治療方針の検討

　➡過多月経による重症貧血の改善（GnRH誘導体による偽閉経療法）

　➡子宮の摘出に抵抗があるため治療方法の変更

・**管理栄養士**：貧血の食事管理について面談（Bさんと母親）

・**薬剤師**：偽閉経療法の薬剤の説明，貧血治療薬における作用・副作用の説明

・**臨床心理士**：面談により，子宮への罹患，妊孕性温存，症状によるQOLへの影響などの心理的苦痛に対するサポート

> ### Column 女性のための公的社会資源
>
> 　様々な困難に直面する女性への支援として，女性に特化，あるいは女性に重点を置いた施策が講じられている。女性のための施設として，女性センター（女性が抱える様々な問題への情報提供や相談の窓口），男女共同参画推進センター，母子健康センター，子育て支援センター，勤労者家庭支援施設，農村婦人福祉センター，ひとり親家庭等休養ホーム，婦人保護施設（様々な事情により社会生活に困難な問題を抱えている女性の収容施設），DVシェルターなどが全国で展開されている。

- **医療ソーシャルワーカー**：経済的・社会的な問題の調整
- **不妊カウンセラー**：子宮筋腫によって生じる不妊症への苦悩に対する援助

❸ 退院計画の作成（支援計画の立案・実施）

　❷の支援内容の検討に基づいて，退院支援計画を立案し実施する。

❹ 今後の検討課題

- 手術治療を拒むことによる心身の苦痛の問題を抽出する。
- 貧血症状への対処方法を指導する（ゆっくり起きる・長時間立位にならないなど）。
- 患者の不安に対する心理的支援を検討する。

文献

1) 厚生労働省：令和3年人口動態統計.
2) 厚生労働省：事業場における治療と職業生活の両立支援のためのガイドライン，2016. https://www.mhlw.go.jp/stf/houdou/0000113365.html（最終アクセス日：2023/10/11）
3) 日本在宅医療連合学会：ともに歩むがん在宅医療，2021，p.29. https://www.jahcm.org/assets/images/project/pdf00/Home_medical_care.pdf（最終アクセス日：2023/10/11）
4) 日本産婦人科医会：女性のがんサポーティブケア，研修ノート No.105. https://www.jaog.or.jp/notes/note12656/（最終アクセス日：2023/10/11）

第 **1** 章

女性生殖器の構造と機能

この章では

- 女性生殖器の部位の名称と機能を理解する。
- 女性ホルモンの種類とその生理作用について理解する。
- 月経周期自動性の機序について理解する。
- 性の分化・発育の過程やしくみを理解する。

I 女性生殖器の構造

　女性の生殖器は外性器と内性器からなる。女性の生殖器の構造には，幼児期，学童期，思春期，成熟期，更年期，老年期の各期で多少の変化はあるが，ここでは精神的にも身体的にも完成された成熟期の女性の生殖器の構造について述べる。

Ⓐ 外性器の構造

　外性器（外部生殖器）（external genitalia）は，生殖器のうち外部に現れている部分であり，**外陰**（vulva）ともいう。恥丘，大陰唇，小陰唇，腟前庭，会陰からなる。腟前庭は左右の小陰唇に囲まれた部分で，陰核，外尿道口，処女膜（腟入口）などがある（図1-1）。
　なお，乳房も補助外性器とみなされる。

1. 恥丘

　恥丘（mons pubis）は，腹壁の下端，恥骨結合の前上方の皮下脂肪に富んで膨隆した部分で，陰阜ともいわれる。思春期になると**陰毛**が発生し，その分布は底辺を上に向けた二等辺三角形となるのが一般的である。陰毛の発育は，副腎や卵巣から分泌される少量の男性ホルモンの働きに大きく左右される。男性ホルモン分泌が亢進していると，陰毛の分布は男性型の菱形となる。

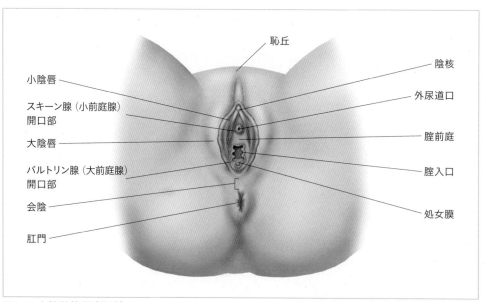

恥丘

小陰唇

スキーン腺（小前庭腺）
開口部

大陰唇

バルトリン腺（大前庭腺）
開口部

会陰

肛門

陰核

外尿道口

腟前庭

腟入口

処女膜

図1-1 女性外性器（外陰）

2. 大陰唇

大陰唇（labium majus）は，恥丘から会陰に至る左右の皮下脂肪に富む皮膚が隆起した部分で，色素沈着が強く暗褐色を呈し，皮脂腺や汗腺が多数存在する。左右の大陰唇の間を陰門（陰裂）という。左右の大陰唇は，前方では前陰唇交連により，また後方では後陰唇交連により，互いに結合する。

3. 小陰唇

小陰唇（labium minus）は，左右の大陰唇の内側にある弁状の皮膚の襞で，多数の皮脂腺がある。陰毛の発生はなく，皮下脂肪は少ない。外側は陰唇間溝で大陰唇との境をなし，内側は明瞭な境なく連続的に腟前庭に移行する。左右の小陰唇が前方で相接する部分は陰核包皮と陰核小帯の2葉に分かれ，外尿道口の前方にある陰核を頭巾のように取り囲んでいる。後方の相接する部分は陰唇小帯を形成する。

4. 腟前庭

腟前庭（vestibulum vaginae）は，左右の小陰唇の間に囲まれた凹んだ部分で，前方に陰核と外尿道口が，やや後方に腟入口が存在する。後述のスキーン腺（小前庭腺），バルトリン腺（大前庭腺）の開口部がそれぞれ左右に存在する。腟前庭の両側皮下には前庭球とよばれる一対の棒状の海綿体組織があり，性的興奮時には膨張してバルトリン腺を圧迫する。

5. 外尿道口

陰核の後方，腟入口の前方に，外尿道口（external urethral orifice）が開口する。外尿道口の左右にスキーン腺の導管が開口する。

6. バルトリン腺

バルトリン腺（Bartholin's gland）は，腟前庭の後方左右に存在する大豆大の腺で，小陰唇の内側に開口する。特に性的興奮により乳白色の希薄な粘液を分泌し，腟を潤滑にする。

7. 陰核

陰核（clitoris）は，男性の陰茎に相当し，恥骨と坐骨恥骨枝の下端から吊り下がっている2つの勃起性の海綿体で結合した基部と，膨張部つまり男性の亀頭に当たる部分の2つからなる。左右の小陰唇に包まれ，陰核亀頭のみわずかに露出する。陰核は全長約20mm，幅約6〜7mmの大きさで，神経が豊富に分布している。前庭球と同様の海綿体組織であるが，この海綿体は内陰部動脈から血液の供給を受けており，性的興奮によってそれを取り巻く筋肉の収縮が起こると静脈血の流出が阻止され，血液が強く充満して膨張し，緊張する。その結果，知覚神経の末梢は刺激に対して極めて敏感となり，性的快感が

第1編

1　構造と機能

症状と病態生理

診察・検査・治療

疾患と診療

症状に対する看護

検査と治療に伴う看護

疾患をもつ患者の看護

事例による看護過程の展開

もたらされることになる。

8. 処女膜

処女膜（hymen）は腟入口に存在する薄い粘膜で，中央に腟口が開く。その形態，厚さ，強靱度は個人差があり，厚く強靱なものもある。初回の性交により破れるのが一般的であるが，手淫などによっても破れることがあるため，処女膜の形態から処女性を決定するのは困難である。

9. 会陰

会陰（perineum）は，後陰唇交連から肛門までの間をいい，皮膚は薄く発毛はない。

Ⓑ 内性器の構造

生殖器のうち，深部（小骨盤内）にあり，外部に現れていない部分を内性器（内部生殖器）（internal genitalia）といい，腟，子宮，卵管，卵巣がこれに相当する（図1-2, 3）。

1. 腟

1 腟の構造

腟（vagina）は処女膜からやや後上方に連続して子宮に達する器官で，その上部は広く腟円蓋（vaginal fornix）を形成し，その中央に子宮腟部が突出している。子宮腟部の前後左右を，それぞれ前腟円蓋，後腟円蓋，側腟円蓋という。特に，後腟円蓋は広く深い。

腟管の長さは，成熟女性では約7〜8cm，後壁は前壁より1〜2cm長い。通常の状態では前後の腟壁は互いに接触しており，腟腔の横断面はH字形を示す。腟は性交時には

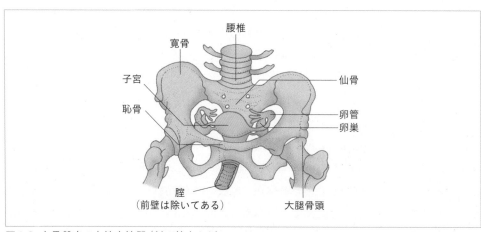

図1-2 小骨盤内の女性内性器（斜め前方から）

第
1
編

1

構造と機能

症状と病態生理

診察・検査・治療

疾患と診療

症状に対する看護

検査と治療に伴う看護

疾患をもつ患者の看護

事例による看護過程の展開

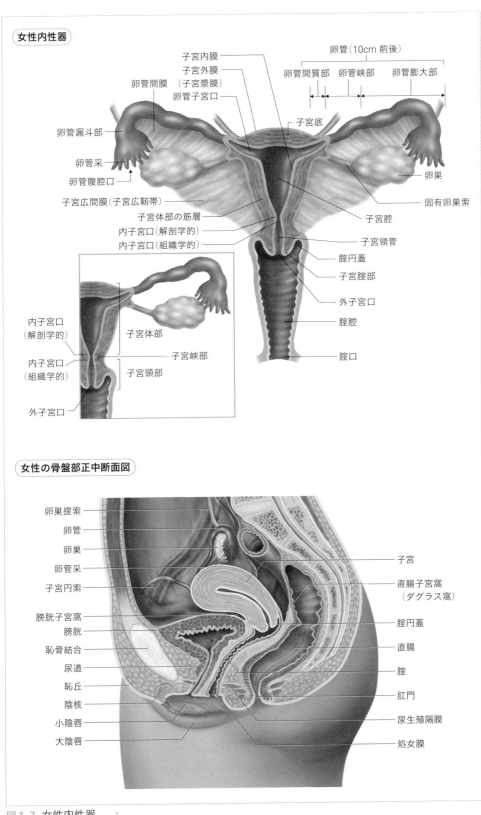

女性内性器

卵管（10cm 前後）

子宮内膜
子宮外膜（子宮漿膜）
卵管子宮口

卵管間質部　卵管峡部　卵管膨大部

卵管間膜

卵管漏斗部

卵管采

卵管腹腔口

子宮底

子宮広間膜（子宮広靭帯）

子宮体部の筋層

内子宮口（解剖学的）

内子宮口（組織学的）

卵巣

固有卵巣索

子宮腔

子宮頸管

腟円蓋

子宮腟部

外子宮口

腟腔

腟口

内子宮口（解剖学的）

内子宮口（組織学的）

外子宮口

子宮体部

子宮峡部

子宮頸部

女性の骨盤部正中断面図

卵巣提索

卵管

卵巣

卵管采

子宮円索

膀胱子宮窩

膀胱

恥骨結合

尿道

恥丘

陰核

小陰唇

大陰唇

子宮

直腸子宮窩（ダグラス窩）

腟円蓋

直腸

腟

肛門

尿生殖隔膜

処女膜

図1-3　女性内性器

Ⅰ　女性生殖器の構造　　027

適度に伸展し，陰茎の挿入を容易にする。また，分娩時には胎児が十分に通過し得るほど広く伸展する。

2 │ 腟の自浄作用とその機序

▶ 腟の自浄作用　腟内にはデーデルライン（Döderlein）桿菌（杆菌）とよばれる**グラム陽性桿菌**が多数存在し，病原性細菌の侵入を防いでいる。これを，**腟の自浄作用**とよんでいる。

　腟の表面を覆う粘膜細胞は，エストロゲンの作用でグリコーゲンを生成する。デーデルライン桿菌はグリコーゲンを栄養源として分裂増殖しながら，同時にグリコーゲンを乳酸に変える。この乳酸により，健康な腟内は強い酸性（pH4.0 前後）に保たれている。

▶ 腟の感染防止機序　腟内がたとえば性交により精液でアルカリ性に変わっても，乳酸により，急速にもとの酸性の状態に戻る。また，仮に少数の病原体が侵入しても，このデーデルライン桿菌の作用によって，病原体の繁殖は抑制される。これが，腟の感染防止機序である。

　一般に妊娠時には腟の清浄度が高く，月経時には腟内の酸性度が低下して自浄作用が衰え，外来菌の侵入する機会が増えるため，腟の清浄度は低くなる。また，卵巣が未発達な幼児や卵巣機能の消失した閉経後の女性は，腟の自浄作用がないため腟炎を起こしやすい。閉経期以降の女性に生じた腟炎は，**萎縮性腟炎**（**老人性腟炎**）とよばれている。

2. 子宮

1 │ 子宮の構造

　子宮（uterus）は，骨盤腔の中央で膀胱と直腸の間に位置する。形は前後に扁平な逆さの西洋梨形である。大きさは鶏卵大，全長は 7 ～ 8cm であり，上部の最も広い部分の幅は約 5cm，全体の厚さは 3 ～ 4cm である。

　子宮の上端を**子宮底**（fundus）という。子宮の壁は平滑筋の厚い筋肉の層からできている。子宮は内子宮口を境に，**子宮体部**と**子宮頸部**とその境界の**子宮峡部**に分けられ，子宮体部，子宮頸部の内腔をそれぞれ**子宮腔**，**子宮頸管**とよんでいる。

❶子宮体部

　子宮体部（uterine body）は，子宮の上方 2/3 を占める部分で，内腔（子宮腔）は狭い空洞となっている。子宮体部は筋層が特によく発達し，妊娠により筋線維はさらに増殖・伸展し，胎児の発育に応じて増大する。分娩時に胎児を娩出する力，すなわち陣痛は，この子宮体部の筋肉の収縮によるものである。

❷子宮頸部

　子宮体部に続く下方 1/3 の部分を，子宮頸部（uterine cervix）という。

❸子宮峡部

　形態的な子宮頸部と子宮体部の境界（解剖学的内子宮口）と，組織学的な子宮内膜腺と子

第
1
編

1
構造と機能

症状と病態生理

診察・検査・治療

疾患と診療

看護に対する

症状に対する

検査と治療に伴う看護

疾患をもつ患者の看護

事例による看護過程の展開

宮頸管腺との境界（組織学的内子宮口）の間の部分を，子宮峡部（isthmus）という。

❹子宮腟部

子宮頸部のうち，腟腔に突出している部分を，子宮腟部（ectocervix）という。

❺子宮腔

子宮腔（uterine cavity）は，下方に向かう細長い逆三角形を呈し，上方の両側は卵管腔に連続する。下方は内子宮口を境に**子宮頸管**に連続し，腟腔に向かって開口する部分は**外子宮口**とよばれる。

外子宮口は未産婦では点状または小円形，経産婦では横裂となり，外子宮口の前唇と後唇が区別される。

受精卵は子宮腔の中で子宮内膜に着床し，その後は胎盤を介して母体から栄養物や酸素を摂取し，老廃物を排泄して発育する。分娩時には，**陣痛**により，胎児は子宮腔から子宮頸管ならびに腟腔を通過して娩出される。

❻子宮内膜

子宮腔の内面は腺組織に富む子宮内膜（endometrium）で覆われている。この内膜は，ホルモンの作用により月経周期に従って周期的変化を繰り返す。

❼子宮外膜

子宮体部の全表面は骨盤腹膜の一部で覆われ，これを**子宮外膜**（perimetrium）または**子宮漿膜**という。子宮前壁の子宮外膜が，折り返して膀胱を覆う膀胱腹膜に移行する部位を**膀胱子宮窩**（vesicouterine pouch）という。一方，子宮後壁の子宮外膜が直腸前壁を覆う腹膜に移行する部位は，深く骨盤底に達するくぼみを形成しており，これを**直腸子宮窩**，あるいは**ダグラス窩**（Douglas pouch）とよぶ。

2 ┃ 子宮の支持装置

子宮の位置は，結合組織や血管，漿膜などからなる靱帯とよばれる組織で保持されている。子宮に直接つながる靱帯には，子宮広靱帯（子宮広間膜），子宮円靱帯（子宮円索），基靱帯，仙骨子宮靱帯，膀胱子宮靱帯などがある。

3 ┃ 子宮の生理的位置（図1-4）

❶子宮の前傾前屈

子宮は，直立の姿勢のときには，子宮の縦軸と腟の縦軸とは70〜100度の角度をなしており，子宮は全体として前方に傾斜している。これを**子宮の前傾**という。

また，子宮体部は前方に屈曲して，子宮頸部との間に100〜130度の角度をなす。これを**子宮の前屈**という。すなわち，子宮は生理的には**前傾前屈**の位置形態をとる。

❷子宮の後傾後屈

前傾前屈は子宮の位置形態のすべてではない。これとはまったく逆の位置形態，すなわち**後傾後屈**を示す女性も少なくない。炎症などのために骨盤腔後壁と強度の癒着をきたし

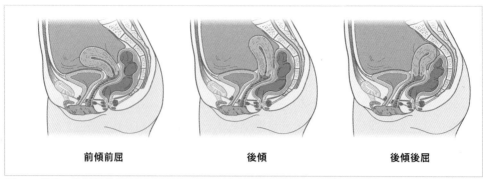

| 前傾前屈 | 後傾 | 後傾後屈 |

図1-4 子宮の生理的位置

た結果，後傾後屈を示す場合は別として，大部分の子宮の後傾後屈は，決して異常ではなく正常な位置形態の一つと考えられている。

3. 卵管

1 卵管の構造

卵管（fallopian tube または oviduct）は，子宮底の両側，卵管角から子宮広間膜内の上部を通って腹腔に向かう左右1対の蛇行状に彎曲する，長さ10cm前後の細い粘膜性の管である。直径は約4mm，腹腔の開口部10〜15mmは漏斗状で，その端は "ぎざぎざ" した形状となっている。その形からラッパ管，あるいは卵を運ぶ役目であるところから**輸卵管**などともよばれている。

卵管は部位により，間質部（子宮部），峡部，膨大部，漏斗部の4部位に分けられる。**卵管間質部**は卵管の子宮腔への開口部から始まって子宮壁内を走る最も細い部分で，**卵管峡部**は子宮壁を出てから最初の狭い部分，**卵管膨大部**は卵管峡部に続く比較的広い部分，**卵管漏斗部**は卵管膨大部に続く卵管の腹腔端で漏斗状をなし，その先端には多数の房状の構造からなる卵管采が存在する。

2 卵管の機能

卵巣から月に1回排出される卵は，卵管采の働きで卵管内に取り入れられる。一方，腟内に射出された精液中の精子は，子宮頸管，子宮腔を上昇し，さらに卵管内に入って卵管膨大部に達する。

受精は，通常この卵管膨大部で行われ，受精した妊卵は卵管粘膜の線毛上皮の働きで子宮腔内に送られ，次いで子宮内膜に着床すると妊娠が成立する。

第1編

1
構造と機能

症状と病態生理

診察・検査・治療

疾患と診療

症状に対する看護

検査と治療に伴う看護

疾患をもつ患者の看護

事例による看護過程の展開

4. 卵巣

1 卵巣の構造

卵巣（ovary）は，子宮の左右両側で卵管の後下方に卵管に抱かれるような形で子宮広間膜の後葉に付着しており，大部分は腹腔内に露出している。大きさは母指頭大，長さ3〜4cm，幅2cm，厚さ1cmほどの扁平楕円形の器官で，表面は凹凸があり灰白色を呈する。子宮広間膜付着部を**卵巣門**といい，ここから卵巣血管が卵巣内に進入する。

卵巣の表面は単層円柱上皮の胚上皮で包まれ，その下に結合組織からなる白膜がある。卵巣の切断面で白膜の下の表面に近い部分を皮質，中心部を髄質という。皮質には種々の発育段階にある多数の**卵胞**がある。新生児期で4万〜8万，学童期で約2万，思春期で約1万6000の卵胞が存在するといわれるが，個人差が大きい。卵胞は胎生期以後には新生されることはなく，また思春期後に発育増大するのはごく少数で，大部分はしだいに退行し消失する。成熟期女性の卵巣皮質にみられる卵胞は，最も初期の卵胞すなわち原始卵胞，発育卵胞，および少数の成熟卵胞である。

2 卵巣の支持装置

卵巣の支持装置としては，子宮と卵巣とを結ぶ卵巣固有靱帯（固有卵巣索），卵巣と骨盤を結ぶ骨盤漏斗靱帯（卵巣提索，卵巣動静脈が走る），卵巣と子宮広間膜後葉とを連絡する卵巣間膜がある。

3 成熟期女性の卵巣内での変化（図1-5, 6）

❶卵胞の発育・成熟

原始卵胞は胚上皮に由来し，1個の原始卵を1層の卵胞上皮が取り囲んでいる。

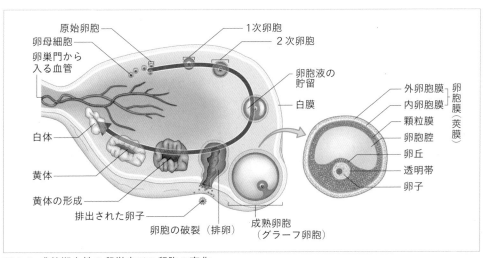

図1-5 成熟期女性の卵巣内での卵胞の変化

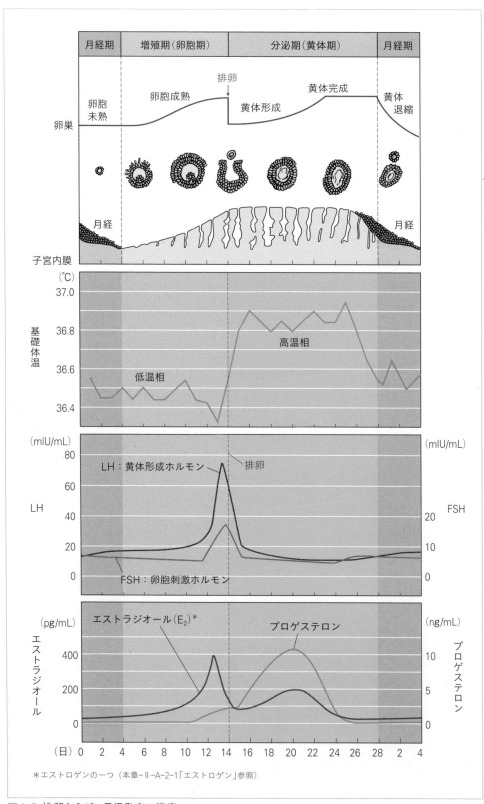

図1-6 排卵ならびに月経発来の機序

成長期になると，一部の卵胞の卵胞上皮はしだいに増殖して多層となり，中に卵胞液が出現して卵胞はしだいに肥大する。卵細胞も漸次成長し，卵胞上皮からなる放射状冠で囲まれ，発育増大した卵胞は全体が囊胞状となって卵巣表面に接近し，ついには表面から半球状に膨隆する。これを**成熟卵胞**または**グラーフ**（Graaf）**卵胞**といい，卵胞上皮は増殖して顆粒膜となり，成熟卵はこれら顆粒膜細胞群に取り囲まれて偏在し，卵胞腔は卵胞液により満たされる。また，卵胞の周囲は結合組織からなる内外2層の卵胞膜（莢膜）によって取り囲まれている。なお，エストロゲンは，これら顆粒膜細胞および莢膜内層（内莢膜細胞）で産生され分泌されている。

❷排卵

成熟卵胞がさらに発育すると卵胞は破裂し，卵は卵胞液とともに排出される。これを**排卵**（ovulation）という。一度に排卵される卵は通常1個であるが，まれに2個以上のことがある。

❸黄体の形成・退行

排卵後の卵胞の顆粒膜細胞は細胞質内にルテインという黄色の脂質を多量に含み，**黄体**となって黄体ホルモン（プロゲステロン）を分泌するが，やがて退行して白体となる。排卵後，妊娠が成立すると，黄体は妊娠黄体となって増大し，主にプロゲステロンを分泌し妊娠の維持に働く。出産までは機能を発揮し続けるが，出産後は退行して白体となる。

このようにして，成熟期女性の卵巣実質内では，絶えず，卵胞の発育・成熟，排卵，黄体形成・退行という一連の周期的変化が繰り返されている。

C 骨盤底の構造

骨盤底は骨盤腔の下部を閉鎖してその底となる部分で，骨盤隔膜，尿生殖隔膜の筋肉およびそれらの腱膜板とその最外層を形成する小筋群からなる。これらの骨盤底筋（図1-7）

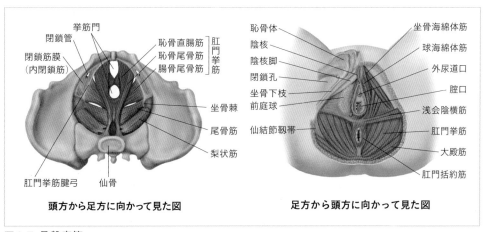

図1-7 骨盤底筋

はいずれも骨盤下口の閉鎖装置として働き，骨盤内臓器を正常位置に支持して，その下垂，脱出を防いでいる。分娩損傷などによりその機能が障害されると，子宮，腟，膀胱，直腸などの脱垂をきたす。

D 乳房（乳腺）の構造

1. 乳房

1 乳房の発育

　男性のからだと女性のからだの大きな違いの一つは，乳房である。幼児期から学童期にかけての女性のからだは男性のからだと変わりはないが，学童期の終わり頃になると，卵巣から分泌される**エストロゲン**の作用によって**乳腺**がしだいに発育する。まず乳管が発育し，盛んに枝分かれする。やがて初経が発来し，月経が周期的に繰り返されるようになると，エストロゲンだけでなく，**プロゲステロン**の作用も加わり，思春期女性の乳房は，乳管のみでなく乳腺腔も発育し，さらにはこれを厚い脂肪の層が覆って，成熟期女性の乳房が完成する（図1-8）。

2 乳房の構造

　成熟した女性の乳房は，乳頭，乳輪および乳腺体からなる（図1-9）。乳房の中心の丸い褐色の部分を**乳輪**とよび，日本人での直径は2〜4cm程度で，妊娠時には増大する。この乳輪の辺縁部には20前後の乳輪腺（モントゴメリー腺）が認められるが，これは特殊な**アポクリン汗腺**である。乳輪の中心に**乳頭**，いわゆる"ちくび"があり，ここに授乳時に乳汁が分泌される細い乳管が15〜20本ほど開口している。

　乳汁の導管である**乳管**は，乳頭の直下でいったん膨大し，乳管洞をつくる。その先は再び細くなり，樹枝状に細かく分岐して最後には乳汁を産生，分泌する**腺房**に終わる。女性の乳腺は腺房が集まって小葉を形成し，小葉が多数集まって**腺葉**を形成する。女性の乳腺

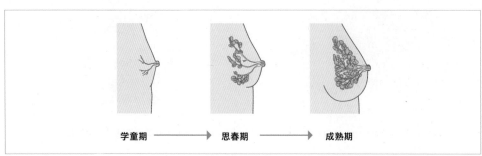

学童期 ⟶ 思春期 ⟶ 成熟期

図1-8 乳房の発達

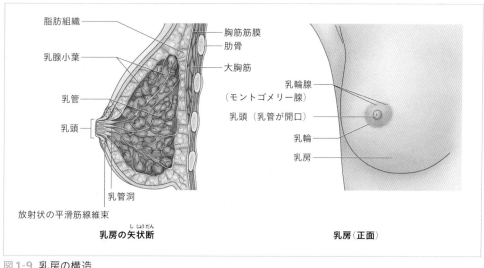

図1-9　乳房の構造

は 15 〜 20 の腺葉からなり，これは前から見て乳頭を中心に放射状に配列している。それぞれの乳腺葉の間には結合組織性の隔壁が存在する。乳房の触診の際，ゴリゴリした硬いものが触れるのはこれである。このような乳腺葉が多数集合した乳腺の上を脂肪組織が覆って，乳房となる。

2. 副乳

　産褥 3 〜 4 日目，乳房が緊満し，本格的な乳汁分泌が開始する頃，しばしば腋窩にしこりが触れ，リンパ節の腫脹と間違えることがある。これは**副乳**といい，乳頭が存在する場合もある。ヒト以外の哺乳動物が多くの乳房を有することからも理解できるように，人類の進化の名残といわれ，図 1-10 に示すように，乳線（ミルクライン）上にいくつもの副

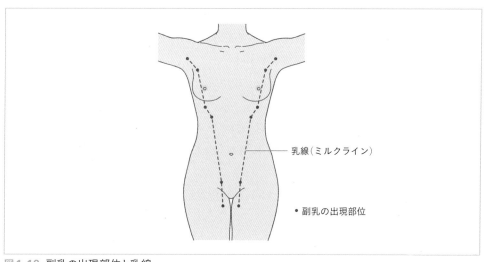

図1-10　副乳の出現部位と乳線

乳を有する人もおり，一般に乳汁分泌の良好な女性に多いといわれる。平常は気がつくことは少なく，産褥時に初めて腫脹して存在を知るものが大部分である。2〜3日間冷罨法を行うことにより腫脹は消失する。

Ⅱ 女性生殖器の機能

女性の一生はホルモンによって支配されているといっても過言ではない。女性としての生命活動の根源をなす排卵をはじめ，月経の発来，妊娠の成立，妊娠の維持，分娩，産褥，さらに授乳といった一連の生殖現象は，すべてホルモンの調節下で行われている。

A 女性ホルモンと機能

からだの中の臓器から特殊な化学物質が直接血液中に分泌され，これがほかの組織ないし器官に至って，微量でありながらその生理現象に大きな影響を与えるとき，その物質を**ホルモン**という。この言葉の語源はギリシャ語の"hormao（刺激する）"に由来する。ホルモンを分泌する器官を**内分泌器官（内分泌腺）**という。内分泌に対して一定の排泄管をとおして汗，乳汁，消化液などを分泌することを**外分泌**という。

1. 末梢内分泌腺の種類とそのホルモンの生理作用

脳以外に存在し，女性の種々の生理機能を維持するために必要な内分泌腺の主なものは，卵巣，副腎，甲状腺，副甲状腺，膵臓などで，**末梢内分泌腺**とよばれる。それぞれ表1-1に示すようなホルモンを分泌している。

内分泌腺から分泌されたこれらのホルモンは，①たんぱくと結合し，そのホルモンと密接な関係にある各臓器（標的臓器*）に血液やリンパによって運ばれ，②標的細胞に存在する特異的な**受容体（レセプター）**と結合し，それぞれ固有の生理作用を発揮する。③ホルモンは時として抗体に捕獲されて不活性化される（図1-11）。

2. 卵巣ホルモン

卵巣から分泌される主なホルモンは**エストロゲン**および**プロゲステロン**であり，いずれもステロイド核を有するため，**性ステロイド**（sex steroid）または**性ステロイドホルモン**（sex steroid hormone）とよばれている。

このエストロゲンおよびプロゲステロンは副腎皮質からも分泌され，また，男性化作用

＊**標的臓器**：一般にある作用源（放射線や化学物質，たとえばホルモン）について，その主な作用を受ける臓器をいう。たとえば，性ホルモンにおける標的臓器は生殖器系である。

1 構造と機能

症状と病態生理

診察・検査・治療

疾患と診療

症状に対する看護

検査と治療に伴う看護

疾患をもつ患者の看護

事例による看護過程の展開

表1-1 末梢内分泌腺の種類とその生理作用

内分泌器官		ホルモンの種類	生理作用
卵巣	卵胞	卵胞ホルモン（エストロゲン）	女性生殖器を刺激して，女性の第2次性徴を出現させる
	黄体	黄体ホルモン（プロゲステロン）	エストロゲンの作用した後に子宮などに作用して妊娠性変化を生じさせる 妊娠子宮に作用して妊娠維持作用を示す
副腎	髄質	副腎髄質ホルモン（アドレナリンその他）	交感神経の刺激と同様の作用を示す
	皮質	副腎皮質ホルモン（コルチゾールその他）	抗炎症作用がある。そのほか糖分やたんぱく質などの物質代謝を調節したり，塩分や水の代謝に重要な役割を果たす
甲状腺		甲状腺ホルモン（チロキシン）	酵素の消費を増大させるなど，生体のあらゆる代謝に著明な影響を与える
副甲状腺		副甲状腺ホルモン（パラソルモン）	生体のカルシウム，マグネシウム，リンなどの代謝を調節する
膵臓		インスリン	糖代謝に影響を与え，血糖を降下させる

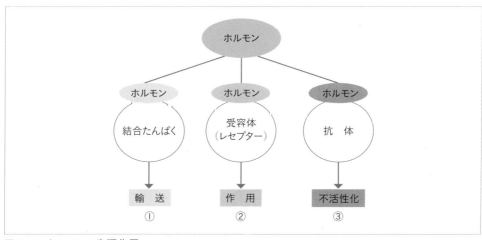

図1-11 ホルモンの生理作用

の強い**アンドロゲン**（androgen）も卵巣から少量ながら分泌されているため，エストロゲンとプロゲステロンを卵巣ホルモンまたは**女性ホルモン**，アンドロゲンを**男性ホルモン**とよぶのは適切ではない面もあるが，便宜上しばしば用いられている。

1 エストロゲン

▶ 代表的なエストロゲンと産生器官　エストロゲン（estrogen）は主として卵胞（らんぽう）から分泌されるため，**卵胞ホルモン**ともいわれる。その代表的なものが，エストロン（E_1），エストラジオール（E_2），エストリオール（E_3）の3つである。主な産生部位は，卵巣の内莢膜（ないきょうまく）細胞，顆粒膜（かりゅうまく）細胞，黄体細胞であるが，そのほか胎盤（たいばん），副腎皮質，精巣などでも産生される。

▶ 働き　性器に対しては，子宮筋の発育，子宮内膜の増殖，頸管粘液の分泌亢進，腟上皮の角化形成，乳房の発育肥大，第2次性徴の発現などの作用を有する。エストロゲンのうちエストラジオールが最も生物学的活性が強い。

2 ┃ プロゲステロン

▶ 産生器官　プロゲステロン（progesterone）は主として黄体細胞から分泌されるため，**黄体ホルモン**ともいわれる。近年，プロゲステロンと同じ生物活性のある物質が多く合成されており，これらを総称してプロゲスチン，プロゲストーゲン，ゲスターゲンなどとよんでいる。プロゲステロンは黄体細胞のほか，内莢膜細胞，胎盤，副腎皮質などで産生される。

▶ 働き　主として子宮に作用し，子宮内膜の分泌期（黄体期）相への変化や脱落膜様変化*を起こす。また，視床下部の体温中枢に作用して，体温上昇作用を示し，基礎体温の高温相を形成する（図1-6参照）。

3 ┃ アンドロゲン

アンドロゲン（androgen）は主として男性の精巣（睾丸）の間質細胞から分泌され，男性の第2次性徴の発現や，男らしさを形成することから**男性ホルモン**ともよばれる。生物学的活性の最も強いものが，**テストステロン**（testosterone）である。女性でも卵巣，副腎皮質などから分泌され，このホルモンが病的に大量分泌されると，顔面や四肢の多毛，痤瘡（にきび）の出現，陰核の肥大，音声の低音化など，いわゆる**男性化**が起こる。

▌3. 末梢内分泌腺の調節機序

卵巣，副腎皮質，甲状腺など，いわゆる末梢内分泌腺からのホルモン分泌は，すべて脳の底部に存在する**下垂体**から分泌される別のホルモンによって調節されている。

▌4. 下垂体ホルモンの種類とその生理作用

下垂体は脳の一部で，トルコ鞍という骨の凹みに突出しているわずか0.5gくらいの小指頭大の内分泌腺である。下垂体はさらに前葉，中葉，後葉の3つに分かれ，表1-2に示すように多種のたんぱく性ホルモンを分泌し，特に前葉からは，末梢内分泌腺におけるホルモンの産生ならびに放出を刺激するホルモンが分泌されている。

▌5. 下垂体機能の調節機序

下垂体ホルモンの特異な生理作用から，かつて下垂体は「末梢内分泌腺を動かすモーターである」といわれていた。しかし，その後の研究で，下垂体の機能は，さらに上位の

＊ **脱落膜様変化**：妊娠に際し，子宮内膜間質が増殖・肥大して厚く柔らかく変化したものを脱落膜とよぶ。程度は軽いが，非妊娠時に同様の形態変化がみられる場合を指す。

第
1
編

1

構造と機能

症状と病態生理

診察・検査・治療

疾患と診療

症状に対する看護

検査と治療に伴う看護

疾患をもつ患者の看護

事例による看護過程の展開

表1-2 下垂体ホルモンの種類とその生理作用

分泌部位	分泌されるホルモン		主な生理作用
前葉 (腺葉)	性腺刺激ホルモン	卵胞刺激ホルモン (follicle stimulating hormone；FSH)	女性の場合には卵巣に作用して卵胞を成熟させ，エストロゲンを分泌させる。男性の場合は精巣（睾丸）に作用して精子形成を促進させる
		黄体形成ホルモン (luteinizing hormone；LH)	成熟卵胞に作用して排卵を誘発し，黄体を形成させ，プロゲステロンを分泌させる。男性では精巣の間質細胞に作用して男性ホルモン（アンドロゲン）を分泌させる
	副腎皮質刺激ホルモン (ACTH)		副腎皮質に作用して副腎皮質ホルモンの生成・分泌を促進させる
	甲状腺刺激ホルモン (TSH)		甲状腺に作用して甲状腺ホルモンの生成・分泌を促進させる
	成長ホルモン（GH）		発育成長を促進する
	乳腺刺激ホルモン (プロラクチン)		乳腺に作用して乳汁分泌を促進させる
中葉	メラニン細胞刺激ホルモン (MSH)		両生類やは虫類のメラニン細胞に作用して皮膚の色を変化させる。ヒトにおける作用は不明
後葉 (神経葉)	抗利尿ホルモン (バソプレシン)		尿は腎臓の尿細管で水分が再吸収されて濃縮されるが，この水分再吸収を調節する
	オキシトシン		子宮筋に作用して子宮を収縮させる。分娩の際に重要。乳腺に作用して乳管を収縮させ射乳現象を起こさせる。授乳の際に働く

脳，特に間脳の一部である**視床下部**によって支配され，調節されていることが明らかにされた（図1-12）。

1 下垂体後葉と脳との関係

　下垂体後葉と脳との間には神経線維が存在する。**後葉ホルモン**（**バソプレシンとオキシトシン**）は視床下部の視束上核という神経細胞の中で産生され，神経の軸索の中を流れて後葉に達し，必要に応じて血中に放出される。すなわち後葉ホルモンは脳の一部で産生される神経分泌物質そのものといえる。

2 下垂体前葉と脳との関係

　下垂体前葉は，後葉と異なり，脳との間に神経線維による連絡はなく，その代わりに**下垂体門脈**という特殊な血管が存在する。この血管は間脳の底部に始まり，下垂体茎部の中を下降して下垂体前葉に終わっている。すなわち，視床下部のある特定の神経細胞で産生される特殊な物質は，視床下部底部の下垂体門脈起始部に吸収され，下垂体門脈内を血液とともに運ばれて前葉内に達し，その部分の前葉細胞に働いて前葉ホルモンの産生および放出を調節している。この特殊な物質は，**視床下部性前葉ホルモン放出ホルモン**とよばれている。

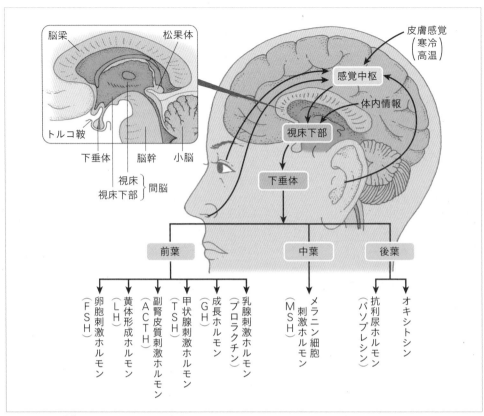

図1-12 下垂体におけるホルモンの分泌

3 | 前葉ホルモンと放出ホルモン

　前葉ホルモンには，**性腺刺激ホルモン**（**卵胞刺激ホルモン**［**FSH**］**および黄体形成ホルモン**［**LH**］），**副腎皮質刺激ホルモン**（**ACTH**），**甲状腺刺激ホルモン**（**TSH**），**成長ホルモン**（**GH**），**乳腺刺激ホルモン**（prolactin，**プロラクチン**）などがあるが，そのおのおのに対し，それぞれ異なった放出ホルモン（前葉ホルモン放出ホルモン）が存在している。ただし，プロラクチンに対するホルモンだけは刺激ではなく，逆に抑制的な作用が主体とされている。これらはそれぞれFSH放出ホルモン（FSH-releasing hormone：FSH-RH），LH放出ホルモン（LH-RH），ACTH放出ホルモン（CRH），TSH放出ホルモン（TRH），成長ホルモン放出ホルモン（GRH），プロラクチン抑制ホルモン（prolactin inhibiting hormone：PIH）とよばれている。

　これら視床下部性前葉ホルモン放出ホルモンは，その化学構造がしだいに明らかにされ，たとえばLH-RHの構造は，（Pyro）・Glu-His-Trp-Ser-Tyr-Gly-Leu-Arg-Pro-Gly-NH2で，10個のアミノ酸からなるデカペプチドであり，人工的に合成も可能で，臨床医学の面で新しい薬剤として疾患の診断や治療に広く用いられている。なおFSH-RHの構造は明らかにされていないが，LH-RHと同一であるとする考えが有力で，これを**GnRH**（**ゴナドトロピン放出ホルモンまたは性腺刺激ホルモン放出ホルモン**）とよんでいる。

第1編

1

構造と機能

症状と病態生理

診察・検査・治療

疾患と診断

症状に対する看護

検査と治療に伴う看護

疾患をもつ患者の看護

事例による看護過程の展開

6. ホルモン分泌の自動制御

下垂体の機能を統御するさらに高位の中枢が，間脳の視床下部にあることはすでに述べた。それでは脳は，いかなる機序で下垂体前葉ホルモンの産生ないし放出を調節しているのであろうか。

1 | 受容装置

脳における極めて巧妙な調節機序は，末梢内分泌腺から分泌されるホルモンの脳に対する逆調節によって成立している。

脳には血液中のホルモン濃度を感知する特殊なレセプターがあり，たとえば，末梢内分泌腺ホルモンの一つである副腎皮質ホルモン（cortisol）の血中濃度が低下すれば，脳は直ちにそれを感じ取って副腎皮質刺激ホルモン放出ホルモン（CRH）を多量に前葉に送り，下垂体前葉での副腎皮質刺激ホルモン（ACTH）の産生・分泌を促進させる。その結果，副腎での副腎皮質ホルモンの分泌は亢進し，血中濃度は上昇する。

逆に，副腎皮質ホルモンの血中濃度が上昇し過ぎたときは，脳のレセプターがこれを感知して視床下部での副腎皮質刺激ホルモン放出ホルモン（CRH）の産生・放出を抑制する。このように，常に適当な一定量のホルモン分泌を保持するように働いている。

2 | 逆調節

生体内でのこのようなホルモン分泌の調節機序は，あたかも冷蔵庫の温度調節と同じ原理であり，脳は温度調節器（サーモスタット）の役目を果たしているといえる。こうした現象を，末梢内分泌腺ホルモンの**逆調節**（**フィードバック**，feedback）といい，この現象により末梢内分泌腺ホルモンの分泌は自動制御されている（図1-13）。後述する月経周期の自動性も，卵巣から分泌される性ステロイドホルモンのフィードバック作用により営まれている。

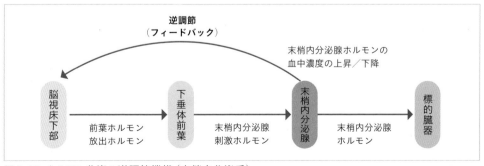

図1-13 ホルモン分泌の逆調節機構（末梢内分泌系）

B 月経の生理と機能

　月経とは一定の周期で規則正しく反復する生理的な子宮出血をいい，子宮内膜からの出血である。月経は思春期に始まりいわゆる閉経期まで，妊娠，産褥，授乳期，また特別の疾患の場合を除いて，成熟期の全期間において，常に周期的に反復する。

　先に述べたように月経の発来は，卵巣ステロイドホルモンの子宮内膜に対する作用で，卵巣ステロイドホルモンの分泌は，ほかの内分泌腺の調節と同様に，脳の一部である間脳の視床下部に存在するいわゆる**性中枢**の働きにより調節されている。

1. 排卵ならびに月経発来の機序

　月経そのものは子宮内膜からの出血であるが，この出血は，卵巣から分泌される**エストロゲン**と**プロゲステロン**の子宮内膜に対する作用によってもたらされる（図1-6参照）。

1 排卵の機序

❶卵胞の成熟と排卵

　下垂体前葉から分泌される**卵胞刺激ホルモン**（FSH）の作用で卵胞が成熟していくと，卵巣から多量のエストロゲンが分泌される。このエストロゲンは子宮内膜に作用し，内膜は増殖して肥厚し，子宮腺も発育迂曲する（**増殖期内膜**）。次いで下垂体前葉から黄体形成ホルモン（LH）が分泌され，卵胞刺激ホルモンによって十分に発育した成熟卵胞に作用して排卵を起こさせる。

❷黄体の形成

　排卵後の卵胞内には卵胞壁である顆粒膜の細胞層が襞状に突出し，さらに莢膜層も増殖して黄体細胞となり，卵胞内を満たして**黄体**を形成する。この黄体からは多量のプロゲステロンと少量のエストロゲンが分泌される。エストロゲンにより増殖した子宮の増殖期内膜がプロゲステロンの作用を受けると，内膜はさらに肥厚し，子宮腺はさらに迂曲して分泌活動が盛んとなり，分泌物は腺腔に排出される（**分泌期内膜**）。

2 月経の機序

　排卵後に形成される黄体は2〜3日で成熟期となり，その後は開花期を10〜12日間持続するが，やがて退行期となり黄体細胞は変性，縮小し，ついには**白体**となる。このような黄体の萎縮に一致してホルモンの分泌活動も停止する。すなわち，エストロゲンおよびプロゲステロンのホルモン作用が消失した**分泌期内膜**においては，内膜を養うコイル状細動脈に循環障害をきたして内膜機能層が壊死に陥り，基底層を残し剝脱する。同時に充血し怒張した毛細血管は破れて出血が始まる。剝脱した内膜は細片となり，血液とともに腟腔へ，さらに外陰へと流出する。これが**月経**である（**剝脱期内膜**）。内膜の排出が終わると，

第1編

1

構造と機能

症状と病態生理

診察・検査・治療

疾患と診療

症状に対する看護

検査と治療に伴う看護

疾患をもつ患者の看護

事例による看護過程の展開

腺も血管も平常の状態に戻り，出血も止まる。内膜剝脱後，内膜は基底層から再生し増殖する（**再生期内膜**）。

▶ **月経周期の発来**　このように子宮内膜においては，増殖期，分泌期，剝脱期，再生期という周期的変動を繰り返して月経周期が発来するが，これらの直接の原因は卵巣における卵胞の発育，卵胞の成熟，排卵，黄体形成，黄体萎縮（白体）という形態的変化に伴う卵巣ステロイドホルモン分泌の周期的変動によるものである。換言すれば，月経はエストロゲンおよびプロゲステロンの**消退出血**[*]であるといえる。

┃ 2. 月経周期自動性の機序

▶ **月経の周期性の成立**　先に述べたように月経は，卵巣機能の変化に対応して子宮内膜が変化を示すことによって起こる。この卵巣機能の変化は，下垂体前葉から分泌される2種の**性腺刺激ホルモン**（FSHおよびLH）によってもたらされるが，これのみでは月経の周期性は成立せず，ただ1回のみの排卵，そして月経に終わる。月経は月にほぼ1回，自動的に繰り返されるが，この月経の周期性こそ，既述の卵巣ホルモンの性中枢への逆調節（フィードバック）によって成立する。

エストロゲンは子宮内膜に作用して内膜を増殖させると同時に，視床下部にある性中枢にも作用する。血中のエストロゲンがある濃度以上になったことを感知した性中枢は，GnRH分泌を調整してFSH分泌を抑制（ネガティブフィードバック）してエストロゲンの分泌を抑え，続いてLH分泌を促進（ポジティブフィードバック）して，すでに十分に成熟した成熟卵胞からの排卵を促す。

▶ **月経周期の自動性の成立**　このように，視床下部におけるLH-RHの産生と放出の調節は，卵巣ステロイドホルモンの脳に対する**フィードバック作用**によって行われている（図1-14）。黄体が機能を停止すると月経が発来するが，同時にエストロゲンおよびプロゲステロンの血中からの消失を感知した性中枢は，再びLH-RHの産生・放出を開始する。こ

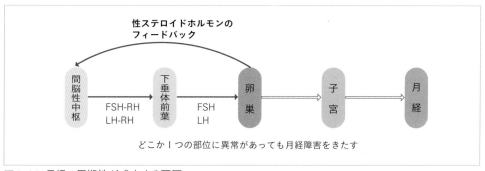

図1-14　月経の周期性が成立する要因

＊ 消退出血：エストロゲンまたはプロゲステロンの血中濃度の低下ないし消失による刺激で，子宮内膜が剝脱し出血する現象。エストロゲン消退出血，プロゲステロン消退出血，エストロゲン–プロゲステロン同時消退出血の3種がある。正常月経はこの3番目の機序によるもの。

れにより前葉からの FSH 分泌は再開，さらに卵巣での新たな卵胞の成熟，エストロゲンの分泌を開始する。このように成熟女性の体内では，**視床下部**（性中枢），**下垂体前葉，卵巣**の 3 者が機能的な環（性機能環）を形成し，これが約 1 か月という周期で作動することによって月経周期の自動性が成立している。

3. 排卵と月経の関係（オギノ説）

排卵後に形成される黄体の生命，すなわちプロゲステロンの分泌活動の期間（黄体期）には個人差はなく，どの女性でも 15 〜 16 日とされている。換言すれば，排卵が起これば，その 15 〜 16 日後には必ず月経が発来するといえる。

月経周期の長い女性は卵胞期が普通より長く，一方，周期の短い女性は卵胞期が普通より短く，排卵後に月経が発来するまでの黄体期は一般には無関係といえる。これが**オギノ説**であり，この事実は避妊に応用されている（図 1-6 参照）。

4. 基礎体温とホルモン

基礎体温（basal body temperature：**BBT**）とは筋肉運動，食事，精神作用などのまったくない，心身ともに安静な状態で測定した体温のことで，同一条件下における新陳代謝を基礎代謝とよぶのと同様である。

ルーベンシュタイン（Rubenstein）は 1937 年，女性の基礎体温が月経周期の時期によって変動し，この変動は卵巣周期と一定の関連性のあることを見いだした[1]。すなわち，毎朝覚醒時，直ちに主として口腔内体温（覚醒時体温といい，真の基礎体温に代用する）を測定し，その値を一定の用紙に記入する。約 1 か月間の月経周期の体温曲線（この曲線を基礎体温曲線という）を作成すれば，周期の前半は低温期，後半は高温期を示し，この 2 相間には，0.3 〜 0.5℃の差があって明らかに区別できる（図 1-15）。低温期から高温期への移行には 1 〜 2 日の上昇期があり，また上昇期前にわずかな体温陥落を認めることが多く，この時期から上昇期にかけて排卵が起こるといわれている。この排卵後の基礎体温の上昇は，排卵後に形成される黄体から分泌されるプロゲステロンの体温中枢に対する作用と考えられている。したがって，もし基礎体温曲線が 1 相性の場合には，排卵が起こらなかったことを示している。すなわち，基礎体温の測定は，排卵の有無を確かめる容易かつ確実な方法といえる。

5. 月経の生理

月経周期や月経の持続日数，さらに月経時の出血量などは，生理的にも相当の変動があり，また年齢によって生理的と考えられる値にもかなりの幅があるために，生理的変動と病的異常とを明確に区別することは容易ではない。そこで生理的月経なるものを様々な面から分析・検討し，ある 1 つの定義を設け，この条件が満たされないものを月経異常とし，治療の対象としているのが現在の診療の実態である。

第
1
編

1
構造と機能

症状と病態生理

診察・検査・治療

疾患と診療

症状に対する看護

検査と治療に伴う看護

疾患をもつ患者の看護

事例による看護過程の展開

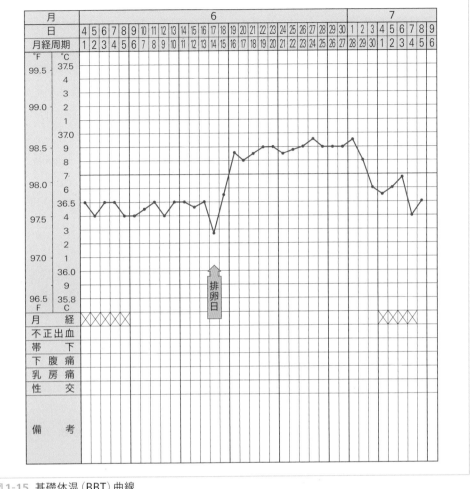

図1-15　基礎体温（BBT）曲線

1 ｜ 月経周期

月経が開始した日から，次の月経が開始する前日までの日数を月経周期という。生理的にもかなりの変動があり，さらに同一個人でも毎回必ずしも一定とは限らず，むしろ周期ごとに多少日数に差があるのが大部分である。

❶周期日数の分布

日本の女性を対象とした松本の統計[2]によると，正常成熟女性（20～39歳）700名の2万周期にわたる周期日数の分布にはかなりの変動があり，その平均日数は30.37日，中央80％の占める範囲を正常とすると，25～35日が正常である。また，同一個人の2周期間の周期日数の差は，±1日の範囲に入るものが全体の1/3以下，±2日でも1/2以下であり，±3日が61.3％，±5日でようやく77.3％である。すなわち今回の月経周期と次回の月経周期との間に5日の差があってもそれは正常月経周期といえ，1週間ほどのずれがあったとしても決して病的とはいえない。

❷ 正常月経周期

　日本産科婦人科学会では，日本人女性の正常月経周期は 25 〜 38 日，同一女性におけるその変動幅は 6 日以内と定義している。

　ただし，この数値は，20 〜 30 歳代の正常成熟女性の場合であって，19 歳以下の若年女性や，45 歳以上の更年期に近い女性では，生理的にも月経周期は不整になりがちで，たとえ 25 〜 38 日の周期をはずれても異常とはいえない。このように，生理的月経周期の幅はかなり広いものと考えてよい。

　なお，月経周期が生理的範囲を超えて長期となる場合，これを**希発月経**（oligomenorrhea）といい，逆に異常に短期の場合，これを**頻発月経**（polymenorrhea）とよんでいる。

2 ┃ 月経の持続日数

　月経の持続日数の正常範囲は，3 〜 7 日とされている。したがって，これが 2 日以内のものを**過短月経**，8 日以上のものを**過長月経**とよび，いずれも月経持続日数の異常とされているが，これが直ちに病的意義をもつとは限らないことは，月経周期の異常の場合とまったく同様である（本編-第 2 章- Ⅱ -C「月経持続日数の異常」参照）。

3 ┃ 経血量

　月経時の出血量も，個人によりかなりの差がある。日本産科婦人科学会の定義では，全期間を通じて 20 〜 140mL を正常としている。また，月経開始後 12 〜 24 時間の出血が最も多く，次が 24 〜 36 時間，次いで最初の 12 時間という順であることが知られている。一般に月経用のナプキンを 1 日数回交換するくらいの経血量は生理的といえ，これが 1 回で十分という女性は異常に少な過ぎるといえる（**過少月経**［hypomenorrhea］）。一方，ナプキンの交換時に，常に血液の塊が混じるような日が 2 日以上も続く場合，あるいは月経の 4 日目以降になってもなお凝血の混じる日があるような女性は異常に多過ぎるといえる（**過多月経**［hypermenorrhea］）（本編-第 2 章- Ⅱ - D「月経血量の異常」参照）。

4 ┃ 随伴症状

　月経という女性特有の生理現象には，いろいろな随伴症状があるのが一般的である。たとえば月経前や月経時には，感情の不安定，注意力の散漫，記憶力の減退，頭痛，眠気，また全身的な浮腫感，下痢，便秘などの消化器症状，さらには下腹部痛，腰痛などの月経痛（algomenorrhea）を訴える。これらの症状が軽度のものは生理的といえるが，明らかに日常の生活や仕事に障害となるような場合にのみ異常（**月経困難症**［dysmenorrhea］，および**月経前症候群**［月経前緊張症，premenstrual syndrome；**PMS**］）と考えるべきであろう（本編-第 2 章- Ⅱ -F「月経随伴症状の異常」参照）。

第1編

1
構造と機能

症状と病態生理

治療 診察・検査・

疾患と診療

看護 症状に対する

検査と治療に 伴う看護

患者の看護 疾患をもつ

過程の展開 事例による看護

Ⅲ 性の分化・発育

1. ヒトの染色体構成

遺伝の担い手である遺伝子は，**デオキシリボ核酸**（DNA）という物質からなり，ヒトのからだを構成する1個1個の細胞の核の中で，染色体の上に配列されている。この染色体は，ヒトでは46本で2本ずつが対をなし，このうち44本すなわち22対の染色体を**常染色体**といい，残りの2本の染色体を**性染色体**という。性の決定に関する染色体はこの性染色体であり，女性では2本ともX染色体で，男性ではX染色体とY染色体で構成される（図1-16，17）。

2. 性の決定

新しい個体の出発は精子と卵子の結合，すなわち受精に始まるが，その際に構成された性染色体の組み合わせにより男女の性が決定される（図1-18）。

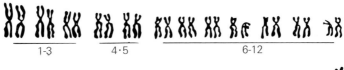

1-3　　　4・5　　　　6-12

13-15　　　16-18　　　19・20　21・22　　　X・Y

ヒト男性の染色体を大きさ（グループ）順に並べた像

図1-16 ヒトの染色体（男性）

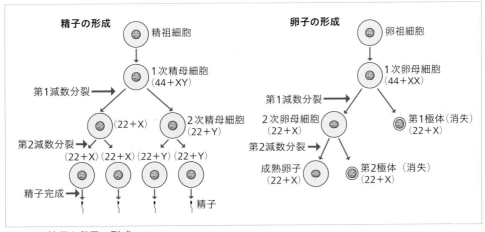

図1-17 精子と卵子の形成

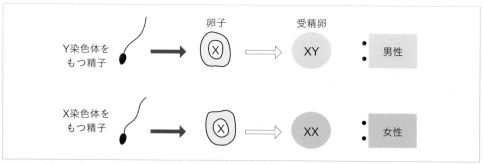

図 1-18 性の決定

3. 性分化の過程

　受精以後は，それぞれの個体が決定された性の方向に分化・発育し，ついには心身ともに成熟した男女が完成される。すなわち，この過程は**遺伝的性**（染色体の性）に始まり，**性腺の性**，**身体的性**（器官の性）を経て**機能的性**（視床下部の性）に至る（図 1-19）。この性の分化・発育の過程に何らかの障害因子が加わると，その性分化は正常の方向から逸脱し，その結果として種々の性器発育異常症や性機能異常症が発現する。

4. 性腺の分化

　初めは男女両性まったく同一である**性腺原基**（未分化性腺）は，胎齢（胎生）が進むに従って男女間で異なった分化を示す。すなわち，未分化な性腺原基において，男性（XY）では，髄質が発展して精巣（睾丸）が形成され，一方，女性（XX）では，皮質が発展して卵巣が形成されていく。

1 ｜ 性腺分化の開始時期

　この未分化性腺の精巣への分化は，胎児体長が 14 〜 16mm の時期，すなわち胎生 6 〜

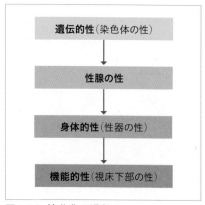

図 1-19 性分化の過程

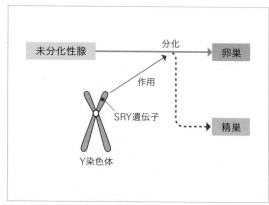

図 1-20 性腺分化の誘導機序

第1編

1

構造と機能

症状と病態生理

診察・検査・治療

疾患と診療

症状に対する看護

検査と治療に伴う看護

疾患をもつ患者の看護

事例による看護過程の展開

7週頃であり，髄質の中に細胞の集団が索状に配列し，やがて精細胞への分化が開始する。男性ホルモン（アンドロゲン）を分泌する間質細胞の分化は胎生の8週，体長が30mmくらいの時期である。これに対して未分化性腺から卵巣への分化は精巣のそれより約2週間遅れて始まり，顆粒膜細胞や生殖細胞など皮質を構成する細胞群が著明に増殖拡大して，卵巣が形成される。

2 | 性腺分化のしくみ

これら性腺分化を誘導する機序や因子については長い間不明のままであった。しかし，分子生物学の発展により，性染色体の構造が遺伝子レベルで研究されるようになり，ついに**精巣決定因子**（testis determining factor：TDF）がY染色体の短腕の遠位端に近い部分に局在することが明らかにされ，本来卵巣形成へ方向づけられている未分化性腺に作用してその遺伝的傾きを転じ，精巣形成へと方向づけをするとした。このY染色体特異的な精巣決定因子は，その後，塩基配列なども決定され，**SRY**（sex determining region Y）**遺伝子**と命名され，SRY遺伝子が存在すると未分化性腺は精巣に，欠損していると卵巣に分化することが明らかとなった（図1-20）。

5. 性管（内性器）の分化

性管分化の過程を知ることは婦人科的内分泌疾患，特に性分化疾患（本編-第4章-XI「性分化疾患」参照）を分析し，理解するうえで極めて重要である。

1 | 性管の分化の過程

性腺の分化に引き続き，胎生10週頃になると性管すなわち内性器の分化が開始される。性管もその発生の時点にあっては男女間で区別はない。男女両胎児とも，性管の発生（胎生6週頃）は，まず**ウォルフ**（Wolff）**管**の出現に始まる。次いで7週に入るとその両外側に**ミュラー**（Müller）**管**が出現し，8〜9週にあっては男女両性ともにウォルフ管とミュラー管が共存する時期が続く（図1-21）。

しかし，この状態も胎生10週までであって，やがて男性胎児ではミュラー管は退化し，ウォルフ管が残存して発育する。一方，女性胎児にあってはまったく逆にウォルフ管が退化し，ミュラー管が残存して発育する。この男女両性における性管の分化は胎生12週頃に完了する。

2 | 性管分化の誘導因子

❶ヨストの効果

性管の分化には胎児の精巣が極めて重要な役割を担っており，一方，卵巣は何らの役割も担っていない。すなわちウォルフ管の残存・発育には精巣の存在を絶対に必要とし，精巣をもたない女性胎児ではウォルフ管は退化し，残ったミュラー管が発育して女性の内性

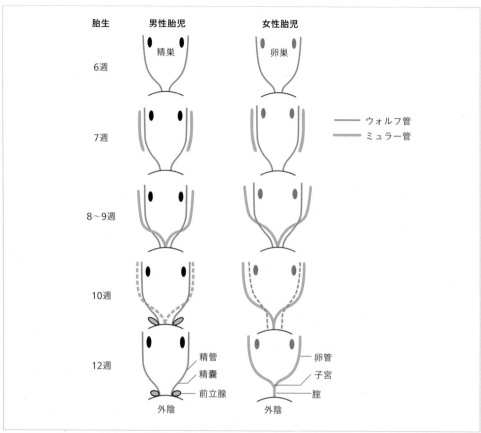

図1-21 ヒトの性管の分化の過程

表1-3 ヨストの効果

胎生初期における性腺の摘除		性分化の方向
オス（男性）・精巣摘除	→	メス（女性）型分化発育
メス（女性）・卵巣摘除	→	メス（女性）型分化発育

器が形成される。この性管分化の誘導因子は精巣から分泌される**男性ホルモン**（**アンドロゲン**）であるとされており，この誘導機序はすべての動物に共通で，これを**ヨスト**（**Jost**）**の効果**とよんでいる（表1-3）。

❷ミュラー管抑制因子

　正常な性管の分化にはこの男性ホルモンのほかに，胎児精巣のセルトリ細胞由来の**ミュラー管抑制因子**（**抗ミュラー管ホルモン**）の存在が必要であることがわかっている。その性状はまだ明らかではないが，分子量20万前後の糖たんぱくであると考えられている。すなわち，男性胎児にあっては，精巣から分泌されるアンドロゲンがウォルフ管の残存・発育に作用し，一方，ミュラー管抑制因子がミュラー管の退化に作用して，男性としての正常な性管の分化を実現する。

第
1
編

1
構造と機能

症状と病態生理

診察・検査・
治療

疾患と診療

症状に対する
看護

検査と治療に
伴う看護

疾患をもつ
患者の看護

事例による看護
過程の展開

一方，女性胎児では精巣が存在しないためにこれら2つの誘導因子，すなわちアンドロゲンおよびミュラー管抑制因子は存在せず，ウォルフ管は退化・消失，ミュラー管が残存・発育して，子宮，卵管，腟が形成される。

6. 外性器の分化

1 | 生殖結節と生殖隆起

胎生7週頃までは中性期ともいい，生殖結節と生殖隆起*という2つの隆起の形成が行われる。やがて性管の分化が進むにつれ，外性器も男女間で異なった発育を示す。

2 | 腟管の形成

女性では，胎生11週頃には生殖結節の後方に存在する尿生殖洞は，ミュラー管の末端部である子宮腟管と充実性の組織板（洞腟球）によって隔てられているが，やがて開通して腟管が形成される。すなわち腟の上部1/3はミュラー管由来，下部2/3は尿生殖洞由来ということになる（図1-22）。

7. 視床下部の機能的性分化

男女間の性機能において最も著明な差異は，女性が排卵・月経という周期性のある性機能を示すのに対し，男性にはこのような周期性が認められないことである。換言すれば，脳の視床下部に存在するいわゆる性中枢の機能が，男性では非周期性であるのに対し，女性では周期性であるといえよう。この視床下部の性機能も，本来は男女ともに女性型，す

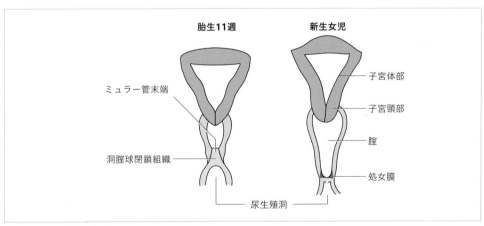

図1-22 腟管の形成

---

* **生殖結節と生殖隆起**：外生殖器の発生過程において排泄口周辺に形成される原基・生殖結節は生殖茎ともよばれ，後に男子では陰茎に，女子では陰核に分化する。また，生殖隆起は生殖堤ともいい，後に男子では陰嚢に，女子では恥丘および大陰唇となる。

表1-4 視床下部の機能的性分化に関するバラクロウ（Barraclough）の実験成績

	生後の処置		視床下部性機能
新生仔（ラット）♂	生後48時間以内 精巣摘除	⟶	メス型 周期性
新生仔（ラット）♀	生後5日以内 アンドロゲン投与	⟶	オス型 非周期性

文献3）を参考に作成.

なわち周期性を潜在的に有するが，男性は精巣から分泌される男性ホルモン（アンドロゲン）により男性型，すなわち非周期性に転換されるのではないかということが，種々の動物実験（表1-4）から推定されている。ただ，ヒトにおいてその分化の時期が，ラットなどにみられるように出生直後にあるのか，それとも胎生期にあるのかは，今日なお結論は得られていない。

8. 思春期前後における性の発育

　小児期は卵巣の機能がほとんど休止している時期である。それが思春期前になると，卵胞刺激ホルモン（FSH）の分泌が活発になり，その刺激でエストロゲン分泌も急増し，副腎皮質から分泌されるアンドロゲンとともに，第2次性徴の出現に重要な役割を果たす。

図1-23 は小児期から思春期への卵巣と子宮の重量の変化を示したホフマン（Hoffman）の調査である。

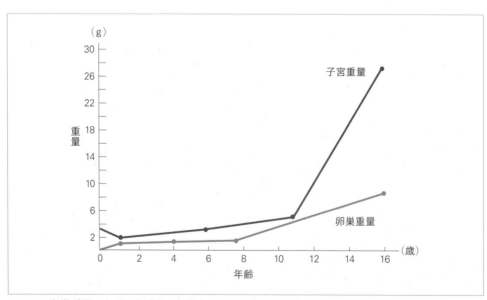

図1-23 卵巣重量および子宮重量の年齢による変化（ホフマン［Hoffman］による）

第
1
編

1
構造と機能

症状と病態生理

診察・検査・治療

疾患と診療

症状に対する看護

検査と治療に伴う看護

疾患をもつ患者の看護

事例による看護過程の展開

表1-5 女性の第2次性徴の発現過程

時期	身体的変化
小児期	特に変わりはない
思春期前	乳頭の突出（早い場合は8〜9歳），陰毛の発生（10〜11歳）
思春期（I）（11〜12歳）	乳房の発育，陰唇の肥大
思春期（II）（12〜13歳）	乳房の肥大，腋毛の発生，陰毛中等度，初経の発来
思春期（III）（14〜15歳）	乳房，陰毛，外性器は成人型に近づく 月経周期が確立される

1 第2次性徴の出現

　思春期前にはからだに何らの変化も認めない女性にも，思春期が近くなると種々の第2次性徴が出現してくる。その最初の徴候は乳頭の突出肥大で，早い場合は8〜9歳頃に認められる。その後の思春期における第2次性徴の出現過程はおおよそ表1-5に示すような経過をとる。もちろん，これはあくまでも性の発育過程の平均であり，個人により，人種により，また家族や住居などの環境によってもかなりの差が認められる。

2 初経の発来

　初経はほかの第2次性徴とは異なり，その発来は極めて明瞭で，思春期女性の発育過程を知る重要な指標となる。日本の女性の初経発来年齢は時代によって変化しており，厚生労働省の研究班の2011（平成23）年の全国調査報告では12歳2か月で，1961（昭和36）年の調査に比較して1年以上も早くなっている[4]。この初経の早発傾向は日本だけではなく外国でも認められており，おそらく衛生や栄養の改善で女性のからだの発育が全般的に向上したためと考えられている。

文献

1) Rubenstein, B.B.：The relation of cyclic changes in human vaginal smears to body temperature and basal metabolic rates, American Journal of Physiology, 119（3）：635-641, 1937.
2) MSG研究会（代表・松本清一）編：月経に関する意識と行動の調査，1990.
3) Barraclough, C.A., Gorski, R.A.：Evidence that the hypothalamus is responsible for androgen-induced sterility in the female rat, Endocrinology, 68：68-79, 1961.
4) 日野林俊彦（研究代表）：発達加速現象に関する進化発達心理学的研究，科学研究費助成事業（科学研究費補助金）研究成果報告書，2013.

---

1 女性の骨盤腔内器官について腹側から背側への配列で正しいのはどれか。

（106回PM65）

1. 尿　道 —— 肛門管 —— 腟
2. 腟 ——— 尿　道 —— 肛門管
3. 肛門管 —— 腟 ——— 尿　道
4. 尿　道 —— 腟 ——— 肛門管
5. 腟 ——— 肛門管 —— 尿　道

2 女子の第二次性徴に最も関与するホルモンはどれか。

（112回PM83）

1. エストロゲン
2. オキシトシン
3. 成長ホルモン
4. 甲状腺ホルモン
5. テストステロン

▶ 答えは巻末

第 2 章

女性生殖器疾患の
症状と病態生理

この章では

- 性徴の異常の種類と症状，性徴の異常のみられる疾患について理解する。
- 月経の異常に関連する疾患の種類と症状について理解する。
- 帯下の種類と病的帯下について理解する。
- 性器出血，疼痛，排尿障害，下腹部膨隆，外陰部瘙痒感，自律神経症状，発熱などの特徴について理解する。

女性のからだに何らかの病気や異常が存在した場合には，性徴や月経の異常，帯下の増加，性器出血など婦人科に特有な症状をはじめとして，下腹部痛，排尿障害，腫瘤，発熱など多くの症状が認められる。

I 性徴の異常

性の分化ならびに発育の過程に何らかの障害が生じると，その障害の程度や時期によって種々のタイプの異常な性徴を示す個体（性機能異常症）が発現する。

Ⓐ 性分化疾患による性機能異常症

1. 性腺形成の障害による性発育異常症（性腺形成異常症）

1 性腺形成異常症の分類

性発育異常，すなわち性腺形成の異常は，その程度に応じて次の2つに大別できる。
❶**性腺無形成症**：性腺形成のまったく認められないもの。
❷**性腺形成不全症**：性腺の形成は認められるが，発育障害のあるもの。
　また，それぞれ性染色体の異常の有無により次の2つに大別できる。
①性染色体に異常のない性腺形成異常症
②性染色体の異常を伴う性腺形成異常症

2 性腺形成異常症の疾患例

性染色体の異常を伴う性腺形成異常症の代表的疾患として，クラインフェルター症候群（XXY）およびターナー症候群（XO）がある。これらの疾患における性染色体異常の発生は，生殖細胞形成期における不分離現象が原因とされている（図2-1）。
　ターナー症候群の患者は，原発無月経を主訴として外来を訪れることが多く，一般に身長が低く，翼状頸（首のまわりの皮膚がたるんでいるためにひだができる），楯状胸（肩や胸の幅が広い），外反肘，知能障害，色覚異常の合併が多い（図2-2）。性染色体の構成はXOでY染色体を有さず，性腺は痕跡的である。したがって，性管ならびに外性器の分化は女性型を示し，身体的性は女性であるが，卵巣が欠如しているため第2次性徴の発現を認めない（図2-3）。

2. 性管分化の障害による性発育異常症

性染色体に異常がなく（XY），精巣も形成され，たとえ男性ホルモン（アンドロゲン）の

第1編

構造と機能

2 症状と病態生理

診察・検査・治療

疾患と診療

症状に対する看護

検査と治療に伴う看護

疾患をもつ患者の看護

事例による看護過程の展開

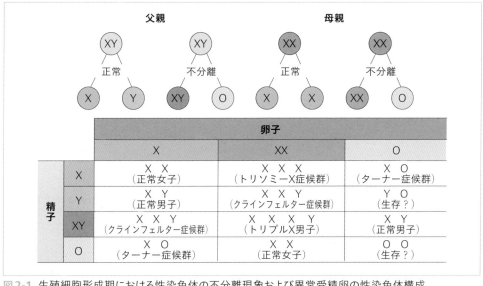

図2-1 生殖細胞形成期における性染色体の不分離現象および異常受精卵の性染色体構成

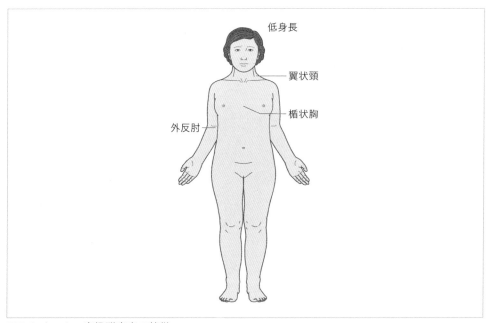

図2-2 ターナー症候群患者の特徴

分泌を認めても，アンドロゲンレセプターの先天的な欠損ないし異常があるとアンドロゲンのホルモン作用は発現されない（本編図1-11参照）。すなわち性管分化の男性型発育への誘導因子としての作用を発揮できないために，第1次性徴はすべて女性型へと分化発育し，いわゆる**精巣（睾丸）性女性化症**（testicular feminization）となる。性腺無形成症の一つである**精巣（睾丸）無形成症**の場合にも，当然性管の分化は女性型となる。両者を合わせて46, XY完全性腺異形成（旧**XY女性**［XY female]）ともいう（図2-4）。

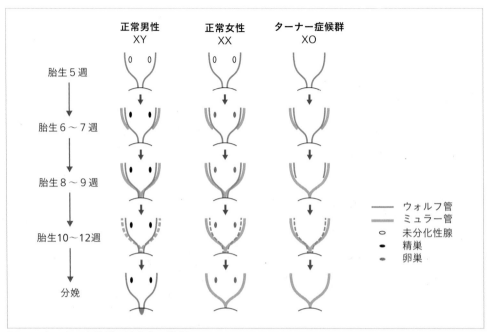

図2-3 ターナー症候群の性分化の過程

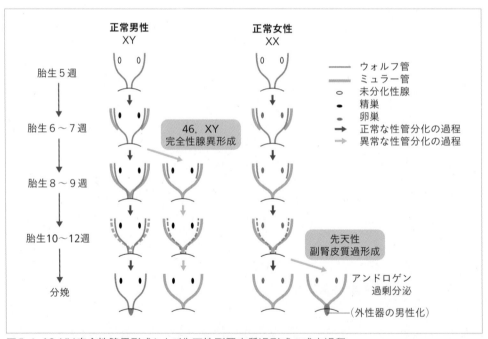

図2-4 46, XY完全性腺異形成および先天性副腎皮質過形成の成立過程

　精巣（睾丸）性女性化症は，染色体構成が44XY（男性型）であるにもかかわらず，身体的性はまったくの女性である。外性器も完全な女性型であり，恥毛は少ないかあるいは欠如する。ミュラー管抑制因子は胎児期に精巣から分泌されるため，子宮および卵管の発生は抑止され欠如する。腟もミュラー管由来の上部1/3は欠損し，尿生殖洞由来の下部2/3

構造と機能

2

症状と病態生理

診察・検査・治療

疾患と診療

症状に対する看護

検査と治療に伴う看護

疾患をもつ患者の看護

事例による看護過程の展開

のみ存在し盲端に終わる。これを男性腔とよんでいる。性腺は精巣で，腹腔あるいは鼠径管内に存在する。この精巣からは正常男性とほぼ同じレベルのアンドロゲンが分泌されているが，一方でかなりのエストロゲンも分泌されているため，身体的性は女性型発育を示す（図 2-4）。

3. 性管発育の障害による性発育異常症

性管分化の完了後に，過剰の男性ホルモンの影響を受けると，女性外性器の男性化が生じる。流産・早産防止のための合成黄体ホルモン製剤（プロゲストーゲン）の内服や注射，あるいは**先天性副腎皮質過形成**（副腎性器症候群）などでみられる。

先天性副腎皮質過形成は，胎児副腎皮質における副腎皮質ホルモン生合成に必要な酵素の先天的異常（欠乏あるいは欠如）のために，ステロイドの生合成が副腎皮質ホルモンの方向に進まず，アンドロゲン生成の方向に進むことによって生じる。酵素異常の程度により，女児において無月経，子宮萎縮，陰核肥大，乳房縮小，および筋肉増大，多毛，禿頭症（頭が禿げること），痤瘡（にきび），および声の低音化など，種々の男性化徴候が認められる（図 2-4）。

B 性発育（第2次性徴）の異常による性機能異常症

第 2 次性徴が平均年齢よりも早く，あるいは遅く出現することがある。これを**性早熟**（早発思春期）あるいは**性遅熟**（遅発思春期）といい，この言葉は初経の発来とは無関係に用いられている。

1. 性早熟（早発思春期）

8 歳以下の女性で乳頭の突出や乳房の発育など第 2 次性徴の出現をみた場合には，異常な早期の性成熟の所見とみてよいであろう。

性早熟を病態生理の立場からみた場合，真性性早熟（中枢性）と仮性性早熟（内分泌性）の 2 群に大別される。

1 真性性早熟（中枢性あるいは脳性）

間脳・下垂体系，すなわち性上位部の機能が異常に早期に活動を開始し，下垂体前葉からゴナドトロピンが分泌され，卵巣ホルモンの早期分泌をきたすため，第 2 次性徴が早期に出現する。

この群に属するものとして最も多いのが**特発性**（体質性）**性早熟**で，真性性早熟の約 80％を占める。正常の思春期発来の機序が，不明な原因によって早期に機能活動を開始することによって発症する。

2 仮性性早熟（内分泌性）

性腺または副腎皮質からの性ホルモンの異常分泌により，第2次性徴が早期に出現することがある。また，ほかの第2次性徴をまったく欠き，腋毛，陰毛のみが，あるいは乳房の発育のみが早期に出現することもある。前者を**早発性毛発生**，後者を**早発乳房肥大**といい，ホルモン感受性の局所的な異常亢進によるものと考えられている。

2. 性遅熟（遅発思春期）

外見上，特別な変化を認めない女性で，13歳以降になっても乳腺の発育がみられず，あるいは，たとえ乳房の発育を認めても5年以上にわたり初経の発来をみない場合には，性遅熟と考えてよい。大別して性上位部（間脳・下垂体系）の障害と卵巣の発育障害に基づく性成熟不全症の2群に分けることができる。

1 性上位部の機能障害による性遅熟

間脳・下垂体系の原発性機能不全によるもので，汎下垂体機能低下症，特発性間脳・下垂体性低身長症，ゴナドトロピン単独欠損症などの疾患がある。

2 卵巣の発育障害による性遅熟

原発性卵巣機能低下によるもので，染色体異常による性腺形成不全症（ターナー症候群［XO］，トリソミーX症候群［XXX］など）や，染色体異常を伴わない性腺形成不全症（性腺無形成症，卵巣形成不全症など）がある。

Ⅱ　月経の異常

女性生殖器疾患において最も多い訴えは，**月経の異常**である。排卵現象は女性にとって最も本質的な生命活動の根源であり，その異常は直ちに月経の周期や持続などに，極めて具体的な形となって現れる。

本編-第1章-Ⅱ-B-5「月経の生理」で述べたように，月経の生理的変動と病的月経異常とを明確に区別することは容易ではない。日本産科婦人科学会は，20～30歳代の正常成熟女性で25～38日以内の月経周期，毎回の変動は6日以内，その持続日数は3～7日，月経時の出血量は全期間を通じて20～140mLで，月経時に日常の生活に差し支えるような随伴症状のないものを，一応生理的な正常月経と定義している[1]。

そこで，これらの条件が満たされないものを月経の異常とする。月経の異常には初経発来年齢の異常，周期の異常，持続日数の異常，経血量の異常，随伴症状の異常，排卵の異常（無排卵性月経）などがある（表2-1）。しかし，これらは単独にみられることは少なく，2

第
1
編

構造と機能

2
症状と病態生理

治療・診察・検査・

疾患と診療

看護 症状に対する

検査と治療に伴う看護

患者の看護 疾患をもつ

過程の展開 事例による看護

表2-1 月経の異常

初経発来年齢の異常	早発月経		月経持続日数の異常	過短月経
	晩発月経			過長月経
月経周期の異常	無月経	原発無月経	月経血量の異常	過少月経
		続発無月経		過多月経
	希発月経		排卵の異常	無排卵性月経
	頻発月経		月経随伴症状の異常	月経前症候群
	月経不順			月経困難症

つまたはそれ以上の異常が重なるのが普通である。

Ⓐ 初経発来年齢の異常

本編第1章-Ⅲ-8-2「初経の発来」で述べたように，日本の女性における初経の発来年齢の平均は12歳2か月であるが，異常に早期に，あるいは遅れて初経が発来することがある。これらはしばしば性早熟や性遅熟の女性の第2次性徴の異常に一致して認められる。

1. 早発月経

体質的（特発性）なものと，器質的なものとがある。異常に早期に初経の発来をみるだけでなく，その後も排卵性の月経周期を繰り返し，妊娠の可能性も十分ある。

仮性早発月経は，卵巣腫瘍（莢膜細胞腫や顆粒膜細胞腫）のようなエストロゲンを産生する腫瘍が発生したために子宮出血を起こすもので，排卵性の月経周期は認めない。

2. 晩発月経

日本の女性における初経（初潮）発来年齢の平均は12歳2か月であり，15歳頃までにはほとんどの女性に初経の発来をみる。しかし，まれに17〜18歳頃になって初めて初経の発来をみるものがあり，これを**晩発月経**という。

晩発月経のその後の月経周期は，正常に初経の発来をみたものと同じく正順であり，妊孕性*にも異常を認めないのが一般的である。ただ，16歳頃の時点で初経の発来をみないものには，晩発月経と原発無月経とが混在することになる。なお，その場合の取り扱い方については，次項B-1「原発無月経」を参照されたい。

Ⓑ 月経周期の異常

無月経（amenorrhea）は，月経周期異常の最も極端な場合をいう。このうち，思春期に

＊ **妊孕性**：受胎能力のこと。精子と卵子が結合，すなわち受精が行われ，これが子宮内に着床し，新たな生命体をつくることができる能力をいう。

入り，18歳過ぎになっても初経の発来をみないものを**原発無月経**といい，これに対し，過去に1度でも月経をみた後，一定期間月経をみないものを**続発無月経**という。もちろん妊娠中や産褥期（さんじょく）の女性，あるいは更年期以降の女性の生理的無月経は除く。

1. 原発無月経

　前述したように，遅くとも15歳頃までには初経をみるのが大多数であり，16歳になっても初経をみないものは初経の遅延と考えられる。すなわち，16歳の時点では晩発月経（ばんぱつ）と原発無月経の両者が混在することになる。初経を指標とした場合には，18歳までに約99％の女性で初経の発来をみているため，この年齢に達してもなお初経の発来をみないものを**原発無月経**と定義している。16歳を過ぎても初経をみない女性は，産婦人科的検査を受ける必要がある。

　原発無月経の原因別分類を表2-2に示す。

1 　間脳・下垂体系の異常による原発無月経

　間脳（視床下部）（ししょうかぶ）・下垂体系の原発性機能不全によるもので，ホルモン的には低ゴナドトロピン性卵巣機能低下症に属する。これには，汎下垂体機能低下症（はんかすいたい），特発性下垂体性低身長症，ゴナドトロピン単独欠損症，下垂体性巨人症，フレーリッヒ症候群（脂肪性器性異栄養症，特有な脂肪沈着による肥満と性器発育不全を主徴とする）などの疾患があげられる。

2 　性腺の異常による原発無月経

❶卵巣の異常

　卵巣の先天的な形成不全や発育遅延があると，間脳・下垂体系の機能活動が開始されても卵巣がこれに反応せず，初経の発来をみることはない。ホルモン的には閉経後の女性に似た**高ゴナドトロピン性卵巣機能低下症**の形をとる。

表2-2　原発無月経の原因別分類

間脳・下垂体系の異常		
性腺の異常	卵巣の異常	卵巣形成不全，発育遅延
		小児期の障害
	染色体の異常	ターナー症候群
		精巣（睾丸）性女性化症
性器の異常	処女膜の異常	処女膜閉鎖
	腟の異常	腟閉鎖
		腟欠損
	子宮の異常	子宮の欠損，発育不全
		結核性子宮内膜炎
その他	先天性副腎皮質過形成（副腎性器症候群）	
	甲状腺機能異常	

第1編

構造と機能

2

症状と病態生理

治療

診察・検査・

疾患と診療

看護

症状に対する

検査と治療に

伴う看護

患者の看護

疾患をもつ

過程の展開

事例による看護

❷ 染色体の異常

性染色体の構成に異常があると，性腺の形成に障害をきたしたり（ターナー症候群），性管の分化に障害をきたしたり（精巣［睾丸］性女性化症）して，生後の性成熟過程にも異常をきたし，たとえ思春期に至っても初経の発来を認めないばかりか，その後も月経周期は出現せず，原発無月経となる。

3 | 性器の異常による原発無月経

原発無月経の原因としては性器の異常が最も多い。これには，処女膜の異常，腟の異常，子宮の異常の3つがあるが，前2者によるものは，ともに経血の流出障害に基づく無月経（見せかけの無月経）である。

❶ 見せかけの無月経（潜伏月経）

処女膜閉鎖，腟閉鎖，腟欠損などの異常が存在すると，思春期になり卵巣や子宮の機能は正常に開始しても，経血の排出が不可能で初経の発来を認めないことがある。また，毎月の月経血は閉鎖部よりも上方の腟腔内にたまり，濃縮した流動性の血腫を形成する（腟留血症）。腟は伸展して小児頭大にもなることがあり，膀胱を圧迫して排尿障害を招いたり，直腸を圧迫して頑固な便秘を招いたりすることもある。さらに放置すれば子宮留血症となる（本編図4-3参照）。

思春期に入った初経発来年齢の女性が，3〜4週間の間隔を置いて下腹部深部に鈍痛を訴え，悪心・嘔吐，頭痛，時に発熱などの症状を訴えた際には，一応，処女膜閉鎖や腟の異常による潜伏月経を疑う必要がある。この異常のなかで最も軽度なのが処女膜閉鎖で，処女膜穿刺または切開で完全に治癒し，何の障害も残らない。しかし，これも放置すれば腟留血症，子宮留血症，卵管留血症と，しだいに障害部位は上行し，たとえ治療を行ったとしても後に妊孕性などに大きな障害を残すことも少なくない（本編-第4章-Ⅱ-9-Ⅰ「処女膜閉鎖」参照）。

からだの発育や第2次性徴の出現は正常であるのに，初経の発来のみを認めない女性の場合には，見せかけの無月経をまず疑ってみる必要がある。

❷ 子宮性無月経

子宮が先天的に欠如していたり，たとえ存在していても子宮内膜が結核などで傷害されたり，あるいは高度の子宮発育不全などがあると原発無月経となる。基礎体温を測定すれば2相性で，その診断は比較的容易である。

▍2. 続発無月経

以前あった月経が3か月以上にわたって停止した場合を，続発無月経とよんでいる。月経周期の成立するしくみからも明らかなように，間脳（視床下部），下垂体前葉，卵巣，子宮のいずれか1つに障害があっても月経の周期は乱れ，無月経となることがある（本編図1-14参照）。また，この月経周期を成立させる性機能系に影響を与えるからだの中の種々

表2-3 続発無月経の原因別分類

❶間脳・下垂体性無月経（中枢性無月経）	❺甲状腺性無月経
❷卵巣性無月経	❻代謝性無月経
❸子宮性無月経	❼医原性無月経
❹副腎性無月経	

の変化，あるいは外部からの変化も月経周期に大きく影響を及ぼす。

月経周期に影響する因子は数多くあり，その原因により表2-3のように分類される。

1 間脳・下垂体性無月経（中枢性無月経）

間脳・下垂体系という，性上位部の障害による無月経である。

❶ストレス性無月経

間脳（視床下部）の異常によるものとしては，続発無月経のなかで頻度が最も高い**ストレス性無月経**がある。入学，転居，拘禁，驚き，恐怖，不安，失恋，肉親の不幸などの精神的ストレスによって，視床下部の性中枢における LH-RH の産生・放出が障害されることによって無月経となるもので，従来，環境性無月経，拘禁性無月経，戦時無月経などとよばれていたものはこのカテゴリーに属する。

❷体重減少性無月経

視床下部の機能障害による続発無月経の一つのタイプとして，診療の場でしばしば遭遇し，注目されているものに**体重減少性無月経**がある。これは美容上の目的で節食（ダイエット）し，体重を減少させた結果，無月経となったもので，1年以内に 5kg 以上あるいは元の体重の 10% 以上減量させた場合に生じやすい。20 歳前後の若年女性にみられ，体重減少率は 15 ～ 18% 程度が多い。無月経の程度は軽症の第 1 度無月経が約 20% であるのに対し，重症の第 2 度無月経が約 80% の多数を占める（無月経の程度については本編−第 3 章−Ⅱ−J−4−1「▶プロゲステロンテスト（P テスト）」参照）。第 2 度無月経は治療に抵抗性があり，さらに，たとえ体重の回復をみた後でもなお無月経が持続する例が多いのが治療上大きな問題である。いずれにしても，本症の治療に際してはホルモン療法の実施に先立って，患者に対し，食事指導による標準体重への回復を第一義的に考慮すべきであることを強調する必要がある。

❸神経性食思不振症による無月経

神経性食思不振症は異常に細い体型を理想として減食などの摂食障害が持続する精神疾患で，視床下部に異常をきたし，無月経は必発の症状である。前述の体重減少性無月経との比較を表 2-4 に示した。

❹乳汁漏出性無月経症候群

ラジオイムノアッセイの開発により血中のプロラクチン濃度が微量測定できるようになり，**高プロラクチン血症**に基づく**乳汁漏出性無月経症候群**の存在が注目されるようになった。従来，産後の生理的乳汁分泌性無月経の病的延長として指摘されていたキアリ−フロ

表2-4 体重減少性無月経と神経性食思不振症による無月経の比較.

	体重減少性無月経	神経性食思不振症による無月経
動機	本人の意思による美容上などの理由	体重／体型へのゆがんだ認識，体重増加への極端な恐怖，やせ願望
病識	あり	なし
食行動	減食	異常な食行動（不食，大食，隠れ食い）
年齢	20歳前後	30歳以下，多くは15〜20歳
体重	標準体重の−15％以上（多くは−20％以下）	標準体重の−20％以上
月経	無月経，多くは第2度無月経	無月経
器質的異常	なし	なし

ンメル（Chiari-Frommel）症候群，あるいは，妊娠とは関係なく，しかも下垂体腫瘍の存在がなくて乳汁漏出性無月経の続くアルゴンツ-デルカスティロ（Argonz-del Castillo）症候群などは，いずれもこれに属するものである。

この高プロラクチン血症性乳汁漏出性無月経症候群には，そのほか下垂体腫瘍（マクロアデノーマ，macro-adenoma，およびマイクロアデノーマ，micro-adenoma），甲状腺機能低下症，薬剤服用（フェノチアジン系抗精神病薬，三環系抗うつ薬などの中枢神経系薬剤，メチルドパなどの降圧薬，スルピリドなどの胃腸薬および経口避妊薬）によるものなどがあり，内外の報告では，続発無月経患者の20％前後はこの高プロラクチン血症に基づくものとされている。

また，高プロラクチン血症がみられない場合でも乳汁漏出や無月経がみられるものがあり，これらの症例は**潜在性高プロラクチン血症**とよばれており，その診断のためにはTRH負荷試験を実施する必要がある（本編−第3章−II−J−4「間脳・下垂体・卵巣系機能検査」参照）。

❺そのほかの下垂体性無月経

そのほか，下垂体前葉の異常による無月経として代表的なものに**シモンズ（Simonds）病，シーハン（Sheehan）症候群**があり，前者は下垂体の腫瘍や炎症による，後者は分娩時の大出血に基づく下垂体壊死による下垂体機能の低下が原因とされている。これらにあっては無月経以外に，ほかの下垂体前葉ホルモンの分泌障害に基づく症状が出現する。

また，下垂体前葉の好塩基性細胞腺腫による**クッシング（Cushing）病**（図2-5）では，無月経のほか，副腎皮質刺激ホルモン（ACTH）の過剰分泌による副腎皮質機能の異常亢進のための症状，すなわち肥満，高血圧，筋肉の衰弱，皮膚の線条（急激に皮膚が伸展され，皮膚の線維組織が破壊されることにより生じる数本のすじ）などが認められる。

2 卵巣性無月経

閉経後の無月経は，卵巣の老化により，ゴナドトロピンの刺激に対し反応しなくなったために生じるもので，高ゴナドトロピン性卵巣機能低下症（本節−B−1−2「性腺の異常による原発無月経」参照）の典型例ともいえる。

また，卵巣の腫瘍，炎症，特に悪性腫瘍やホルモン産生腫瘍（セルトリ-ライディッヒ細胞腫；Sertoli-Leydig cell tumor，類副腎腫瘍ではアンドロゲンを分泌する）で無月経となることもある。

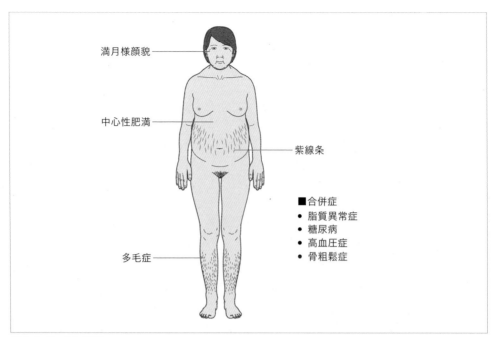

図2-5 クッシング病

満月様顔貌

中心性肥満

紫線条

多毛症

■合併症
- 脂質異常症
- 糖尿病
- 高血圧症
- 骨粗鬆症

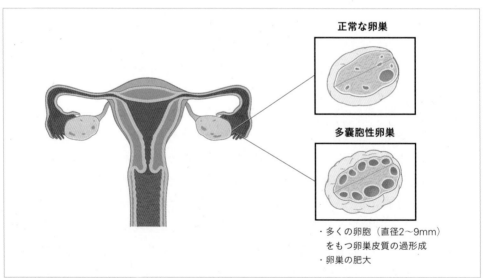

図2-6 多嚢胞性卵巣

正常な卵巣

多嚢胞性卵巣

・多くの卵胞（直径2〜9mm）
　をもつ卵巣皮質の過形成
・卵巣の肥大

スタイン - レーベンタール（Stein-Leventhal）**症候群**とは，多嚢胞性卵巣（polycystic ovary；PCO［図2-6］）とよばれる卵巣の白膜肥厚および嚢胞性肥大をきたし，無月経，不妊症などを主訴とする疾患で，卵巣のアンドロゲン過剰産生のためしばしば男性型発毛を認める。

第
1
編

構造と機能

2

症状と病態生理

診察・検査・治療

疾患と診療

症状に対する看護

検査と治療に伴う看護

疾患をもつ患者の看護

事例による看護過程の展開

3 子宮性無月経

子宮を摘出すれば当然，無月経となる。そのほか，子宮腔の病的癒着（アッシャーマン症候群，Asherman syndrome），子宮内膜の結核（本編-第4章-I-B「性器結核」参照），過度の掻爬による子宮内膜の萎縮などにおいて無月経となる。

4 副腎性無月経

副腎皮質の腫瘍，過形成などでクッシング病とまったく同じ症状をきたすものをクッシング症候群とよぶが，この際にも無月経や性器萎縮を伴う。

5 甲状腺性無月経

甲状腺機能亢進症（バセドウ病）や機能低下症（粘液水腫）においても，しばしば無月経となる。

6 代謝性無月経

糖尿病の際に無月経となることがある。そのほか，全身疾患も無月経の原因となる。

7 医原性無月経

ホルモンの内服や注射によって無月経をきたすことがある。性機能系の自動性に影響を及ぼす結果であり，代表的なものに経口避妊薬（ピル）服用後の無月経があげられる。

C 月経持続日数の異常

1. 過短月経

月経の持続日数が3日に満たないものを過短月経という。子宮発育不全や卵巣機能不全の場合にしばしば認められる。

2. 過長月経

過長月経とは8日以上も月経が持続するものを指し，多くは黄体機能不全によるものである。

D 月経血量の異常

1. 過少月経

過少月経（hypomenorrhea）は経血量の極度に少ないもので，希発月経や過短月経の際に多く認められる。無排卵性の場合，あるいは高度の子宮発育不全症の場合に多い。

2. 過多月経

過多月経（hypermenorrhea）は経血量が異常に多く，時に凝血が混じる。また，月経時以外の子宮出血を伴うこともある。

子宮筋腫，子宮内膜炎，子宮筋層炎，子宮内膜症，子宮肥大症など子宮に器質的変化のある場合に，しばしば過多月経を訴える。特に中年期以後のもので，周期ごとに症状の増悪する過多月経では，子宮筋腫の発生が強く疑われ，特に粘膜下筋腫では月経時以外の子宮出血を認めることも少なくない。

E 排卵の異常（無排卵性月経）

無排卵性月経は黄体形成ホルモン（LH）分泌の障害によるエストロゲン消退出血であり，基礎体温は無排卵のため1相性，月経前の子宮内膜でも常に増殖期像を呈し，不妊症の原因の一つとなる。しかし，ホルモン療法に比較的よく反応し，排卵誘発は容易である。

F 月経随伴症状の異常

月経という女性特有の生理現象には，様々な随伴症状があるのが一般的である。しかし，これも程度が強く日常生活にも障害をきたすようになると治療の対象となる。月経前症候群（月経前緊張症）と月経困難症の2つに分類されている。

1. 月経前症候群（月経前緊張症）

1 | 主な症状

月経前14～10日に始まり月経直前に最高に達し，月経が始まると同時に軽快，あるいは消失する種々の症状を伴う全身的な症候群を**月経前症候群**（premenstrual syndrome；PMS）または**月経前緊張症**（premenstrual tension）という。人によって精神的要素の著明な場合と，身体的要素の著明な場合があり，訴える症状は**表 2-5** のとおり極めて多彩である。このうち全身的な違和感は後に述べる月経困難症的な性格のもので，月経痛に先がけてそ

表2-5 月経前症候群の主な症状

精神神経症状	不安，焦燥，憂うつ，頭痛，嗜眠，不眠，めまい
違和感	倦怠感，腰痛，下腹部痛，肩こり
乳房症状	乳房痛，乳房緊満感
消化器症状	悪心・嘔吐，便秘，下痢
血管運動神経症状	のぼせ，冷感
水代謝障害症状	浮腫感，乏尿，体重増加
そのほかの症状	嗄声，口内炎，眼の充血，痤瘡（にきび）

構造と機能

2 症状と病態生理

診察・検査・治療

疾患と診療

症状に対する看護

検査と治療に伴う看護

疾患をもつ患者の看護

事例による看護過程の展開

れに移行する一種の準備状態とみなすこともできる。したがって，月経が近づくにつれてその出現率は増加する。

　これに対し，違和感以外の様々な症状は，黄体機能の最盛期，すなわち月経開始の1週間ほど前に最も顕著となる。また，出現頻度では精神神経症状が最も多いが，精神病質的な異常は認められない。

2 ｜ 社会的背景

　月経前症候群の発生頻度は全女性の30～80％にも及ぶ。非常に多くの女性が何らかの症状を有することになる。デリケートでメンタルな活動をする職業に就いている人やスポーツ選手などにとっては，本症は特に大きな影響を及ぼす。女性の社会進出が一般的になっている状況のなかで，その多くがこの症状のために周期的に不安定な状態に置かれ，集中力が低下しやすくなるとすれば，それは個人の問題にとどまらず，周囲に及ぼす影響は看過できない。本症が社会にもたらす問題は極めて大きいといえる。

3 ｜ 治療

　月経前症候群の原因がまだ完全に明らかにされておらず，発症に大きな役割を担うと推定される黄体ホルモンの拮抗薬がない今日では，対症療法に頼らざるを得ないが，利尿薬や鎮静・鎮痛薬が処方され，かなりの治療効果が得られている。また，排卵がなければ月経前症候群もないとされることからGnRHアゴニスト（GnRH受容体に作動する薬剤で，反復投与により性機能低下状態をつくり出す）や経口避妊薬（ピル）による排卵抑制が奏効するとの報告がなされている。一方，抗精神病薬の一つである選択的セロトニン再取り込み阻害薬（SSRI）が有効であるとして，これを処方する例が増えている。

▌ 2. 月経困難症

　月経困難症（dysmenorrhea）は，月経時に出現する下腹部の疼痛，すなわち**月経痛**（algomenorrhea）を主としたものである。月経痛を起こす原因は決して単一なものではないが，器質性月経困難症および機能性月経困難症と，大きく2つに分けてよんでいる。

1 | 器質性月経困難症

月経困難症を引き起こす器質性疾患としては小骨盤腔内の種々の炎症性疾患，たとえば子宮付属器炎，骨盤腹膜炎，子宮傍組織炎（結合織炎）などによる癒着，子宮頸管炎による子宮口の狭窄，子宮筋腫，子宮の位置異常，子宮発育不全，子宮内膜症などがある。しかし，こうした器質性疾患が存在しても月経痛を訴えない場合もあり，これらが唯一の原因とは考えられない。

2 | 機能性月経困難症

一般に機能性月経困難症は，無排卵性月経では起こらず，排卵性月経にのみ起こるといわれている。その発症機序については不明であるが，何らかのホルモンの不均衡により，子宮内膜血管系の攣縮を起こし，これが疼痛の原因になると考えられている。月経痛は精神的要因も大きく作用し，一般に神経質で精神的に不安定な女性に多くみられる。一種の子宮のノイローゼであると考える説もあり，疼痛に対して異常に過敏になっているため，月経時に起こる骨盤内臓器の変化が正常の変化であるにもかかわらず，病的と判断し，それを疼痛として感じると説明されている。

一般に機能的な原因による月経痛の特徴は，若い年代から始まり，年を経てもその程度は変わらず，月経の直前あるいは月経の初日にだけ現れることが多い。

3 | 治療

器質性月経困難症の治療は，原因となっている器質性疾患を取り除くことにある。炎症性癒着や子宮内膜症の場合には，必ずしも手術の対象とはならず，特に後者ではホルモン療法が時に著明な効果を現す。

一方，機能性月経困難症に対しては，主としてホルモン療法が行われる。無排卵性月経は月経痛を伴わないことから，エストロゲン，プロゲストーゲンの合剤の内服による排卵抑制療法が好んで用いられているが，効果の多くは治療期間中に限られているという欠点がある。疼痛に対して鎮痛薬を用いることは，原因療法ではないためできるだけ避けるべきであろう。しかし，原疾患の不明なものに対しては，ある程度の使用もやむを得ない。

III 帯下

1 | 定義

帯下 (leukorrhea, vaginal discharge) は「**おりもの**」「**こしけ**」ともいい，女性生殖器からの分泌物が増加し，腟口外に流出して外陰部をぬらし，これを自覚したりあるいは不快

第
1
編

構造と機能

2

症状と病態生理

診察・検査・
治療

疾患と診療

症状に対する
看護

検査と治療に
伴う看護

疾患をもつ
患者の看護

事例による看護
過程の展開

に感じたりする程度になったものをいう。女性生殖器関連では最も訴えの多い症状の一つ
である。帯下感は各人の自覚によるもので，帯下感の有無または強弱は，実際の帯下の量
の多寡とは必ずしも一致しない。

2 ｜ 病態生理

月経周期に対応し，特に排卵期にピークとなる少量の分泌物は，すべての成熟女性に認
められ，卵巣機能が正常かつ円滑に行われていることの証拠ともいえる。これを**生理的帯
下**とよぶ。種々の原因により，性状や量に変化がみられる。帯下は，次の部位から分泌さ
れる。

❶腟前庭
腟前庭には，汗腺，皮脂腺，バルトリン腺などから種々の分泌物が分泌される。特に性
的興奮時などに増量し，帯下感として自覚される。

❷腟
腟粘膜に分泌腺はなく，ただ腟壁の血管やリンパ管の濾出液があるのみで，これに子宮
頸管や子宮体部からの分泌液が混ざって腟分泌物となる。

❸子宮頸管
子宮頸管からの分泌物は通常，透明な卵白に似た粘液で，わずかにアルカリ性で，分泌
量は卵巣からのホルモンの影響を受けて著明に変動する。卵胞期にはしだいに増量し，排
卵期にピークに達し，黄体期に再び減じて月経に至る。

❹子宮内膜
正常の子宮内膜からの分泌液は透明である。月経時やその前後に増量し，また，分娩後
の産褥期にも子宮体部からの大量の分泌液を認める。

❺卵管
卵管粘膜の分泌腺から透明な分泌液が分泌される。

3 ｜ 原因疾患

帯下は，生殖器の機能的変化，特にホルモンによる影響を受け，生理的にも増減するが，
生殖器の腫瘍，炎症，感染症（トリコモナス腟炎，腟カンジダ症など）により増量し，性状に
も変化がみられる。これを**病的帯下**とよぶ。

4 ｜ 分類・程度

帯下はその発生機序により，生理的帯下と病的帯下に分類されるが，性状からは，次の
ように分類される。

❶白帯下
白帯下（白色帯下）は無色透明で，粘液性を有し，時に白血球，腟上皮が混ざって白色
あるいは淡黄色を呈する。子宮内膜または子宮頸管からの分泌物で必ずしも病的ではない。

❷ 水様性帯下

帯下は卵巣から分泌される女性ホルモンの影響で量や性状に変化が起こり，生理的に水っぽい水様性帯下（漿液性帯下）となることがある。子宮頸管腺の過形成や子宮頸部，子宮体部，卵管のがん（腺がん）などでも水様性帯下をみる場合がある。

❸ 黄帯下

黄帯下（黄色帯下）は白血球や細菌が多量に混入したために生じるもので，感染あるいは腫瘍が推定される。純膿性で黄緑色を呈する帯下は，急性淋病の特徴とされている。腟内異物（タンポンなど）による帯下の増加も決して珍しいものではなく，短期間で悪臭を伴う膿性帯下の原因となる。

❹ 血性帯下

血性帯下（赤色帯下，褐色帯下）は性器出血あるいは出血が混在した帯下で，月経時以外は病的と考えられる。

5 | 治療・対処法

自覚的な帯下は個人差が大きく，生理的か病的かの区別は容易ではない。この場合，帯下の増加に伴う随伴症状や帯下の性状が参考となる。自覚症状として，外陰の瘙痒感，疼痛，排尿痛などがあれば，当然治療の対象となる。また，帯下の性状が，黄帯下や血性帯下は病的とみなされる。トリコモナス腟炎や腟カンジダ症の場合，特徴的な帯下の性状により推測可能であるが，確実に鑑別するには分泌物の顕微鏡検査，培養検査，子宮頸部や子宮体部の細胞診が必要である。これにより，病原性微生物や悪性腫瘍細胞などを見いだせば診断は確実となり，治療が検討される。

IV 性器出血

1 | 定義

腟や子宮などからの出血を**性器出血**（genital bleeding）といい，女性生殖器疾患の症状として最も重要である。月経も性器出血の一種ではあるものの，これは生理的なものであり，これ以外の性器出血はすべて病的（**不正出血**）である。また，赤色，褐色，ピンク色の帯下は，すべて性器出血に含まれる。

2 | 病態生理

月経は，ホルモンの周期的変化により生じる子宮内膜の剝離による性器出血であるが，ホルモンの異常に伴う出血，妊娠に関連した出血，炎症や外傷による血管の破綻，腫瘍表面血管からの出血などによって，病的な性器出血が生じ得る。

3 | 原因疾患

非妊娠時に性器出血の原因となる主な疾患を，出血部位別に図2-7に示す。

4 | 分類・程度

性器出血の分類として，前項の原因疾患による分類，出血部位による分類のほかに，随伴症状や出血時期などの特徴によっても分類可能である。

❶下腹部痛を伴う性器出血

多くは妊娠に関係のある出血で，流産・早産，異所性妊娠*，胞状奇胎（ほうじょうきたい）（本編-第4章-IV-H「絨毛性疾患」参照）などがある。

❷下腹部痛を伴わない性器出血

非妊娠時の性器出血の多くは，下腹部痛を伴わない。図2-7にあげたような良性，悪性の多くの疾患が原因となり得るが，最も多いのは**機能性子宮出血**＊（本編-第4章-IV-D「機能性子宮出血」参照）である。出血量，出血開始の時期，出血の持続などは様々である。

❸月経痛，月経過多を伴う性器出血

子宮筋腫（しきゅうきんしゅ）や子宮腺筋症（せんきんしょう）などは，多くの場合，月経痛や月経過多の形で発症し，比較的まれである月経時以外の性器出血を伴うこともある。

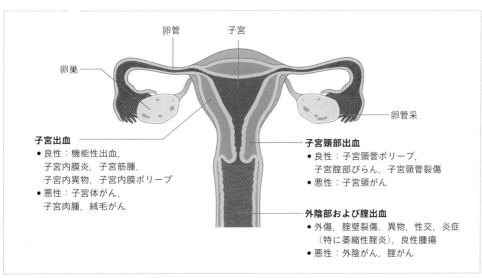

図2-7 非妊娠時の性器出血の部位と主な疾患

＊ **異所性妊娠**：受精卵が卵管，卵巣，腹腔・骨盤腔内に着床（子宮外妊娠），または子宮の内膜以外の部位（子宮頸管部など）に着床（子宮内異所性妊娠）したものをいう。原則は手術療法であるが，着床部位や妊孕性温存の希望の有無などにより，薬物療法や保存療法も考慮される。

＊ **機能性子宮出血**：子宮と卵管に腫瘍性または炎症性病変などの器質的病変がないときに起こる，子宮内膜からの異常出血状態をいう。多くは性ホルモンの異常によって起こると考えられるが，子宮内膜の反応性の異常によっても起こり得る。

構造と機能

2
症状と病態生理

診察・検査・治療

疾患と診療

症状に対する看護

検査と治療に伴う看護

疾患をもつ患者の看護

事例による看護過程の展開

❹ 予定月経時期後の性器出血

予定の時期に月経が発来せず，遅れて月経様性器出血をみた場合，最も多いのが流産である。そのほかに，異所性妊娠，胞状奇胎（ほうじょうきたい）などの異常妊娠や機能性子宮出血がある。

❺ 胞状奇胎治療後の性器出血

胞状奇胎治療後に性器出血がみられた場合，注意しなくてはならないのが，奇胎の残存，侵入奇胎，絨毛（じゅうもう）がんの発生である。

❻ 接触出血

性交直後あるいは翌朝，少量の性器出血をみた場合，この出血は**接触出血**とよばれる。子宮頸（けい）がんの初期症状として，また，子宮腟部びらん，子宮頸管（ちつ）ポリープ，筋腫分娩（ぶんべん）（本編-第4章-Ⅳ-F-2「子宮筋腫」，図4-8参照）などの症状としてもみられる。

❼ 月経遷延

子宮体がんでは，しばしば月経の遷延（せんえん）（長引くこと）という形で性器出血がみられる。また，子宮筋腫（しきゅうきんしゅ），子宮腺筋症などでも，発生した部位によって，あるいは進行した例では，月経が遷延し，性器出血が続くことがある。

Ⅴ 疼痛

1 定義

疼痛（とうつう）（pain）は，帯下（たいげ），性器出血とともに女性生殖器疾患の3大症状といわれる。女性生殖器疾患における疼痛には，腹側の痛みである**下腹部痛**（abdominal pain）と背側の痛みである**腰痛**（lumbago）がある。

2 病態生理，原因疾患

女性生殖器疾患における疼痛は，月経に伴う月経痛のほか，骨盤内の炎症性疾患，感染，腫瘍（しゅよう）による周囲臓器や神経の圧迫，腫瘍の変性・感染・血流障害・破裂，異所性妊娠，子宮頸管および腟の狭窄（きょうさく）・閉鎖による分泌物（ぶんぴつぶつ）の貯留・感染，子宮内膜症，うっ血，腫瘍の圧迫や分娩後の骨盤関節の変形など，多彩な原因，病態により生じる。

女性生殖器疾患以外にも，消化器系の疾患，尿路系の疾患，整形外科的疾患によっても疼痛は生じ得るため，月経との関連も含めて，発症時期，痛みの性質，程度や持続時間，部位，腹膜刺激症状の有無などを確認して鑑別診断を行うと同時に，原因疾患に応じた適切な治療を検討する必要がある。

3 | 分類・程度

❶ 下腹部痛

疝痛*，牽引痛，緊張痛，放散痛*などが激痛，鈍痛となって生じ得る。また，痛みの現れ方によって，発作的な痛み，間欠的な痛み，持続的な痛み，拍動性の痛みなどがある。

(1) 突発性激痛

突発性激痛の原因には，急性卵管炎，急性骨盤腹膜炎，異所性妊娠，卵巣嚢腫の茎捻転，子宮穿孔などがある。炎症性疾患の場合には，悪寒戦慄と発熱を伴う。

(2) 間欠性疼痛

間欠性疼痛は，流産・早産，子宮内異物，粘膜下筋腫，子宮筋層炎などでみられる。

(3) 月経時，運動時，性交時に増悪する鈍痛

月経時，運動時，性交時に増悪する鈍痛がみられるのは，子宮，子宮付属器，骨盤腹膜などの慢性炎症や子宮内膜症で癒着やうっ血を伴うときである。

(4) 排便時に増悪する鈍痛

異所性妊娠の破裂などでダグラス窩に血液の貯留を認めるとき，あるいは子宮内膜症で病変がダグラス窩に及ぶときに，排便時に肛門に放散する疼痛を認める。

(5) 月経痛

月経痛がある場合，若年女性では子宮内膜症，中年女性では子宮内膜症や子宮腺筋症，子宮筋腫が疑われる。また，初経発来年齢にある，初経前の周期的下腹部痛（**月経モリミナ**）の場合には，処女膜や腟閉鎖による腟留血症，子宮留血症を疑う必要がある。

❷ 腰痛（女性生殖器疾患による腰痛）

(1) 血液循環障害による場合

骨盤内に慢性炎症が存在すると，結合組織の癒着，硬化，線維化を生じて静脈のうっ血をきたし，周囲の交感神経を圧迫して腰痛の原因となる。また，卵巣嚢腫や子宮筋腫などでも静脈の機械的圧迫からうっ血を起こし，腰痛の原因となり得る。

(2) 分娩障害による場合

分娩時の軟部組織の損傷や腰仙関節の過度の離開，あるいは尾骨の脱臼や変形をきたしたときなど，分娩後長く続く腰痛を訴える。

(3) 骨盤内悪性腫瘍による場合

子宮頸がん，子宮体がん，卵巣がんなど悪性腫瘍の末期では，骨盤内の神経を圧迫したり障害したりして，激しい腰痛を訴える。

---

* **疝痛**：腹部の中空臓器や管状臓器の壁となっている平滑筋の痙攣によって起こる痛み。
* **放散痛**：原因臓器以外の場所から発生しているように感じられる痛み。各臓器の疾患により，それぞれ特有の放散痛がある。

V 疼痛　075

VI 排尿障害

1 定義

排尿に関する障害全般を，**排尿障害**（dysuria）と総称する。

2 病態生理，原因疾患

　様々な病態，原因により排尿障害を生じる。膀胱や尿道の炎症，感染，骨盤内腫瘍や妊娠子宮による膀胱の圧迫，腫瘍の浸潤，子宮頸がんなどの手術に伴う神経損傷，神経麻痺，尿路系の損傷，尿路系の腫瘤などが原因となって生じる。病態を把握し，原因に応じた治療の検討が必要である。

3 分類・程度

❶頻尿と残尿感

　頻尿と残尿感は，膀胱炎や尿道炎の主な症状である。頻尿は，腫瘍や妊娠子宮による膀胱の圧迫，子宮脱，膀胱脱に伴う膀胱の変形による拡張障害などでもみられる。

❷排尿痛

　膀胱炎や尿道炎では，頻尿とともに排尿痛を訴える。膀胱炎では排尿終了時，尿道炎では排尿開始時に痛みを生じる。

❸排尿困難

　排尿困難は，子宮頸がんで広汎子宮全摘出術を受けた後にしばしば認められる。そのほか，尿道の狭窄，尿道息肉腫（女性の外尿道口に生じるポリープ状の小腫瘤。尿道カルンクルともよばれる），膀胱結石や尿道結石などの異物の場合，また子宮脱や膀胱脱，さらに子宮筋腫などで尿道が圧迫された場合にも排尿困難が認められる。完全に排尿が障害された状態を**尿閉**とよぶ。

❹尿失禁

　自分の意思とは関係なく尿が漏れてしまう状態を，**尿失禁**（incontinence）とよぶ。手術や異常分娩の後，がんの進行した場合などで，尿瘻＊ができると尿失禁となる。

　神経障害による排尿困難では，膀胱から尿があふれるように漏れて失禁となる。これを**溢流性尿失禁**（overflow incontinence）という。また，膀胱括約筋に麻痺があると尿が不随意に漏れるが，麻痺はなくても，年齢に伴う括約筋力の低下があると，咳，くしゃみ，腹圧，運動などで尿が漏れやすい。これを**腹圧性尿失禁**（stress incontinence）といい，重度の場合には治療を要する。

＊ **尿瘻**：尿路系と子宮や腟との間に瘻孔ができ，尿が漏れるものをいう。膀胱腟瘻，尿管腟瘻などがあり，瘻孔が小さい場合は自然に閉鎖することもあるが，手術療法が基本となる[2]。

VII 下腹部膨隆

1 定義

下腹部が膨らみ隆起した状態を，**下腹部膨隆**とよぶ。

2 病態生理・原因疾患

下腹部膨隆は，肥満の際の脂肪沈着により，また，便秘や腸閉塞に伴う腸管内ガスの充満などにより認められる。そのほか，良性，悪性を問わず巨大な下腹部腫瘤や，妊娠子宮，また，悪性腫瘍や炎症が原因の多量の腹水貯留や異所性妊娠破裂などで著明な腹腔内血液貯留をきたした場合に，下腹部が膨隆する。

VIII 外陰部瘙痒感

1 定義

外陰部にかゆみ（瘙痒）を感じる症状を，**外陰部瘙痒感**とよぶ。

2 病態生理・原因疾患

外陰部瘙痒感は，局所的な炎症，感染，腫瘍性疾患により，また全身的な疾患の一つの症状として発生する。外陰部瘙痒感の主な原因は，表2-6に示すとおりである。とりわけ頻度が高いのは，**外陰・腟カンジダ症**および**トリコモナス腟炎**で，ほかに細菌性外陰炎・腟症，妊娠時の帯下増加，萎縮性（老人性）外陰炎・腟炎などの頻度が高い。

表2-6 外陰部瘙痒感の原因

局所的障害によるもの	全身的疾患によるもの
● 外陰・腟カンジダ症 ● トリコモナス腟炎 ● 細菌性外陰炎・腟症 ● 妊娠時の帯下の増加 ● 萎縮性（老人性）外陰炎・腟炎 ● 寄生虫 ● 慢性湿疹 ● 外陰白斑症（ロイコプラキー） ● 外陰がん ● 摩擦疹	● ホルモン異常 ● 糖尿病 ● 皮膚炎 ● 薬剤アレルギー ● 原因不明の瘙痒感（真性瘙痒症）

3 | 分類・程度

❶局所的障害による外陰部瘙痒感

外陰部は帯下や月経血あるいは尿などにより常に湿潤し，また，排便時にも汚染されやすい。一方，性的刺激による影響も強く，かゆみの原因となる病的変化が起こりやすい。

一般に，トリコモナス腟炎では瘙痒感の程度は軽度であるが，腟入口部のヒリヒリした痛みを感じることが多い。一方，外陰・腟カンジダ症では，かゆみの程度は概して激しく，炎症が強い場合には痛みを伴う。

❷全身的疾患による外陰部瘙痒感

糖尿病患者は代謝障害のため，一般に皮膚の抵抗力が弱く，外界の刺激で外陰部に湿疹に似た変化を起こし，かゆみを訴える。また，糖尿が外陰部をぬらすため，カンジダの感染を容易にする。外陰部のかゆみが，逆に糖尿病発見の契機となることもある。

❸原因不明の瘙痒感（真性瘙痒症）

特別な局所的変化，全身的な原因がないにもかかわらず外陰部の瘙痒感を訴えることがある。特に精神的に興奮したり，夜間布団の中で温まったり，あるいは衣服の摩擦などによって強いかゆみを感じる。精神的な因子，特に夫婦間の不和，不満足な性生活なども関係するといわれる。

4 | 治療・対処法

治療の原則は，まず原因を特定し，それに適した治療を行う。原因療法とともに局所に軟膏を塗布する。一般的注意として重要なことは，局所の清潔と，できるだけ乾燥を心がけること，刺激を避けることである。

局所を搔くことは，さらなる刺激となって瘙痒感を増悪する悪循環に陥ることとなり，局所の症状はさらに悪化してしまう。

IX 自律神経症状

1 | 定義

自律神経症状は，主に自律神経の乱れ（自律神経失調）により生じる症状で，訴えは強いが主観的で多岐にわたり，客観的所見に乏しいのが特徴である。**不定愁訴**ともよばれる。

2 | 病態生理・原因疾患

精神的ストレス，過労や外傷などの身体的ストレス，環境としての不快な音や光，温度などのストレス，睡眠不足，更年期障害などが原因で発生し得る。

第1編

2

構造と機能

症状と病態生理

診察・検査・治療

疾患と診療

症状に対する看護

検査と治療に伴う看護

疾患をもつ患者の看護

事例による看護過程の展開

3 | 分類・程度

具体的な症状としては，全身倦怠感，頭痛，肩こり，手足のしびれ，動悸，不整脈，めまい，不眠，胸やけをはじめ，胃痛，胃もたれ，下痢，便秘などの消化器症状などがあげられる。

4 | 治療・対処法

ストレスを取り除き，十分な休養をとることが重要で，症状が強い場合には症状に応じた対症療法を行う。更年期障害では，ホルモン補充療法なども考慮される。

X 発熱

1 | 定義

通常の体温は 36.5℃ 程度であるが，体温が 37.5℃ 以上となった場合を，**発熱**または**熱発**（fever）とよぶ。

2 | 病態生理

体温は，体温調節中枢によりほぼ一定に維持されているが，感染などを原因とした炎症により，体温調節中枢の設定が高くなった場合に発熱が生じる。

3 | 原因疾患

婦人科領域で発熱の原因となる疾患としては，子宮内膜炎，子宮筋層炎，子宮付属器炎，骨盤内感染，骨盤死腔炎，骨盤腹膜炎などがあげられる。そのほか，手術後の炎症，創部感染，尿路感染，中心静脈栄養カテーテルの感染などが原因となり得る。

4 | 治療・対処法

原因に応じた治療が必要となる。膿瘍あるいは感染を疑う異物（カテーテルなど）が存在する場合には，摘出あるいはドレナージを考慮する。膿瘍が存在しない場合，あるいは摘出，ドレナージ処置後は適切な抗菌薬の投与を行う。解熱薬（消炎鎮痛薬）の投与は，見かけ上発熱をなくして感染をわかりにくくしてしまうため，むやみに行わない。

文献
1）日本産科婦人科学会編：産科婦人科用語集・用語解説集，改訂第4版，日本産科婦人科学会，2018，p.59.
2）木口一成：性器の損傷・瘻，日産婦誌，61（7）：N226-231，日本産科婦人科学会，2009.

1 以下の症状とその説明の組み合わせで，不適切なものを 1 つ選べ。 （予想問題）

1. 過短月経 ————— 月経の持続日数が 8 日に満たないもの
2. 過少月経 ————— 経血量の極度に少ないもの
3. 晩発月経 ————— 17 〜 18 歳頃になって初経が発来するもの
4. 頻発月経 ————— 月経の周期が 24 日より短く頻度が高いもの

▶ 答えは巻末

第 **3** 章

女性生殖器疾患に かかわる 診察・検査・治療

この章では

- 婦人科の診察方法とその目的を理解する。
- 婦人科における検査の種類と目的, 方法を理解する。
- 女性生殖器疾患の治療で用いられるホルモン療法の種類と目的, 使用するホルモン薬を理解する。
- 女性生殖器の感染症に対する化学療法について理解する。
- 女性生殖器の悪性腫瘍に対する化学療法および放射線療法について理解する。
- 手術療法の適応となる女性生殖器疾患と手術の種類について理解する。

I 診察

Ⓐ 問診

　問診とは，診断の参考とするため，病状や経過などの質問をすることを指す。婦人科の問診に際しては，常に患者の羞恥心を刺激しないようにして，患者の訴えを十分に聞き出すように注意が必要である。羞恥心から虚偽の回答をしたり，あるいは必要なことを話さなかったりする場合が少なくないからである。問診が診断の第一歩であることはどの診療科も共通しているが，特に婦人科疾患では，問診のみでおおよそ診断がつくような場合がまれではないため，診察法のなかで問診の占める位置は極めて大きい。

　診療に先立ち，問診票を用いてあらかじめ質問に対する回答を記入してもらうと，効率も良く，より適切な情報が得られる（図 3-1）。問診と前後して，血圧，脈拍などを測定し，身長，体重は自己申告あるいは測定して記録することが多い。

　以下に主な問診項目をあげる。

1 ｜ 主訴

　患者が訴える症状のうち主要なものを**主訴**（chief complaint）とよび，病院に来院した症状あるいは目的などが該当する。婦人科では，性器出血，帯下，下腹部痛，下腹部腫瘤，月経困難，月経不順，不妊，健康診断での異常指摘などが多い。

2 ｜ 現病歴

　現在の主訴やそのほかの症状が，いつから，どのように始まり，どのような経過をたどったか，前医でどのような検査や治療を受けたのか，などが**現病歴**（present illness）に該当する。同じ主訴であっても，現病歴によっては鑑別診断（想定する診断，区別すべき診断など）や治療方針が異なる場合があるため，十分に問診を行う必要がある。

3 ｜ 既往歴

　過去に罹患した，あるいは現在罹患中の疾患，発症年齢，治療内容，治療施設などが**既往歴**（past history）に該当し，手術の有無，化学療法や放射線治療の既往，輸血の既往なども確認する。特に産婦人科領域の既往歴は，現病との関連も考えられるため，確認が必要である。また，薬剤や造影剤に対するアレルギー，喘息，花粉症，アトピー性皮膚炎の有無なども重要な問診項目である。

構造と機能

症状と病態生理

3 診察・検査・治療

疾患と診療

症状に対する看護

検査と治療に伴う看護

疾患をもつ患者の看護

事例による看護過程の展開

お名前＿＿＿＿＿＿＿＿＿＿＿　　　　　　　　　　　　年齢（　　　　　）

　　　身長（　　）cm　　体重（　　）kg　　職業（　　　　　）

I　どうなさいましたか

1. 月経が止まった
2. 月経の異常
3. 月経と違った出血
4. おりものが多い
　（赤，ピンク，褐色，黄色，白）
5. 妊娠の診察
6. おなかが痛い
7. 腰が痛い
8. しこり（おなか，陰部，乳房）
9. 尿が近い
10. 排尿のとき痛む
11. 熱がある
12. 子宮筋腫と言われた
13. 卵巣がはれていると言われた
14. 陰部がかゆい，痛い
15. がんの検査
16. 子どもができない
17. 性生活の相談
18. 避妊の方法を知りたい
19. 性病の心配
20. そのほかの理由で（　　　　　　　　　）

II　家族のなかに何か特別な病気の人はいますか

いる　　いない　　（遺伝病，高血圧，糖尿病，がん，そのほか）

III　ご主人（パートナー）について

①年齢（　　）歳　職業（　　　　　）　　②健康ですか　はい　いいえ

③今までにかかった病気は（　　　　　　）（　　　　　）

IV　あなたが今までにかかった主な病気，受けた手術について （婦人科以外も含めて）

①病気になったり手術を受けたことがありますか　　　　　　　　　　はい　　　　いいえ

②主な病気は
　（　　　　　　　）（　　）歳のとき，（　　　　　　　）（　　）歳のとき

③手術は
　（　　　　　　　）（　　）歳のとき，（　　　　　　　）（　　）歳のとき

④アレルギー体質はありますか　　　　　　　　　　　　　　　　　　はい　　　　いいえ

⑤今まで使った薬や注射で副作用を起こしたことはありますか　　　　はい　　　　いいえ

⑥輸血を受けたことはありますか　　　　　　　　　　　　　　　　　はい　　　　いいえ

V　あなたの月経について

①初めて月経をみた年齢（　　）歳（小・中学　　年）
　閉経になった年齢　　（　　）歳

②最後の月経はいつでしたか　　　　　その前の月経はいつでしたか
　　　年　　月　　日から　　日間　　　　　年　　月　　日から　　日間

③月経は　　順調（　　）日型　　不順

④月経は何日くらい続きますか　（　　）日間

⑤月経の量は　　　多い　普通　少ない，血の塊は　　出る　　出ない

⑥月経のとき痛みますか　　はい（下腹部・腰・頭）（強い・中位・弱い）　いいえ

VI　あなたの結婚，妊娠，分娩について

①結婚している（　　）歳←結婚した年齢　　していない
　　　　　　　結婚したことはあるが，いまは独り
　　　　　　　同棲中，婚約中

②性交（セックス）の経験はありますか　　　　　　　　　　　　　　はい　　　　いいえ

③妊娠したことのある方は次にお答えください．

　人工妊娠中絶　（　　）回　　　　胞状奇胎（ぶどうっ子）（　　）回
　自然流産　　　（　　）回　　　　異所性妊娠（子宮外妊娠）（　　）回
　分娩　　　　　（　　）回（正常：　回　　異常：　回）

図3-1　婦人科問診票の例

4 | 家族歴

　父母，祖父母，兄弟，姉妹，子どもなどの既往歴や生死などが，**家族歴**（family history）に該当する。疾患によっては，遺伝的要因や環境的要因が関与しており，家族歴の聴取は疾患を疑う契機となり得る。女性生殖器の腫瘍のうち，卵巣がんや子宮体がんの一部は遺伝的要因での発症が知られており，家族のなかで悪性腫瘍の有無を確認することは重要である。遺伝的要因が疑われる場合には，さらに詳しく家族歴の聴取が必要となる場合もある。

5 | 社会歴，生活歴

　1〜4の項目のほか，月経歴，結婚・離婚歴，妊娠・分娩歴，喫煙歴，飲酒歴，健診や検診の受診歴，職歴などを問診により確認する必要がある。

B　婦人科診察

1. 外診（視診・触診）

　外診（external examination）は，乳房および下腹部，妊娠子宮などの検診，特に産科婦人科として必要な診察を一定の順序に従って，身体外部から行うことをいう。通常，患者を仰臥位にし，腹部視診の際は両脚を伸展させ，触診の際は両脚を股関節および膝関節で屈曲させる。不必要な露出を避けるため，掛け布などを利用する。

2. 腟鏡診

　腟鏡診（speculum examination，図 3-2）とは，**腟鏡**（speculum）によって腟腔を開き，子宮腟部を露出して，腟，子宮腟部ならびに外子宮口およびその周辺の状態を視診するものである。外子宮口からの分泌物および腟腔内容物の量と性状，出血などを観察し，さらにトリコモナス，カンジダ，がん細胞などの検出の目的で腟分泌物を採取したり，腟や子宮の細胞診および組織診用検体（本章-II-B「細胞診（スメア）」参照）を採取したりする。腟鏡診は後述する内診に伴い，必ず実施する診察法である。

　腟鏡には次のような種類がある（図 3-3）。通常，内診の際はクスコ式腟鏡を用いるが，腟式手術などの際は，腟腔をより広く展開できるジモン式腟鏡や固定腟鏡を用いることが多い。

1 | クスコ式腟鏡

　クスコ式腟鏡（Cusco's speculum）は，連結式 2 弁腟鏡ともいわれ，アヒルの嘴状の形をしている。大（L）・中（M）・小（S）・極小（2S）・極極小（3S）など種々の大きさがあり，

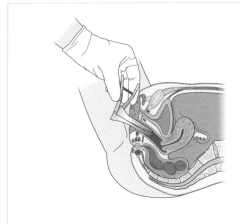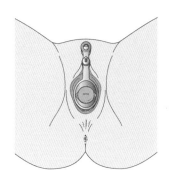

腔鏡を挿入する

挿入した腔鏡を開き，子宮
腔部を露出させたところ

図3-2 腟鏡診

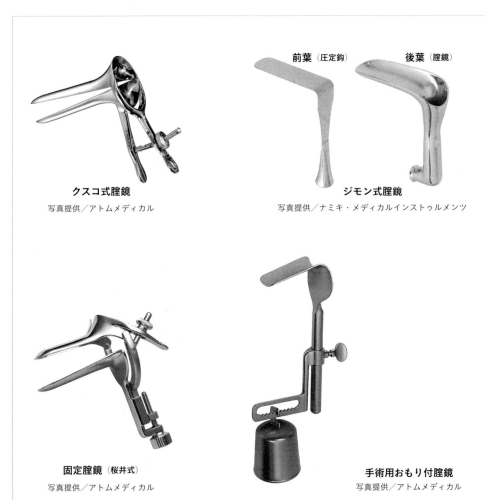

クスコ式腟鏡
写真提供／アトムメディカル

前葉（圧定鈎）　　　後葉（腟鏡）

ジモン式腟鏡
写真提供／ナミキ・メディカルインストゥルメンツ

固定腟鏡（桜井式）
写真提供／アトムメディカル

手術用おもり付腟鏡
写真提供／アトムメディカル

図3-3 様々な腟鏡

第1編

構造と機能

症状と病態生理

3 診察・検査・治療

疾患と診療

症状に対する看護

検査と治療に伴う看護

疾患をもつ患者の看護

事例による看護過程の展開

使用対象となる患者の状態によって適切なものを選ぶ。腟鏡挿入時に痛みがあると，その後の内診時に腹壁に力が入ってしまい，所見をとるのが困難となってしまうため，配慮が必要である。クスコ式腟鏡の大きさを選択する際のおおよその目安は，次のとおりである。

大（L）：妊婦，産婦，褥婦，多産婦
中（M）：初妊婦，経産婦
小（S）：未妊婦，高齢者
極小（2S），**極極小**（3S）：未妊婦，未婚者，処女膜を有する者

2 ジモン式腟鏡

ジモン式腟鏡（Simon's speculum）は，2弁すなわち前葉（圧定鉤）と後葉（腟鏡）の2葉からなり，前葉は平板，後葉は弁状（溝状）で腟後壁に当てる。後葉として，おもりを付けてその重みで位置を固定できる手術用のおもり付腟鏡も用いられる。

3 固定腟鏡（桜井式）

固定腟鏡（桜井式）とは，幅が広く，長さの短い，特殊な連結式2弁腟鏡で，腟腔で固定できるようにしたものである。保持者がおらず術者1人で腟式手術を行う場合などに用いる。

3. 内診（双合診）

婦人科診察法でいう**内診**（internal examination）は，一般に**双合診**（bimanual examination，図3-4）で，女性性器の診察を行う婦人科特有の診察法である。まず，示指または示指と中指の2本を内指として腟内深くに挿入し，外手を恥骨結合上部の腹壁上に当て，両者協力して腟，子宮，卵巣，そのほかの内性器の状態を検診する（**腟腹壁双合診**）。ただし，処女膜の存在する患者に対しては，一般に内指を肛門から直腸に挿入し，腹壁上の外手と双合して内性器の状態を触診する（**直腸腹壁双合診**）。

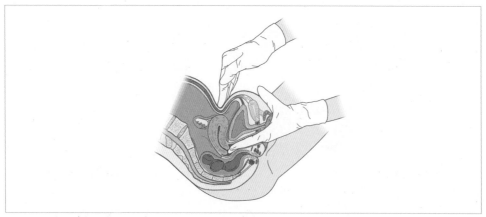

図3-4 双合診（腟腹壁双合診）

第
1
編

構造と機能

症状と病態生理

3 診察・検査・治療

疾患と診療

症状に対する看護

検査と治療に伴う看護

疾患をもつ患者の看護

事例による看護過程の展開

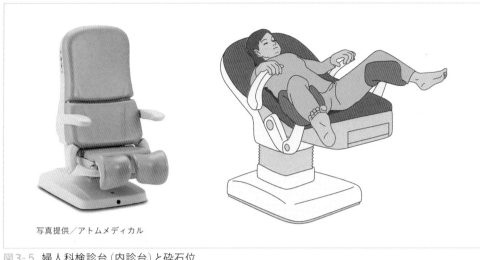

写真提供／アトムメディカル

図3-5 婦人科検診台（内診台）と砕石位

1 | 患者の体位

内診は，ベッドまたは寝床の上で，両脚を強く屈曲させ開かせた位置でも行えるが，通常，婦人科検診台（図3-5）を用いて砕石位（截石位）で行う。

砕石位は，仰臥して股関節，膝を軽く屈曲し，股関節を外転して股間を十分に開いた体位である（図3-5）。腟式手術や分娩時には，膝が殿部より頭側にくるくらいに股関節の屈曲を強くし，殿部の先端は検診台（手術台）の端から5〜10cmほど手前（術者側）に出るくらいの位置で行う。

2 | 内診時の注意

❶排尿

診察直前に患者に排尿を促し，膀胱を完全に空虚にしておくことは，非常に重要である。膀胱に尿が充満していると，卵巣囊腫やそのほかの疾患と誤診することがあるだけでなく，下腹部の緊張のため詳細な内診所見がとりにくいためである。しかし内診後，妊娠テストなどのため尿を必要とすることもあるため，事前に尿の一部を尿コップに採取しておくと好都合である。ただし，細菌学的検査を行う可能性がある場合は，導尿が必要であるため，診察前の排尿は避ける。

❷不安感の除去ならびに緊張の緩和

内診に先立って，患者に羞恥心を抱かせないようにし，また不安感を取り除くことも重要である。特に初めて内診を受ける患者に対しては，その方法や必要性，注意などについて十分な説明をすることが望ましい。また，内診中は股間を十分に開いてもらい，腹壁を弛緩させるため，両手は胸の上に置き，口を軽く開いて静かに深呼吸をするよう促す。

　患者の内診にあたっては，患者および医療従事者の感染の防止に十分に留意し，ディスポーザブル（使い捨て）手袋の使用による患者ごとの手袋の交換はもちろん，手指衛生，器具の洗浄・滅菌，診察後の消毒などを実施する。

4. 直腸診

　直腸診（rectal examination）では，示指を肛門から静かに直腸内に深く挿入し，骨盤結合組織やダグラス窩の状態を触診する。同時に他手を腹壁上から圧入し，腟腹壁双合診と同様に，子宮および付属器などを触診する（**直腸腹壁双合診**）。子宮の後方にある腫瘍，癒着，骨盤結合組織の炎症，子宮傍組織へのがん浸潤の程度などを知る。内診が不可能な場合に，内診の代用として行う場合もある。

5. 子宮消息子診

　子宮消息子診（sounding）は，**子宮消息子**（子宮ゾンデ，uterine sound）（図 3-6）を子宮腔内に入れて，子宮腔の長さ（約 7.0 〜 7.5cm）および腔内の状況を探知する方法である。あらかじめ双合診で子宮口の位置，子宮の向き，大きさなどを確認し，腟鏡で子宮腟部を露出，腟腔内を消毒液で洗浄後，さらに外子宮口周囲を消毒する。子宮腟部をミュゾー双鉤

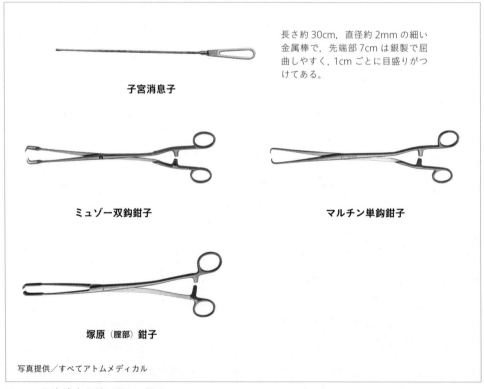

長さ約 30cm，直径約 2mm の細い金属棒で，先端部 7cm は銀製で屈曲しやすく，1cm ごとに目盛りがつけてある。

子宮消息子

ミュゾー双鉤鉗子

マルチン単鉤鉗子

塚原（腟部）鉗子

写真提供／すべてアトムメディカル

図 3-6　子宮消息子診で用いる器具

第
1
編

構造と機能

症状と病態生理

3

診察・検査・治療

診察・検査・
治療

疾患と診療

症状に対する看護

検査と治療に伴う看護

疾患をもつ患者の看護

事例による看護過程の展開

鉗子，マルチン単鉤鉗子または塚原鉗子（図3-6）で固定する。次いで子宮消息子の先端を適宜彎曲させ，子宮腔の方向に一致させて，これを外陰，腟壁に触れないように注意して外子宮口から静かに子宮腔内に入れ，さらに進めて子宮底にまで達するようにする。

II 検査

A ダグラス窩穿刺診

▶ 概要　ダグラス窩穿刺診とは，ダグラス窩に対して後腟円蓋から穿刺し，吸引した骨盤腔内の液の性状を見て診断の補助とする検査である（図3-7）。**異所性妊娠（子宮外妊娠）**時の腹腔内出血の有無の診断や，骨盤腹膜炎時の**ダグラス窩膿瘍**の診断に用いられる。ただし，経腟超音波検査の普及により，有用性は限定的である。

▶ 方法　まず，腟の消毒を厳重に行い，腟鏡により後腟円蓋を十分に露出する。ミュゾー双鉤鉗子などで子宮腟部後唇をはさんで固定し，これを前方に引くと後腟円蓋はさらに広く露出し緊張する。次いで，長い穿刺針を注射器筒に付けたもので，正中線上において腟壁を穿刺してダグラス窩の貯留液を吸引する。穿刺液は，肉眼的，顕微鏡的，あるいは培養法によってさらに精査する（暗赤色で流動性の血液である場合には，異所性妊娠の有力な診断根拠となる）。

▶ 注意点　診査穿刺で，前述の疾患の存在が否定されても，検査後，直ちに歩行することは好ましくない。できれば10～15分間安静横臥を保ち，異常がないことを確認したうえで退室するのが望ましい。

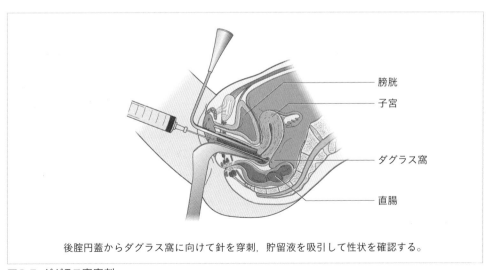

膀胱
子宮
ダグラス窩
直腸

後腟円蓋からダグラス窩に向けて針を穿刺，貯留液を吸引して性状を確認する。

図3-7　ダグラス窩穿刺

B 細胞診（スメア）

　細胞診（スメア，smear）は，採取した子宮腟部や子宮頸管の細胞，あるいは子宮内膜細胞をスライドガラス上に塗抹し，エタノール固定をした後，染色して標本を作製し，顕微鏡で観察（鏡検）することにより，がん細胞などを発見することを目的とする。

1. 子宮頸がんに対する細胞診

▶ 概要　子宮頸がんに対する細胞診では，その好発部位である扁平円柱上皮境界（SCJ）*から十分な量の細胞を採取し，診断に用いる。採取器具として，綿棒，スパーテル（ヘラ），サイトブラシ，子宮頸部・頸管内細胞採取器具（ユイノブラシ®，サーベックスブラシ®，図3-8）などがあり，目的の採取部位などを考慮して器具を選択する。

▶ 方法　細胞の採取は，内診，腟洗浄に先行して腟鏡診の際に行う。採取後，細胞をスライドガラス上に薄く均等に塗抹し，乾燥を防ぐため，速やかに固定液内で細胞を固定する。血液が標本に含まれると観察が困難となるため，できるだけ月経中は避けることが望ましい。

▶ 近年の動向　近年，採取した細胞を専用の保存液バイアルに回収し細胞浮遊液として保存した後，専用の機器を用いて細胞診標本を作製する液状検体細胞診（Liquid-based cytology：LBC）が普及しつつある。この方法は，従来法に比べて不適正標本を減少でき，同一検体で後述の HPV 検査も可能となるという利点がある。

2. 子宮体がんに対する細胞診

▶ 概要　子宮体がんに対する細胞診は，器具を子宮腔内に挿入し，子宮内膜細胞を採取することにより，診断に用いる検査である。採取器具として，エンドサーチ，ウテロブラシ

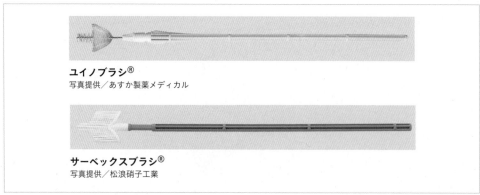

ユイノブラシ®
写真提供／あすか製薬メディカル

サーベックスブラシ®
写真提供／松浪硝子工業

図3-8　子宮頸がんに対する細胞採取器具の例

＊ **扁平円柱上皮境界（SCJ）**：squamo-columnar junction。子宮腟部を覆っている重層扁平上皮と，子宮頸管内の単層円柱上皮とが接する部分を指す。扁平上皮がんはこの境界から数 mm 子宮頸管側の円柱上皮領域から発生するといわれ，子宮頸がんの発生部位として重視されている[1]。

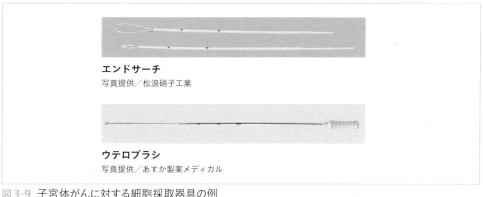

エンドサーチ
写真提供／松浪硝子工業

ウテロブラシ
写真提供／あすか製薬メディカル

図3-9 子宮体がんに対する細胞採取器具の例

（図3-9），増淵式子宮内膜スメア吸引器などが用いられる。

▶ **方法** 　内診や経腟超音波（本節-Ⅰ-1「超音波断層検査（エコー検査）」参照）により子宮の大きさや位置を確認した後，外子宮口および腟腔内を消毒し，器具を子宮腔内に挿入して，子宮内膜細胞を採取する。器具挿入が困難な場合には，マルチン単鈎鉗子などで子宮腟部を把持・牽引し，再度挿入を試みる。

▶ **注意点** 　子宮腔内への器具の挿入は，未産婦や未妊婦，高齢者などでは疼痛を伴うため，十分な配慮が必要である。また，感染，まれに子宮穿孔などの合併症が生じる可能性があり，十分な注意が必要である。

3. 細胞診の評価・判定

　子宮頸部細胞診は，ベセスダシステムによる報告様式（表3-1）により，判定結果と推定される病変（病理診断），それに対する取り扱いが示される。これまで子宮頸部細胞診には，日本産婦人科医会によるクラス分類と推定病変（日母分類）が長く用いられていたが，2013（平成25）から「ベセスダシステム2001準拠」の報告様式に統一することとなった。

　また，子宮内膜の細胞診には，陰性，疑陽性，陽性の3段階の分類が用いられている（表3-2）。近年では具体的な病理診断を推定した診断が推奨され，「記述式子宮内膜細胞診報告様式」（表3-3）が示されているが，まだ十分な普及には至っていない。

C 組織診

1. 子宮頸部，腟部組織診（生検）

　子宮頸部，腟部の組織診（生検［バイオプシー，biopsy］）は，子宮頸部や腟部に病変（がん，ポリープなど）があるとき，その一部を切除して作成した組織標本を用いて，鏡検診断する方法である。病変の切除には，特殊な診査切除器（図3-10）を用いることもある。

第1編

構造と機能

症状と病態生理

3

診察・検査・治療

疾患と診療

症状に対する看護

検査と治療に伴う看護

疾患をもつ患者の看護

事例による看護過程の展開

表3-1 ベセスダシステムによる子宮頸部細胞診報告様式

結果		略語	推定される 病理診断	英語表記	運用または取扱い
扁平上皮系	①陰性	NILM	非腫瘍性所見，炎症	Negative for intraepithelial lesion or malignancy	異常なし：定期検査
	②意義不明な異型扁平上皮細胞	ASC-US	軽度扁平上皮内病変疑い	Atypical squamous cells of undetermined significance (ASC-US)	要精密検査： ①HPV検査による判定が望ましい。 　陰性：1年後に細胞診，HPV併用検査 　陽性：コルポ，生検 ②HPV検査非施行 　6か月以内細胞診検査
	③HSILを除外できない異型扁平上皮細胞	ASC-H	高度扁平上皮内病変疑い	Atypical squamous cells cannot exclude HSIL (ASC-H)	要精密検査：コルポ，生検
	④軽度扁平上皮内病変	LSIL	HPV感染 軽度異形成	Low grade squamous intraepithelial lesion	
	⑤高度扁平上皮内病変	HSIL	中等度異形成 高度異形成 上皮内がん	High grade squamous intraepithelial lesion	
	⑥扁平上皮がん	SCC	扁平上皮がん	Squamous cell carcinoma	
腺細胞系	⑦異型腺細胞	AGC	腺異型または腺がん疑い	Atypical glandular cells	要精密検査：コルポ，生検，頸管および内膜細胞診または組織診
	⑧上皮内腺がん	AIS	上皮内腺がん	Adenocarcinoma in situ	
	⑨腺がん	Adenocarcinoma	腺がん	Adenocarcinoma	
	⑩その他の悪性腫瘍	Other malig.	その他の悪性腫瘍	Other malignant neoplasms	要精密検査：病変検索

出典／日本産婦人科医会：ベセスダシステム2001準拠子宮頸部細胞診報告様式の実際，一部改変.

表3-2 子宮内膜細胞診判定基準

判定	細胞所見	推定病変
陰性	細胞異型ならびに構造異型を認めない。腺管構造が性周期に一致している	正常内膜 　5%程度にがんが検出される
疑陽性	細胞異型ならびに構造異型がみられるが，腺がん由来と決定的にいえる細胞が認められない	炎症性変化などの非腫瘍性病変 子宮内膜増殖症，がん，肉腫 　10%程度にがんが検出される
陽性	がん由来と判定される細胞がみられる	子宮内膜のがん 　80%程度にがんが検出される

出典／片渕秀隆，田代浩徳：細胞診の読み方，日本産科婦人科学会雑誌，59（4）：N-63, 2007.

表3-3 The Yokohama System による子宮内膜細胞診報告様式

細胞所見	従来の分類	臨床的取り扱い
検体不適正	—	・3か月以内での再検 ・臨床医判断で，生検などほかの手法の検査を考慮*
陰性／悪性および前駆病変でない	陰性	臨床的なフォロー
内膜異型細胞：意義不明	陰性／疑陽性	・3か月以内での再検 ・臨床医判断で，生検等の他の手法の検査を考慮
異型を伴わない子宮内膜増殖症	疑陽性	子宮鏡や内膜生検を含むフォロー
内膜異型細胞：異型増殖症／類内膜上皮内腫瘍，または悪性腫瘍を除外できない		子宮鏡や内膜生検を含むより積極的なフォロー
子宮内膜異型増殖症／子宮内膜上皮内腫瘍		子宮鏡や内膜生検を含むより積極的なフォロー
悪性腫瘍	陽性	子宮鏡や内膜生検を含むより積極的なフォローおよびステージ決定

＊高齢者などで子宮内膜が萎縮していることが確認される場合には臨床的に「陰性」と判断される場合がある。
出典／日本臨床細胞学会：細胞診ガイドラインⅠ　婦人科・泌尿器科 2015 年版 補遺版，2022，p.44，一部改変.

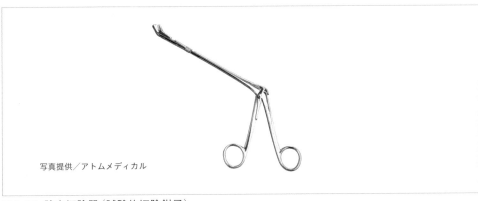

写真提供／アトムメディカル

図3-10 診査切除器（試験的切除鉗子）

2. 子宮内膜組織診

　子宮内膜に子宮体がん，絨毛がんなどの疑いがあるとき，内膜組織診を行う。子宮内膜の異常，周期性変化，異所性妊娠時の変化，絨毛の残存などを検査する目的でも行われる。
　子宮内膜の組織診では，ゾンデ様の細い鋭匙（キュレット，curette，図3-11 上）で子宮内

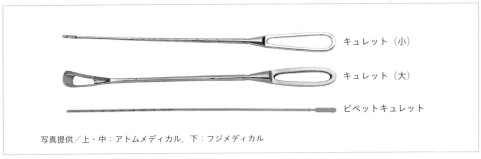

キュレット（小）

キュレット（大）

ピペットキュレット

写真提供／上・中：アトムメディカル，下：フジメディカル

図3-11 キュレットの種類

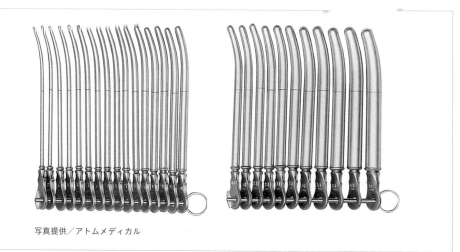

写真提供／アトムメディカル

図3-12 ヘガール型子宮頸管拡張器

膜を一部掻き取ったり（掻爬, fractional curettage），陰圧で吸引して子宮内膜を採取し（ピペットキュレット, 図3-11下），組織標本を作成して鏡検診断する方法と，あらかじめ**ヘガール型子宮頸管拡張器**（No.1 ～ No.10くらい, 図3-12）などを用いて子宮頸管を拡大し，太いキュレット（図3-11中）を用いて子宮内膜を全面掻爬（total curettage）し診断する場合がある。なお，ヘガール型子宮頸管拡張器を用いた急速な頸管拡張や内膜の全面掻爬は，疼痛が強いため，通常，麻酔下で行われる。

Ｄ 分泌物の細菌学的検査

慢性感染症，子宮内膜炎，子宮頸管炎，腟炎などの場合，腟内分泌物を対象として，細菌学的検査を行う。

1. 一般細菌検査

一般細菌のうち，頸管および腟から見いだされる頻度が高いのは，レンサ球菌，ブドウ球菌，双球菌，大腸菌，腸球菌などである。

分泌物を採取用滅菌綿棒を用いて採取し，スライドガラスに塗抹し，染色して顕微鏡で観察する。菌種の同定や抗菌薬の感受性の検査には，培養検査を行う。

2. トリコモナス検出法

トリコモナス（Trichomonas）は，腟炎の原因菌としてしばしば認められる。通常，新鮮な腟分泌物の鏡検により，活発に動いているトリコモナス原虫を検出する。腟トリコモナス培養検査も可能である。

3. カンジダ検出法

　カンジダは真菌の一種で，トリコモナスと並んで腟炎の主要な起炎菌である。腟分泌物を採取し，スライドガラス上に滴下した生理食塩水に混ぜ，カバーガラスで覆い，直ちに鏡検を行う。楕円形，棍棒状の分芽胞子や偽菌糸体を証明すれば診断は容易である。鏡検が困難な場合には，水野・高田培地を用いて培養する。感染の有無は2～3日後に判定できる。カンジダには多くの種類があるが，カンジダ・アルビカンス（*Candida albicans*）がカンジダ腟炎の原因菌として知られている。

4. クラミジア検出法

　クラミジア頸管炎は，性感染症の一つとして重要な疾患である。クラミジア・トラコマチス（Chlamydia trachomatis）感染によるもので，ほとんどが無症候性である。**PCR**（polymerase chain reaction）**法**や**SDA**（strand displacement amplification）**法**とよばれる遺伝子増幅法を用いた検査や，ハイブリッドキャプチャー（hybrid capture；HC）とよばれる，遺伝子増幅をせずに遺伝子を検出する方法などが用いられる。

5. 淋菌検出法

　淋菌性頸管炎はクラミジア頸管炎と同様に増加しつつあり，これも無症候性であることが多い。淋菌（Neisseria gonorrhoeae）の検出には，PCR法による遺伝子増幅検査が用いられていたが，この検査法では偽陽性が多い（特異性が低い）ことが問題となった。最近開発されたSDA法とよばれる遺伝子増幅検出法は，淋菌を特異的に検出できる検査法として有用である。また，クラミジアも同時に検出できる点でも有用である。

　クラミジア，淋菌検体の採取に際しては，まず子宮頸管から分泌物を取り除き，綿棒を外子宮口から1～2cm挿入し，頸管細胞をこすり取り，これを検査に用いる。

Ｅ HPV検査

▶ 概要　100種類以上あるHPV（human papillomavirus，ヒトパピローマウイルス）のうち，16型，18型など13～14種類が，子宮頸がん発生に関係するハイリスク型（ハイリスクHPV）とよばれる[2]（本編-第4章-IV-G-1「子宮頸がん」参照）。HPV検査は，局所のHPV感染の有無を調べる検査である。現時点でHPV感染の有効な治療法はないものの，ハイリスクHPV感染があると，子宮頸部病変の発症，進展リスクが高くなることが知られている。

▶ 方法　子宮頸部LBC（液状検体細胞診）検体と同様に採取した検体を用いて，PCR法で遺伝子を増幅する方法，あるいは増幅せずにハイリスクHPVを検出する方法などが用いられる。

▶ 近年の動向　子宮頸がん検診において，子宮頸部の細胞診と併用してHPV検査が行わ

第1編

構造と機能
症状と病態生理
3 診察・検査・治療
疾患と診療
症状に対する看護
検査と治療に伴う看護
疾患をもつ患者の看護
事例による看護過程の展開

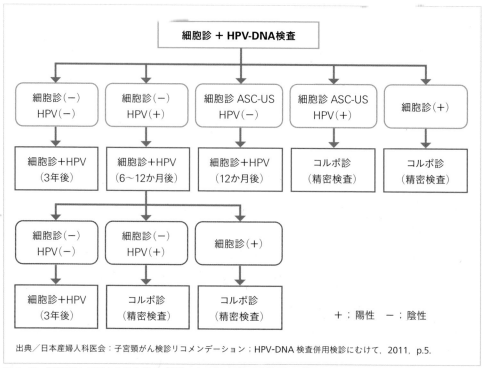

細胞診 + HPV-DNA検査

| 細胞診（−）
HPV（−） | 細胞診（−）
HPV（＋） | 細胞診 ASC-US
HPV（−） | 細胞診 ASC-US
HPV（＋） | 細胞診（＋） |

細胞診＋HPV（3年後） / 細胞診＋HPV（6〜12か月後） / 細胞診＋HPV（12か月後） / コルポ診（精密検査） / コルポ診（精密検査）

細胞診（−）HPV（−） / 細胞診（−）HPV（＋） / 細胞診（＋）

細胞診＋HPV（3年後） / コルポ診（精密検査） / コルポ診（精密検査）

＋；陽性　−；陰性

出典／日本産婦人科医会：子宮頸がん検診リコメンデーション；HPV-DNA 検査併用検診にむけて，2011，p.5.

図3-13 細胞診とHPV-DNA検査併用による子宮頸がん検診─結果と運用

れる場合がある。2 つの検査を行うことにより，中等度異形成以上の病変の見逃しや偽陽性の多くを防げることがわかっている。子宮頸がん検診において，細胞診と HPV 検査を併用した場合の検査方針を図 3-13 に示す。

Ⓕ 内視鏡検査

　内視鏡検査（endoscopy）とは，特殊な光学器具を用いて子宮腟部の拡大鏡診を行ったり，子宮腔内の状態を観察したり，あるいは経腹壁的に骨盤内臓器の状態を検査する方法で，コルポスコピー，ヒステロスコピー，ラパロスコピーなどがある。

1. 腟拡大鏡検査（コルポスコピー）

▶ 定義・概要　腟拡大鏡検査（コルポスコピー，colposcopy）は，コルポスコープ（腟拡大鏡）とよばれる双眼式の拡大鏡を使用し，子宮腟部を 5 〜 40 倍くらいに拡大して観察する方法である（図 3-14）。前がん病変や初期がんの発見において，細胞診，組織診とともに重要な検査法である。

▶ 方法　腟内の粘液をぬぐい取り，子宮腟部に綿球で 3% 酢酸を 30 秒程度押しつけた後，コルポスコープで観察する。血管の収縮による子宮腟部の色調の変化，形態，凹凸面，血管の走行などから，病変の有無や程度を判別することが可能である。緑色のフィルターを

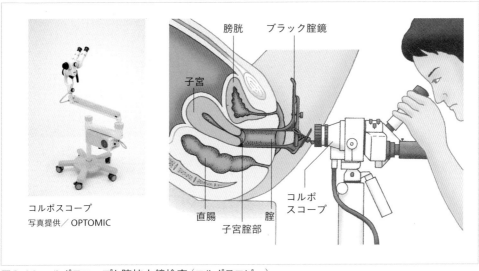

第
1
編

構造と機能

症状と病態生理

3

診察・検査・治療

疾患と診療

症状に対する看護

検査と治療に伴う看護

疾患をもつ患者の看護

事例による看護過程の展開

図3-14　コルポスコープと腟拡大鏡検査（コルポスコピー）

コルポスコープ
写真提供／OPTOMIC

膀胱　ブラック腟鏡

子宮

コルポスコープ

直腸　腟
子宮腟部

通すことで，より明瞭に血管像が観察可能となる。コルポスコピーを行う際は，光の反射を抑えるため，ブラック腟鏡（黒いメッキで非光沢とした腟鏡）がしばしば用いられる。

2. 子宮鏡検査（ヒステロスコピー）

　子宮鏡検査（ヒステロスコピー，hysteroscopy）は，ヒステロスコープ（子宮鏡）とよばれる光学器具を経腟的に子宮腔内に挿入して子宮腔内の状態をモニター画面に映し出し，観察する方法である。子宮内膜の状態，剝離面や出血の状態，異常隆起の有無などを観察する。

3. 腹腔鏡検査（ラパロスコピー）

　腹腔鏡検査（ラパロスコピー，laparoscopy）は，経腹的にラパロスコープ（腹腔鏡）とよばれる器具を挿入し，骨盤内臓器などを観察する方法である。必要に応じ子宮腔内に挿入した器具（子宮マニピュレーター）を操作して子宮を移動させ，卵巣や卵管など目的とする部位の観察を行う（図3-15）。

　腹腔鏡は，器具の開発・改良，さらに操作手技の進歩によって，骨盤内臓器の観察にとどまらず，初期の子宮頸がんや子宮体がん，子宮筋腫・卵巣嚢腫・異所性妊娠手術など，いわゆる腹腔鏡下手術（本章-Ⅲ-E「手術療法」参照）が実施されるようになり，開腹手術に比べて患者への侵襲が小さい点などから好まれている。

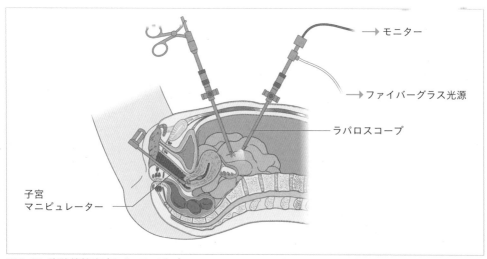

図3-15 腹腔鏡検査（ラパロスコピー）

ラベル:
→ モニター
→ ファイバーグラス光源
— ラパロスコープ
子宮マニピュレーター

G 卵管疎通性検査

　女性の不妊症の原因のうち，最も重要なものは卵管の疎通性の障害である。疎通性の検査法としては，卵管通気法，卵管通水法，卵管通色素法，子宮卵管造影法などがある。

1. 卵管通気法（ルビンテスト）

　卵管通気法は，創始者の名をとって**ルビンテスト**（Rubin's test）ともよばれる。外子宮口から，一定圧のもとに一定の流速で炭酸ガスを子宮腔内に送る。卵管に疎通性があればブクブクという音やシューという音を聴取できる。この際の圧力の変化を記録したものを通気曲線（キモグラフ）とよんでいる。キモグラフは，正常型，攣縮型，癒着型，狭窄型，閉

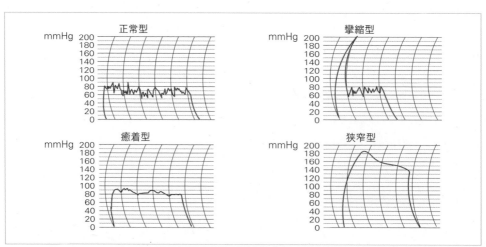

図3-16 卵管通気法による圧力変化の通気曲線（キモグラフ）例

第1編

構造と機能

症状と病態生理

3 診察・検査・治療

疾患と診療

症状に対する看護

検査と治療に伴う看護

疾患をもつ患者の看護

事例による看護過程の展開

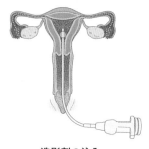
造影剤の注入
子宮腔内に挿入したバルーンカテーテルに注射器で造影剤を注入する。

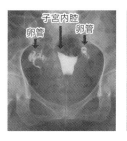
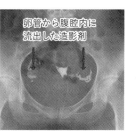
子宮卵管造影X線像
X線撮影にて，まず子宮内腔，両側の卵管が描出され（左），その後，腹腔内に流出した造影剤が描写される（右）。子宮の位置，形状，内腔の腫瘤の有無，左右卵管の状態，疎通性を画像で確認することができる。

図3-17　子宮卵管造影法

鎖型などのパターンに分類されており，卵管の疎通性だけでなく，卵管の機能もある程度推定することができる（図3-16）。

2. 卵管通水法，卵管通色素法

卵管通水法（hydrotubation）は，加温生理食塩水を外子宮口から子宮腔内に注入して卵管の疎通性を検査する方法であり，**卵管通色素法**（chromotubation）は，色素剤のインジゴカルミンを注入する方法である。卵管通色素法において，もし卵管が開通していれば，色素液は腹腔内に流出し，さらに腹膜面から吸収され，腎臓から尿中に排出される。したがって色素液注入後，経時的に尿を採取し，尿中の色素の排出状態を観察すれば，卵管の疎通性を知ることができる。腹腔鏡手術時に施行すれば，卵管からの色素の流出の有無を直接観察することも可能である。

3. 子宮卵管造影法

子宮卵管造影法（hysterosalpingography：HSG）は，造影剤を子宮腔に注入し，これが卵管を経て腹腔に流出する像をX線撮影する方法である（図3-17）。卵管の疎通性だけでなく，卵管腔の形，閉鎖の部位，攣縮の有無，さらに子宮頸管や子宮腔の形などもみることができる。不妊症患者の診察に欠くことのできない検査法であり，これを実施した後に，妊娠の成立をみる例が少なくない。子宮卵管造影法の施行時期は，**月経終了後2～3日頃から1週間**くらいの間になるように設定する。

H 腫瘍マーカー検査

悪性腫瘍には多くの種類があるが，その腫瘍に特徴的な物質を産生する場合がある。そ

表3-4 女性生殖器悪性腫瘍と関連する主な腫瘍マーカー

腫瘍マーカー	卵巣悪性腫瘍			子宮悪性腫瘍			絨毛性疾患	その他の悪性疾患，良性疾患，関連する症状など
	上皮性	胚細胞	性索間質性	頸がん	体がん	肉腫		
CA125	◎				○			子宮内膜症，胸水，腹水，胸膜炎，腹膜炎，月経中，妊娠中など
CA19-9	○			○	○			膵がん，膵炎，胆道がん，胆管炎，消化器がん，成熟奇形腫（良性卵巣腫瘍），子宮内膜症など
CEA	○			○	○			消化器がん，胆管がん，肺がん，多量喫煙など
SLX	○							肺がん，膵がんなど
AFP		◎						肝臓がん，肝硬変，肝炎，胎児奇形など
hCG，β-hCG		○					◎	妊娠，胃がん，精巣がんなど
LDH		○				○		肝障害，心筋梗塞，腎不全，溶血性疾患，変性子宮筋腫など
エストロゲン			○					不正出血，女性化徴候出現
テストステロン			○					男性化徴候出現
SCC		○		◎				肺がん，食道がん，腟がん，外陰がん，皮膚がん，アトピー性皮膚炎など

◎：特異的に上昇がみられるマーカー，○：特異的ではないが上昇することがあるマーカー

のような物質のうち，血液検査あるいは尿検査で測定可能で，臨床的に有用な物質を**腫瘍マーカー**とよぶ。悪性腫瘍の全症例で陽性となるわけではなく，悪性腫瘍以外で陽性となる場合もあるが，悪性腫瘍の診断，治療効果判定，再発の診断などの補助的検査として用いられる。代表的な腫瘍マーカーとして，上皮性卵巣がんに対する CA125，CA19-9，CEA，子宮頸部扁平上皮がんに対する SCC，絨毛性疾患に対する hCG，β-hCG などが知られている。表3-4 に女性生殖器悪性腫瘍と関連する主な腫瘍マーカーを示す。

 画像検査

1. 超音波断層検査（エコー検査）

1 原理

超音波とは，1秒間に2万回（2万Hz）以上の振動数を有する音波のことをいう。可聴音（20Hz〜2万Hz）よりも高い周波数であり，ヒトの耳では感知できない。これを生体内に投射すると直線的に進み，組織構造の異なった境界線で反射波（エコー）を生じる。この反射波によって，組織構造が再現された断層像が描ける。この方法を**超音波断層法**（ultrasonography）という。この断層像は生体断面の縮図を表すものとみてよい。

第
1
編

構造と機能

症状と病態生理

3
治療 診察・検査・

疾患と診療

看護 症状に対する

検査と治療に伴う看護

疾患をもつ患者の看護

過程による看護 事例による

2 | 特徴

❶ドップラー法と断層法

　医用電子装置には，1〜10MHz（1MHzは100万Hz）の超高周波が使用される。これには，比較的弱い超音波を持続的に発射する**ドップラー法**と，断続的に超音波を発射するパルス波を用いる**断層法**とがある。ドップラー法の目的は，目標物の運動を検知して解析することである。一方，断層法は，目標物の生体構造を描写して解析する目的で用いられる。

❷超音波断層法のしくみ

　超音波を発射するプローブ（探触子）*を，患者の腹壁（**経腹超音波**），あるいは腟内の腟円蓋や子宮腟部（**経腟超音波**）に密着して移動させると，体内臓器境界面の反射である輝点が次々とその輪郭を形づくり，骨盤内断面像が完成する。これをモニター画面で観察する。また，これは記録することも可能である。

3 | 利用

❶産科婦人科での利用

　超音波断層法の特徴を生かし，婦人科では，下腹部ないし骨盤内の腫瘤の有無，腫瘤の位置・大きさ・形状の判定，腫瘤の臓器診断，腫瘤内容が囊胞性か充実性*かの判定，また，産科領域では子宮内胎児の存在，胎児の心拍動の観察，胎盤の位置の確認，子宮頸管長の測定などに広く用いられている（図3-18）。骨盤内臓器の観察には，特に経腟超音波が有用である。

❷不妊症治療への応用

　超音波断層法の応用によって，卵胞発育の観察が可能となった。特に体外受精に用いる卵の超音波ガイド下での採卵など，超音波断層法の不妊症治療に果たす役割は極めて大きいといえる。

2. CT検査

　CT（computed tomography，コンピューター断層撮影）検査は，産科婦人科領域において重要な検査法である。CTスキャンでは，X線源と検出器が対向したまま連動して，人体の周囲を180〜360度回転していく。放射されたX線は，検出器に到達するまでにヒトの体幹が介在すると，その内部臓器の性質に応じた吸収を受ける。この吸収を受けた後の透過X線の強度分布をコンピューターで処理して画像の再構成を行い，体幹を輪切りにした横断画像を得る方法である。単純X線撮影法では得られない組織や臓の性質，またその

＊ **超音波プローブ**：超音波を発射するとともに，はね返ってきた超音波を探知するセンサーの役割をする部品。平行の超音波を発生するリニア型，扇状に広がる超音波を発生するコンベックス型，セクタ型などのタイプがあり，用途や使用部位により使い分けられる。

＊ **囊胞性と充実性**：腫瘍のうち，液体成分で構成される場合を囊胞性，組織や凝血などの塊で構成される場合を充実性とよぶ。悪性腫瘍では，囊胞性と充実性が混在するか充実性主体の場合が多い。

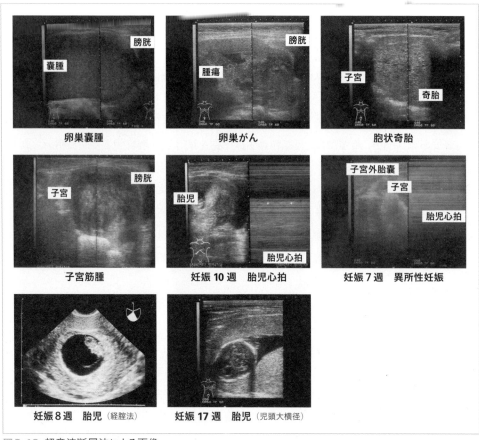

図3-18 超音波断層法による画像

広がりが，わずかなX線吸収の差で検出され画像として明確に表現される。近年，X線源と検出器（センサー）がらせん状に高速回転するヘリカルCTや，検出器の複数列化技術（マルチスライスCT）により，撮影時間の短縮や解像度の向上が得られている。また，データ処理により，横断画像のみでなく，鮮明な縦断画像の構築も可能となっている。

　子宮頸がん，子宮体がん，卵巣がんなどの女性生殖器悪性腫瘍の診断，がんの広がり，リンパ節転移の有無の確認，そのほか子宮筋腫，子宮内膜症，絨毛性疾患などの診断法として，患者に対する侵襲の少ない有用な検査法である（図3-19）。

3. MRI検査

　MRI（magnetic resonance imaging, 核磁気共鳴画像）検査は，X線撮影やCT検査のようにX線を使うことなく，磁気を利用して，体内の水素原子の量と，水素原子の存在のしかたを検査し，からだの内部の様子を画像化する検査である。撮影条件の異なるT1, T2強調画像などが用いられる。T1強調画像では，脂肪や高たんぱくの液が強調され（白く映る），水や空気，骨，血流は黒く映る。T2強調画像では，水や脂肪は白く映り，空気や骨，血流は黒く映る。血腫は時間経過により異なるが，亜急性の血腫ではT1, T2強調画像と

第
1
編

構造と機能

症状と病態生理

3
診察・検査・
治療

疾患と診療

症状に対する
看護

検査と治療に
伴う看護

疾患をもつ
患者の看護

事例による看護
過程の展開

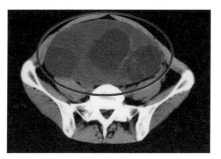

腹部に大きな多房性の嚢胞性腫瘍を認める。

図3-19　卵巣の漿液性嚢胞腺がんのCT像

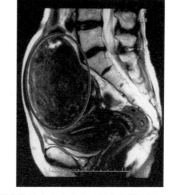

子宮後壁から突出する子宮筋腫を認める。

図3-20　子宮筋腫のMRI像

も白く映る。線維組織はT1, T2強調画像とも中等度の信号を示す。T1, T2強調画像によって，脂肪，子宮内膜，子宮筋はそれぞれ特徴ある所見を呈し，子宮筋腫と腺筋症との鑑別に有用である。また，卵巣腫瘍は比較的小さなものでも検出可能で，腫瘤の性状，病巣の広がりを知るうえで有用である。一方，腫瘍内部の充実性部分の存在は，悪性の可能性を示唆する所見である。さらに，子宮頸がん，子宮体がんについては子宮筋層への浸潤の深さ，子宮傍結合組織や膀胱，直腸への浸潤の有無に有用な情報を与える（図3-20）。

4. PET検査

PET（positron emission tomography，ポジトロン断層撮影）検査は，特殊な放射性同位元素を用いた核医学検査である。従来の形態画像検査では得られなかったがん組織の代謝情報が評価でき，悪性腫瘍で糖代謝活性の亢進した病変の検出が可能である。また，CT検査やMRI検査と異なり，一度に全身の撮影が行えることも特徴である。近年，PET検査とCT検査を組み合わせたPET-CT検査も普及しており，機能画像と形態画像の融合によって高い診断上の有用性が得られている（図3-21）。

婦人科領域においては，子宮頸がん，子宮体がん，卵巣がんなど悪性腫瘍の確定した症例において，転移病巣，再発病巣，リンパ節転移の検出などに用いられている。

5. 骨盤内血管造影検査

▶ 目的　骨盤内血管造影法（pelvic angiography）には，**動脈造影法**（arteriography）と**静脈造影法**（phlebography）とがあるが，産科婦人科領域では主として前者が用いられる。これを実施することによって，子宮および卵巣の腫瘍，絨毛がんの診断に有用な所見が得られる。特に，侵入胞状奇胎や絨毛がんで病変が子宮壁筋層内に存在する場合，内診所見ではまったく不明であるが，動脈造影法の所見で特異な血管形態像から，その部位や進行程

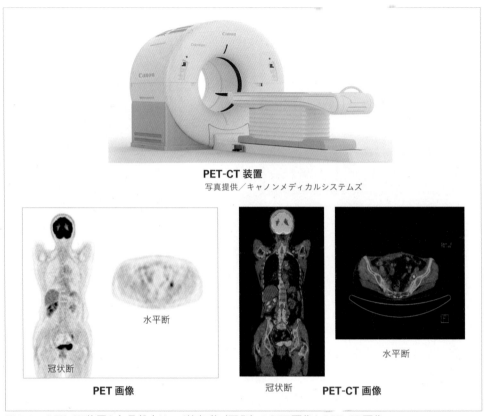

PET-CT 装置
写真提供／キヤノンメディカルシステムズ

水平断

冠状断

PET 画像

冠状断

水平断

PET-CT 画像

図3-21 PET-CT装置と左骨盤内リンパ節転移（再発）のPET画像とPET-CT画像

度を推定することができ，手術の適否の診断に役立つ（本編-第4章-Ⅳ-H「絨毛性疾患」参照）。しかし，絨毛性疾患の頻度の減少や，前述のCT，MRIなどの検査法の発達により，近年では用いられることは少ない。

▶ **方法**　まず経皮的に鼠径部の大腿動脈に穿刺針を刺入し，ガイドワイヤーを通じてカテーテルを挿入する。そして，これを大動脈分岐部付近まで達するように進める。次いで造影剤を注入し，骨盤部X線の連続撮影を行う。

Ⓙ 内分泌検査

1. 基礎体温測定

　基礎体温（basal body temperature：BBT）の意義や測定方法，卵巣周期との関連性についてはすでに述べた（本編-第1章-Ⅱ-B-4「基礎体温とホルモン」参照）。基礎体温の測定は，婦人科内分泌検査法として卵巣機能を知るうえで極めて重要な検査法の一つであり，臨床での応用も幅広い。基礎体温測定の目的を以下にあげる。

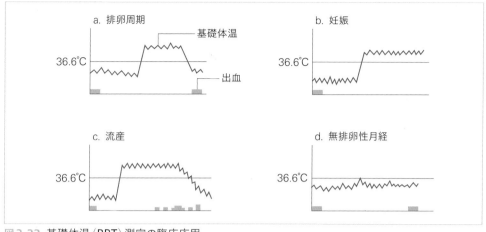

図3-22 基礎体温（BBT）測定の臨床応用

1 | 排卵の有無を知る

基礎体温を測定することにより，排卵の有無およびその時期を知ることが可能である（図3-22 a）。

2 | 避妊

卵の受精能力は，普通，排卵後 24 時間とされている。次回月経予定日からさかのぼって，推定される排卵日前後に何らかの受胎調整法を実施して避妊を行う方法を**オギノ式避妊法**とよんでいる。

3 | 適切な性交時期の確認

妊娠成立の機会は排卵前の卵胞期，しかも排卵期に近ければ近いほど，その成功率が高いことが知られている。種々の検査で異常所見の見いだせない不妊症の夫婦では，その時期を選んで性交の機会をもてば，妊娠成立の機会も増える。

4 | 妊娠の早期診断

妊娠が成立すると妊娠黄体に移行し，プロゲステロンの分泌が続き，基礎体温は引き続き高温相を示す（図3-22 b）。高温相が 20 日以上続くようであれば，妊娠はほぼ確実と考えてよい。

5 | 流産の予知

妊娠が成立すると高温相が持続するが，この高温相は約 3 か月間持続し，妊娠 4 か月の末頃から漸次低下し，そのまま分娩まで続く。もしも妊娠 3 か月以内に基礎体温が低下するような傾向がみられたら，自然流産の可能性がある（図3-22 c）。

第1編

構造と機能

症状と病態生理

3 診察・検査・治療

疾患と診療

症状に対する看護

検査と治療に伴う看護

疾患をもつ患者の看護

事例による看護過程の展開

　正常の生理的な月経は，エストロゲンとプロゲステロンの作用によって生じる分泌期内膜からの消退出血であることはすでに述べた。しかし卵胞は増大し，エストロゲンを分泌はするが排卵は起こらず，したがって子宮内膜も増殖期から分泌期に変化しない場合がある。

　この場合，排卵し得なかった卵胞はやがて機能を失い，エストロゲン分泌も停止するため，増殖期内膜の栄養は遮断され，やがて内膜は剥離して月経が出現する。これを**無排卵性月経**といい，通常の排卵を伴う月経に比較して一般に周期は短く，月経の量や持続も少なく，基礎体温曲線は1相性である（図3-22 d）。排卵がないため妊娠することはなく，したがって，不妊症の患者に対する種々の検査をしているうちに発見されることが多い。

2. 子宮頸管粘液検査

1 検査の目的

　子宮頸管粘液（cervical mucus：CM）の性状は卵巣ホルモンの活動状態をよく反映するため，月経異常や不妊症の診断・治療に際し，子宮頸管粘液の検査がしばしば行われる。

2 検査の方法

　腟鏡挿入後，子宮腟部を露出し，外子宮口周囲を乾燥綿球で清拭する。次いで，針をはずしたツベルクリン注射器（1mLの細長い注射器）の先端を子宮頸管内に挿入し，子宮頸管粘液を吸引採取する。

3 検査項目

▶ 視診　量，色調，透明度を肉眼で観察する。月経直後は，量はわずかで黄色を呈し混濁不透明であるが，その後，しだいに増量して白色不透明となり，排卵期に著増して300mm³以上，希薄，卵白様，透明となる。これが月経周期中間期の帯下感の原因である。排卵後はしだいに減り，白色，不透明となり，月経前には白濁し，量も極めてわずかとなる。

▶ 粘稠性と牽糸性　粘液の少量をスライドガラスに採り，濾紙あるいはつま楊枝の一端をこれに付着させて静かに引き上げる。生じる粘液の糸が切れるまでの最大距離(mm)をもって牽糸性の値とする。牽糸性は排卵期に最大となり，粘稠性とは逆比例する。

▶ 結晶形成検査　頸管粘液の1滴をスライドガラスに滴下し，軽く広げ，室温で自然乾燥させた後，鏡検する。判定は図3-23のように記す。

　排卵期にはエストロゲンの著増により頸管粘液内の塩化ナトリウム（NaCl）量が増加し，同時にムコ多糖体も増量することから，シダ状結晶を形成する。この現象を用いて排卵期

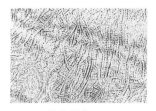 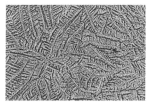 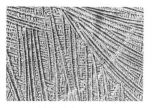

結晶形成（＋）　　　　　　　結晶形成（＋＋）　　　　　　結晶形成（＋＋＋）

（＋＋＋）陽性：定型的なシダ状ないしシュロ葉状結晶を認める。
（＋＋）陽性：非定型的な樹枝状模様を呈する。
（＋）陽性：小型苔状あるいは星状模様のみ認める。
（－）陰性：結晶像を認めない。

写真出典／武谷雄二，他監：プリンシプル産科婦人科学 1 婦人科編，第 3 版，メジカルビュー社，2014，p.184.

図 3-23　子宮頸管粘液のシダ状結晶形成の判定

の推定が可能である。

3. ホルモン測定法

1　卵巣ステロイドホルモン

卵巣ステロイドホルモンのエストロゲン（エストロン［E_1］，エストラジオール［E_2］，エストリオール［E_3］），プロゲステロン，テストステロンなどの血中濃度はいずれも，放射免疫測定（radio-immuno-assay：RIA）法によって測定される。

RIA 法は主に ^{131}I または ^{135}I を標識したホルモンと，そのホルモンに対する抗体との結合比が，反応液に加える標識しないホルモンの量によって変化するのを利用した方法である。RIA は放射性同位元素を取り扱うことから，実施できる施設が限られるため，同様の原理による CLEIA（化学発光酵素免疫測定法），CLIA（化学発光免疫測定法），ECLIA（電気化学発光免疫測定法）なども用いられている。

▶ **エストロゲン**　正常月経周期女性の血中エストラジオール（E_2）濃度は表 3-5 のとおりである。黄体形成ホルモン（LH）の濃度が最大となる 2 日くらい前に，先行して E_2 は最大（150 〜 400pg/mL）となる。閉経期では低値となり，更年期症状の出現と深く関係する。
▶ **プロゲステロン**　正常月経周期女性の血中プロゲステロン濃度は表 3-5 のとおりである。排卵前の変動は小さく，LH 濃度がピークを越え減少した後の黄体最盛期に急激に持続的に増加する。
▶ **テストステロン**　RIA 法により測定する。正常月経周期女性の血中テストステロン濃度は 10 〜 60ng/mL である。男性化卵巣腫瘍や先天性副腎皮質過形成などで高値を示す。

2　下垂体前葉ホルモン

▶ **卵胞刺激ホルモン**　卵胞刺激ホルモン（FSH）は，下垂体前葉から分泌される分子量約 3

表3-5 卵巣ステロイドホルモンの血中濃度
（正常月経周期女性）

	エストラジオール (pg/mL)	プロゲステロン (ng/mL)
卵胞期	前期 35〜150 後期 39〜370	1.7 以下
排卵期	68〜180	4.9 以下
黄体期	50〜140	0.2〜31.6

表3-6 FSHおよびLHの血中濃度
（正常月経周期および閉経期女性）

	FSH (mIU/mL)	LH (mIU/mL)
卵胞期	5.2 〜 14.4	1.8 〜 7.6
排卵期	5.1 〜 14.8	5.6 〜 34.9
黄体期	2.0 〜 8.4	1.0 〜 7.8
閉経期	20.2 〜 113.3	8.7 〜 38.0

万3000の糖たんぱくで，αおよびβサブユニットからなる。卵胞の成熟促進およびエストロゲンやプロゲステロンの分泌を促進させる。性腺機能異常において，その原因が視床下部・下垂体，性腺のいずれにあるかを鑑別するために黄体形成ホルモン放出ホルモン（LH-RH）を負荷して，FSH（とLH）の変動をみるLH-RH負荷試験が行われる。RIA固相法により測定した血中濃度の推移を表3-6に示す。

▶ **黄体形成ホルモン**　黄体形成ホルモン（LH）は下垂体前葉から分泌される分子量約2万6000の糖たんぱくで，αおよびβサブユニットからなる。分泌は視床下部のLH-RHにより促進される。FSHと同じくLH-RH負荷試験の評価にその測定値は有用である。RIA固相法により測定した血中濃度を表3-6に示す。

▶ **プロラクチン**　プロラクチン（prolactin）は198個のアミノ酸からなる分子量約2万2000のポリペプチドホルモンである。乳汁漏出性無月経症候群患者や高プロラクチン血症，下垂体腺腫などの診断に必須の検査である。RIA固相法により測定した正常月経周期女性の血中基準値は1.4 〜 14.6ng/mLである。血中濃度の測定にはCLIA，ECLIAも用いられており，正常月経周期女性の基準値はそれぞれ4.3 〜 32.4ng/mL，4.9 〜 29.3 ng/mLである[3]。

3 ｜ ヒト絨毛性ゴナドトロピン

　ヒト絨毛性ゴナドトロピン（human chorionic gonadotropin；hCG）は胎盤から分泌される分子量約3万6000の糖たんぱくである。αとβサブユニットからなり，αサブユニットはLH，FSHと同じで，βサブユニットもLHと相同性を示す。このため，hCGの測定では，LHとの交差が問題であったが，hCGにのみ存在するβサブユニットのカルボキシル末端ペプチド（carboxyl-terminal peptide）に対するモノクローナル抗体を用いることにより，LHと交差しない測定法が開発された。hCGの尿中濃度の測定は妊娠の早期診断，流産，異所性妊娠の補助診断，血中濃度の測定は絨毛性疾患の診断・治療効果および寛解の判定，異所性hCG産生腫瘍の腫瘍マーカーとして用いられている。

▶ **妊娠診断薬（尿中hCG検出用キット）**　尿中hCG検出用キットが妊娠診断薬（図3-24）として市販され，一般に広く利用されている。金コロイド標識抗体（抗hCGマウスポリクローナル抗体）を用いたイムノクロマト法によって尿中hCGを検出するもので，感度は製品により若干異なるが，50 IU/L以上（早期妊娠検査薬は25 IU/L以上）で陽性を示す。正常妊娠の

第
1
編

構造と機能

症状と病態生理

3
診察・検査・治療

疾患と診療

症状に対する看護

検査と治療に伴う看護

疾患をもつ患者の看護

事例による看護過程の展開

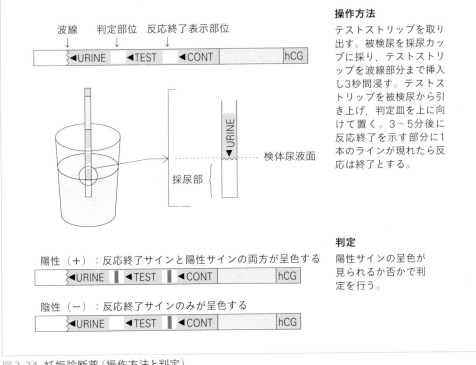

操作方法

波線　判定部位　反応終了表示部位

◀URINE　◀TEST　◀CONT　hCG

URINE

検体尿液面

採尿部

テストストリップを取り出す。被検尿を採尿カップに採り，テストストリップを波線部分まで挿入し3秒間浸す。テストストリップを被検尿から引き上げ，判定皿を上に向けて置く。3〜5分後に反応終了を示す部分に1本のラインが現れたら反応は終了とする。

陽性（＋）：反応終了サインと陽性サインの両方が呈色する

◀URINE　◀TEST　◀CONT　hCG

陰性（−）：反応終了サインのみが呈色する

◀URINE　◀TEST　◀CONT　hCG

判定

陽性サインの呈色が見られるか否かで判定を行う。

図3-24　妊娠診断薬（操作方法と判定）

場合には妊娠5週（最終月経初日より計算）頃から検出可能である。

4. 間脳・下垂体・卵巣系機能検査

　間脳（視床下部）・下垂体・卵巣系の機能異常は排卵障害の原因となる。無月経をはじめ月経異常の治療に際して，異常の部位ならびにその程度を知ることは極めて重要である。

1　クッパーマン方式によるホルモン負荷試験

　間脳（視床下部）・下垂体・卵巣系の障害部位の診断に古くから用いられているのが**クッパーマン（Kupperman）方式**による**ホルモン負荷試験**（図3-25）である。プロゲステロンテスト，エストロゲン・プロゲステロンテスト，ゴナドトロピンテストの3段階からなるホルモン負荷試験（クッパーマン方式）によって，障害部位が性上位部（間脳・下垂体）か卵巣か，それとも子宮自体にあるのかを鑑別することができる。

▶ **プロゲステロンテスト**（Pテスト）　障害部位を診断するために，まず最初に行われるのが黄体ホルモンの負荷試験，いわゆる**Pテスト**である。これは，プロゲステロンが子宮内膜に作用するにはエストロゲンのプライミング（priming，前処置的役割）を必要とし，プロゲステロンはエストロゲンによって増殖した内膜にのみ作用して分泌期変化を起こさせるという，子宮内膜の特異な反応態度を応用したものである。

　Pテストにより消退出血をみた場合は，間脳・下垂体系に何らかの軽度の機能失調が生

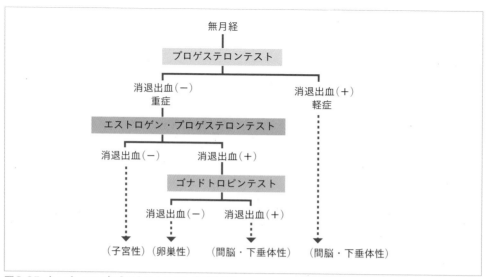

図3-25 クッパーマン方式によるホルモン負荷試験

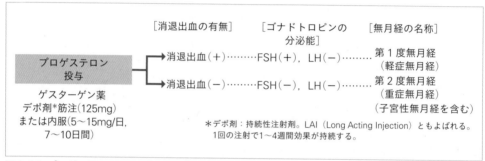

図3-26 プロゲステロンテスト（Pテスト）の実施と判定

じ，そのためにLHの分泌不全をきたした無月経と考えられる。これによりゴナドトロピンの分泌障害がLHのみなのか，あるいはFSHもともに障害されているのかを推定することができる（図3-26）。前者を**第1度無月経**（軽症無月経），後者を**第2度無月経**（重症無月経）とよび，治療の難易度にも関係し，重要な機能検査法といえる。

▶ **エストロゲン・プロゲステロンテスト（E・Pテスト）（図3-27）**　E・Pテストにより初めて消退出血をみる症例は比較的重症の部類に属し，**第2度無月経**とよばれる。性上位部の障害がかなり高度で，FSH，LH両者の分泌不全があるか，あるいは卵巣自体に障害があってゴナドトロピンにまったく反応しないものが含まれる。これに対し，E・Pテスト陰性例は，生体内のホルモン分泌能は正常であるが，子宮内膜そのものに病的変化が存在し，ホルモンに反応することの不可能な**子宮性無月経**である。

▶ **ゴナドトロピンテスト（hMG＊・hCGテスト）（図3-28）**　E・Pテストで初めて陽性となる第2度無月経の場合は，障害部位が性上位部にあるのか，卵巣にあるのかを明らかにする必要がある。この鑑別はゴナドトロピンテストによる。このテストにより消退出血（＋），排卵（＋）は，性上位部に比較的高度の障害のある間脳・下垂体性無月経で，ホルモン的

第
1
編

構造と機能

症状と病態生理

3

診察・検査・
治療

疾患と診療

症状に対する
看護

検査と治療に
伴う看護

疾患をもつ
患者の看護

事例による看護
過程の展開

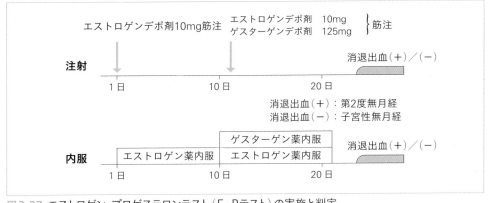

図3-27 エストロゲン・プロゲステロンテスト（E・Pテスト）の実施と判定

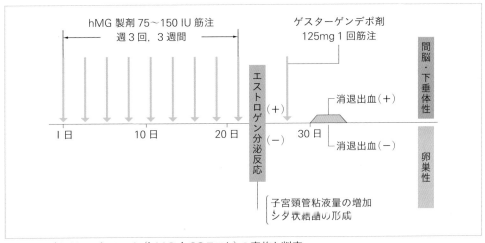

図3-28 ゴナドトロピンテスト（hMG・hCGテスト）の実施と判定

には**低ゴナドトロピン性卵巣機能低下症**である。一方，陰性例は卵巣自体にかなり高度の
排卵障害のある無月経で，ホルモン的には**高ゴナドトロピン性卵巣機能低下症**といえる。

2 クロミフェン負荷試験（クロミッドテスト）

クロミフェンクエン酸塩（クロミッド®）は，内因性エストロゲンが一定レベル以上にあ
る無排卵症の排卵誘発に有効とされている薬剤である。クロミッドテストとは，クロミフェ
ンクエン酸塩を1日50〜150mg，5日間投与するテストである。したがってPテスト陽
性の第1度無月経症のうち，クロミッドテスト陽性例は，間脳・下垂体系の軽度の機能失
調に由来する無月経症で，ホルモン的にはゴナドトロピン分泌も卵巣ステロイドホルモン
分泌も，ほぼ正常範囲に近いと推定される。

これに対し，クロミッドテスト陰性例は，性上位部の機能失調はかなり高度であり，む
しろ第2度無月経に近く，ゴナドトロピン療法の対象となる。

＊**hMG**：ヒト閉経期尿性ゴナドトロピン（human menopausal gonadotropin）。卵胞の発育を促す。

　月経周期異常，特に無月経患者において，性機能障害が視床下部性か，下垂体性かを鑑別するうえで，**LH-RH（GnRH）テスト**は非常に重要である。

▶ **LH-RHテストのしくみ**　黄体形成ホルモン放出ホルモン（LH-RH）は視床下部で産生され，下垂体門脈によって前葉に運ばれ，前葉におけるゴナドトロピンの産生・分泌を調節するホルモンであるが，最近では合成も可能となり，試薬として市販されている。これを正常成熟女性に 100μg 注射すると下垂体からの LH 放出は急速に促進され，血中 LH 値は上昇して 30 分後には極値に達し，注射前の約 5 倍となる。一方，FSH は徐々に増加して注射前の約 1.5 倍となる。

▶ **LH-RHテストの評価**　原発性卵巣機能不全症では，血中 LH，FSH ともに注射前にすでに高値であり，LH-RH に対する反応も著明である。また，下垂体機能障害例では血中

表3-7 LH-RHテストの成績とその評価

基礎レベル		反応	無月経の種類
FSH **5〜15mIU/mL**	**LH** **10〜20mIU/mL**		
正 またはやや低	正 またはやや低	良好	視床下部性
低	低	不良	下垂体性
高	高	良好	卵巣性
正 またはやや低	高	良好	多嚢胞性卵巣（PCO）性

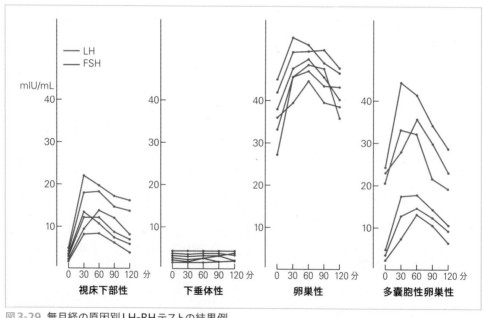

図3-29 無月経の原因別LH-RHテストの結果例

LH，FSHは注射前低値であり，LH-RH注射後でもこれに反応しない。しかし視床下部の機能障害例では，注射前は下垂体性と同じく血中LH，FSHはともに低値であるが，注射後はこれに反応して血中値は上昇する。

　また，多囊胞性卵巣（PCO）による無月経の場合には，投与前のFSHの基礎値は正常または低値であるのに対し，LHは逆に高値（20〜50mIU/mL）を示し，LH-RH負荷後も両者はともに良好な反応を示す（表3-7，図3-29）。

4 ｜ TRH負荷試験（TRHテスト）

▶ **TRHテストの目的**　排卵障害あるいは乳汁漏出症を主訴とする患者の約20％に**高プロラクチン血症**が認められることが，プロラクチンの測定によって明らかにされている。その一部は，下垂体腺腫によるものとされているが，無排卵症の発症機序については不明な点が多い。血中プロラクチンの基準値は前述のように測定法により異なるが，RIA固相法の場合で14ng/mL以下であり，高プロラクチン血症は15ng/mL以上とするものが多い。また，高プロラクチン血症がみられない場合でも乳汁漏出や無月経がみられるものがあり，これら**潜在性高プロラクチン血症**の診断にはTRH（甲状腺刺激ホルモン［TSH］放出ホルモン）の負荷試験が必要である。

▶ **TRHテストの手法と診断**　一般に，TRHテストはLH-RHテストと同時に行う。実施法としてはTRHを500μg静脈内注射し，投与前，投与後15分，30分，60分に採血し，血中プロラクチン濃度を測定する。投与前プロラクチン濃度が15ng/mL以上の場合は**高プロラクチン血症**，投与前プロラクチン濃度が正常で，投与後最高値が80ng/mL以上を示す場合には**潜在性高プロラクチン血症**と診断される。なお，高プロラクチン血症の場合，15〜50ng/mLでは機能性高プロラクチン血症，50ng/mL以上では下垂体腺腫の可能性があり，特に100ng/mL以上の場合には腺腫の存在はほぼ確実と考えてよい。

III　治療

Ⓐ 婦人科的一般治療

1. 腟洗浄

　腟洗浄は，俗に**腟洗**とよばれる治療法である。外陰部や腟内を洗浄することにより，腟内の分泌物や血液そのほかを除去する目的で行う。腟炎や子宮頸管炎などで帯下の増加を訴える患者に対しては，外来の日常診療で薬剤の挿入前に必ず腟洗を実施する。また，経腟的手術や子宮内操作に際して，腟内消毒に先駆けて腟洗を行っている。

この際，洗浄液としては0.025％逆性石けん液などを38〜40℃に温めて，1回に200mL前後使用する。

2. 腟錠

腟内に挿入して使用する薬剤を**腟錠**とよんでいる。腟内に挿入されると体温により溶解し，局所の粘膜に作用する。主として腟炎の治療薬として用いられる。腟カンジダに対する抗真菌薬のクロトリマゾール（エンペシド®腟錠），オキシコナゾール（オキナゾール®腟錠），ミコナゾール（フロリード腟坐剤），抗トリコモナス薬のメトロニダゾール（フラジール®腟錠），抗菌薬のクロラムフェニコール（クロマイ®腟錠），卵胞ホルモン薬のエストリオール（ホーリン®V腟用錠）などがある。

3. 腟タンポン

薬剤を一定時間局所に作用させる目的で，ガーゼまたは綿球に薬剤を付けて腟内に充填する**薬用タンポン**と，子宮腟部の組織診そのほかで出血を認める場合に圧迫に用いる**止血タンポン**などがある。また，腟錠の脱出，分泌物や出血の流出を防ぎ，衣類の汚染を防止する目的でもしばしば用いられる。

方法としては，まず腟鏡を用いて局所（多くは子宮腟部）を露出させた後に清拭し，タンポンを挿入する。タンポンが外子宮口付近にとどまるように，静かに腟鏡，長鑷子の順で抜去する。この際，タンポンの糸が外陰部に出ていることを確認する。

挿入したタンポンは，通常2〜4時間後に患者自身に抜去させる。タンポンの抜去を忘れると，感染をきたし，さらには内性器全体の急性炎症の原因となるので，忘れずに指導すべきである。特に高齢者などの場合には，家族または付き添いの人にもその旨を告げるほうがよい。

Ⓑ ホルモン療法

"女性の一生はホルモンによって支配されている"といわれるように，女性生殖器疾患に対するホルモン療法は極めて重要である。対象としては，間脳・下垂体・卵巣系の機能障害による月経異常，すなわち無月経，無排卵性月経（無排卵周期症），機能性出血，卵巣機能不全，卵巣欠落症，更年期障害，子宮内膜症など多くの疾患や症状があげられる。以下に婦人科領域で用いられるホルモン療法の種類と方法について述べる。

1. 排卵誘発法

器質的障害の明らかなものは別として，大部分の続発性無月経に対しては，ホルモン製剤の投与による人工的な排卵誘発が治療の主体となる。特に既婚女性は不妊という問題とも直接結びつき，排卵誘発を目的としたホルモン療法は極めて重要である。

第
1
編

構造と機能

症状と病態生理

3

診察・検査・治療

疾患と診療

症状に対する看護

検査と治療に伴う看護

疾患をもつ患者の看護

事例による看護過程の展開

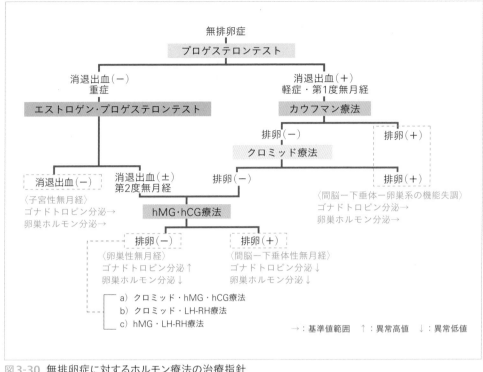

図3-30 無排卵症に対するホルモン療法の治療指針

　排卵誘発法として行われている方法は数多くあるが，実際の臨床場面では，図3-30 に示すようなクッパーマン方式の変法によって治療を進めている。これは無月経患者の病態生理の解明，ひいては障害部位の診断に有用であるのみならず，それがそのまま排卵誘発に結びつくため，無月経の治療として最も合理的な方法である。

1 | カウフマン療法

　カウフマン療法とは，エストロゲン薬とゲスターゲン薬を周期的に投与する方法である。内服の場合には，経口エストロゲン薬（主に E1：プレマリン®）を 1 日 1 錠 21 日間服用，服用開始 12 日目から経口プロゲスチン薬（MPA：ヒスロン®，プロベラ® またはジドロゲステロン：デュファストン®）を 10 日間，併用服用する。筋肉内注射の場合には，エストロゲンデポ剤（E2：ペラニンデポー，プロギノン®・デポー）を筋肉内注射，10 日後にエストロゲン・プロゲスチンデポ剤（EP 合剤：ルテスデポー）を筋肉内注射する。

　一般に，排卵誘発の困難な**卵巣性無月経**（早発閉経などの高ゴナドトロピン性卵巣機能低下症など）の症例にホルモン補充療法として用いられる。そのほか各種の長期にわたる無月経症例，たとえば中度無月経症例に対し，まず 1 〜 2 周期実施した後に排卵誘発を試みることが，有効性を高める手段として推奨されている。

2 クロミフェン療法（クロミッド療法）

　クロミフェンクエン酸塩（クロミッド®）は合成化学物質であり，プロゲステロンテスト陽性の**第1度無月経**および**無排卵性月経**（無排卵周期症）が投与の対象となる。消退出血または無排卵月経周期の5日目から1日1〜3錠，5日間服用させる。第1度無月経や無排卵周期症での排卵誘発率は70〜80%，妊娠率は20%程度とされている。クロミフェンクエン酸塩よりも排卵作用は弱いが，シクロフェニル（セキソビット®），レトロゾール（フェマーラ®）も同様の目的で用いられる。

3 ゴナドトロピン療法（hMG・hCG療法）

▶**ゴナドトロピン製剤の特徴・適応**　ゴナドトロピンそのものの化学構造はいまだ明らかにされていないが，一種のたんぱく性ホルモンである。従来から，**ヒト閉経期尿性ゴナドトロピン**（human menopausal gonadotropin：hMG，主としてFSH活性，一部LH活性を有する）薬が用いられていたが，その後LH成分を除去した精製（pure）FSH薬が登場し，また，遺伝子組換えヒト卵胞刺激ホルモンが新しく開発され，強力なFSH作用を有するゴナドトロピン薬として排卵誘発の面で使用されている。一方，LH作用を有するゴナドトロピン薬としては，従来から**ヒト絨毛性ゴナドトロピン**（hCG）が使用されている。代表的なゴナドトロピン薬を**表3-8**に示す。

　下垂体性無月経など重度の排卵障害（第2度無月経）で，ほかに不妊要因のない挙児希望者が適応となる。また，クロミッド®やセキソビット®など，ほかの治療法が無効な多嚢胞性卵巣や視床下部性無月経も投与の対象となる。

▶**投与方法**　経腟超音波断層法を用いた卵胞のモニタリングにより，hMGからhCGへの切り替えは，子宮頸管粘液量0.3mL以上，シダ状結晶形成（＋＋＋，図3-23参照）で，主席卵胞の3方向平均直径16〜18mmに達した時点とするなどの方法が用いられている。

▶**排卵および妊娠率**　ゴナドトロピン療法による排卵率は第1度無月経で90%以上，第2度無月経で60%以上であり，妊娠率も25〜40%である。

▶**有害作用**　ゴナドトロピン療法は効果が優れている反面，**卵巣過剰刺激症候群**（ovarian hyperstimulation syndrome：OHSS）が15〜25%，**多胎妊娠**が20%程度発生しており，極

表3-8　代表的なゴナドトロピン製剤

	ヒト閉経期尿性 ゴナドトロピン（hMG）薬	FSH薬	ヒト絨毛性 ゴナドトロピン（hCG）薬
ホルモン作用	主としてFSH作用	FSH作用	主としてLH作用
商品名	HMG「あすか」 HMG「フェリング」 HMG「F」	〈精製FSH薬〉 　フォリルモン®P 　uFSH「あすか」 〈遺伝子組み換えFSH薬〉 　ゴナールエフ®	HCGモチダ ゴナトロピン® HCG「F」 〈遺伝子組み換えhCG薬〉 　オビドレル®

めてまれではあるが重篤な有害作用症例も報告されている。本治療の選択に際しては患者の理解を十分に得ておく必要がある。たとえば15mmを超える卵胞が3個以上，あるいは14mm以上の卵胞が5個以上の場合は多胎妊娠の予防のためhCGへの切り替えを中止するなど，管理上細心の注意が必要である。

▶ 卵巣過剰刺激症候群　ゴナドトロピン療法により多数の卵胞が発育した結果，卵巣腫大，腹水あるいは胸水貯留，血液濃縮および循環血液量の減少をきたした状態を，卵巣過剰刺激症候群（OHSS）という。腫大した卵巣から分泌される何らかの液性因子により，毛細血管の透過性が亢進すると考えられている。その結果，血管内から水分だけが漏出して腹腔内に貯留し腹水が産生される一方，血管内の血液は濃縮する。複数の卵胞が発育した結果，卵巣からは大量のエストロゲンが分泌され，血液凝固能が亢進する。このため，血栓症の高リスク群となり，まれではあるが肺塞栓による死亡例も報告されている。

　ヘマトクリット値の上昇，アンチトロンビン（AT）の減少（産生が亢進したトロンビンに結合して消費されるため）と，トロンビン-AT複合体（TAT）の増加，腎血流量減少による高カリウム血症をきたす。OHSSに対しては，アルブミンの補充により血液の浸透圧を維持し，水分の血管外への漏出を防ぐとともに，低用量ドパミン療法により腎血流量を増加させるのが一般的な治療法である。

4 ドパミン受容体作動薬（ブロモクリプチン）療法

　高プロラクチン血症に基づく無排卵症のうち，下垂体腺腫によるものは外科的処置が必要であるが，その存在が除外されたものに対しては麦角アルカロイドの誘導体であるブロモクリプチンメシル酸塩（パーロデル®）の投与が奏効する。一般に最初は1日1錠，2～3日ごとに1錠ずつ増量し，1日の維持量は2～3錠とする。カベルゴリン（カバサール®）は週1回の服用からスタートし，2週間ごとに増量する。いずれも排卵誘発率は約80％と高い。

5 続発無月経に対する早期治療開始の必要性

　続発無月経は，当然のことながらその初期の段階では第1度無月経である。しかし，多くの症例の臨床観察から，この状態を1年以上放置すると難治性の第2度無月経に移行する。したがって続発無月経の治療は，排卵誘発が比較的容易な1年以内に治療を始めるべきであり，また，1回排卵誘発に成功したからといってそのまま放置することなく，たとえ未婚女性でも，少なくとも半年～1年に2～3回は引き続き排卵誘発を試みるべきである。

2. 黄体機能不全に対するホルモン療法

　基礎体温の高温期が12日未満，排卵日から月経開始日までが8日以内，黄体期中期の血中プロゲステロン値が10ng/mL未満など，卵巣の黄体機能が不完全と考えられる黄体

機能不全症に対しては，合成黄体ホルモン薬（ジドロゲステロン：デュファストン®5〜10mg/日）を7〜10日間経口投与するか，排卵後2〜3日目からhCG製剤3000〜5000単位を7〜10日間連日注射する。

3. ホルモン補充療法

1 | ホルモン補充療法の効果

　ホルモン補充療法（hormone replacement therapy：HRT）とは，中高年女性における卵巣機能の低下，主にエストロゲン産生能の低下による種々の特徴的な自覚・他覚症状発現の予防ないし治療を目的に行われるホルモン療法のことをいい，特に近年，QOLの面からも注目を集めるようになった。ほてり，のぼせなどの更年期以後の女性にみられる血管運動神経症状に対して奏効するほか，骨粗鬆症，高コレステロール血症，アルツハイマー病の予防にも有効とされている。ホルモン補充に際して，エストロゲン薬のみを投与すると不正性器出血をみたり，子宮体がんの発生率が増加したりすることが明らかになり，子宮摘出後の場合を除いて，これに黄体ホルモン薬を併用することが推奨されている。

2 | エストロゲン薬の投与方法

　経口投与法としては，結合型エストロゲン薬（主にE1：プレマリン®）とメドロキシプロゲステロン酢酸エステル（MPA：プロベラ®）の併用投与が一般に行われている。なお，経皮吸収型エストラジオール（E2）薬としてエストラーナ®テープの貼布剤も用いられている。これらのホルモン補充療法は更年期障害に対する治療法としてのみならず，エストロゲンによる骨量増加効果やコレステロール減少作用を期待し，長期間にわたって行われるようになった。

　このHRTの長期継続に関し，アメリカのWHI（Women's Health Initiative）は，乳がんの相対危険度が約1.3倍上昇するという結果を報告した。しかし，この乳がんリスクの上昇は女性1万人に対し対照群30名，HRT群が38名と8名の増加であること，対象者が平均62歳という高齢者であること，さらにアジア系が少なく，かつ肥満者が多いことなど，日本の現状と一致しない点が少なくないことが指摘されている。加えて，日本の厚生労働省の研究班の報告では，日本人女性を対象としたHRTによる乳がんリスクの上昇は認められていない。しかし，いずれにしてもHRTの実施に際しては，乳がんの定期検診を実施することが望まれる。

4. 子宮内膜症に対するホルモン療法

　最近，罹患女性の著明な増加が認められる子宮内膜症に対する治療法には，ホルモン療法と手術療法の2法がある。症状の種類やその程度により，そのいずれかが行われているが，一般的には，まずホルモン療法が試みられ，それが無効な場合に手術療法が行われて

いる。ホルモン療法には，経口避妊薬，合成黄体ホルモン薬による偽妊娠療法，GnRH誘導体による偽閉経療法などの方法がある。

1 経口避妊薬

　経口避妊薬は，後述する合成の卵胞ホルモン（エストロゲン）および黄体ホルモン（プロゲスチン）の合剤である。継続的に服用することにより卵胞発育や黄体形成が抑制され，内因性のエストロゲンとプロゲステロンの周期的な変動が抑制される。この結果，子宮内膜と同様の特性をもつ異所性内膜組織（すなわち子宮内膜症病巣）の増殖も抑制される。低用量エストロゲン・プロゲスチン配合薬（LEP合剤）であるルナベル® 配合錠LD/ULD，フリウェル® 配合錠LD/ULD，ヤーズ® 配合錠，ヤーズフレックス® 配合錠，ジェミーナ® 配合錠は，「経口避妊薬」としては保険適用が認められていないが，避妊を目的としない「月経困難症治療薬」として保険適用が認められている。LEP合剤は，子宮内膜症治療における第1選択薬の一つと位置づけられている。効果発現までには少し時間がかかる。

2 合成黄体ホルモンによる偽妊娠療法

　従来，子宮内膜症病巣に直接作用する治療法として，合成黄体ホルモンによる偽妊娠療法が一般に行われてきた。これを最低半年間くらい持続投与することにより，排卵を抑制し，無月経状態とした。その後，新しい合成黄体ホルモン薬であるダナゾール（ボンゾール®）が開発され，優れた治療効果のあることから広く用いられるようになった。

　通常，ダナゾール200～400mg/日を4～5か月間の長期にわたって連続経口投与する。投与中は下垂体性ゴナドトロピンの分泌が抑制されるため，無排卵，無月経となる。内膜症の病巣組織は萎縮壊死となり，自然に体内に吸収される。これにより妊孕性を回復する例がしばしば認められるようになった。なお，有害作用として肝機能異常，体重増加，痤瘡（にきび），多毛などが報告されている。これらは主として，ダナゾールのもつ男性ホルモン作用によると考えられている。

　近年，男性ホルモン作用の少ない合成黄体ホルモン薬としてジエノゲスト（ディナゲスト）が開発された。ダナゾールに比べ有害作用が少なく，長期間の投与が可能である。内膜症病巣に対する作用が強いため効果発現が早い。子宮内膜症治療における第1選択薬の一つである。不正出血が少量ながら長く続くことが欠点である。

3 GnRH誘導体による偽閉経療法

❶ GnRH誘導体と治療への応用

　下垂体前葉ホルモンの産生と分泌を調節する視床下部性の神経ホルモン（視床下部性前葉ホルモン放出ホルモン）は，今日ではその化学構造も明らかとなり，性腺刺激ホルモン放出ホルモン（GnRH，10個のアミノ酸からなるデカペプタイド。本編-第1章-Ⅱ-A-5「下垂体機能の調節機序」参照）は合成も可能で，特に前葉ゴナドトロピン分泌機能の検査薬として用いられ

第1編

構造と機能

症状と病態生理

3 診察・検査・治療

疾患と診療

症状に対する看護

検査と治療に伴う看護

疾患をもつ患者の看護

事例による看護過程の展開

ている（本章-Ⅱ-J-4「間脳・下垂体・卵巣系機能検査」参照）。

さらに，このGnRHの誘導体（GnRHアナログ）も開発されている。GnRHアナログのうち，GnRHと同様の作用を有するGnRHアゴニストは，GnRHと比較して下垂体のGnRH受容体との親和性が強く，かつ安定性が高いため，投与初期には一過性にゴナドトロピンおよび性ホルモンの分泌を刺激する。

これを反復投与すると下垂体のGnRH受容体が連続的に刺激され，その結果，受容体数が極度に減少する（ダウンレギュレーション）。このため，下垂体の感受性が低下し，ゴナドトロピンおよび性ホルモンの産生・分泌は完全に抑制される。近年，GnRHに拮抗作用を有するGnRHアンタゴニストも開発された。アゴニストと異なり，投与初期の一過性のホルモン分泌刺激がなく，ゴナドトロピンおよび性ホルモンの産生・分泌を抑制するため，速やかな効果発現が得られる。

この作用を応用して，GnRHアナログは子宮内膜症に対する保存療法として汎用されている。投与中，患者のホルモン環境は閉経後女性のそれと同じようになり，その結果として，子宮内膜症病巣の縮小・消失が期待される。

❷ 治療方法

GnRHアゴニスト薬は，鼻腔噴霧薬としてスプレキュア®点鼻液，ナサニール®点鼻液が，注射薬としてはリュープリン®，ゾラデックス®（いずれも4週に1回皮下注射）がある。

治療期間は通常6か月間としている。ただし，GnRHアゴニストによる偽閉経療法の有害作用として，のぼせ，ほてりなどの更年期障害様症状が高頻度に発生する。また，長期使用により骨塩低下がみられることがあるため注意が必要である。これらの有害作用で継続投与が困難である場合には，軽減のためのホルモン（主にエストロン［E1］：プレマリン®0.625mg/日＋メドロキシプロゲステロン［MPA］：プロベラ®2.5mg/日を連日投与）を追加併用する。これを，アドバック療法とよんでいる。

▋5. 子宮筋腫に対するホルモン療法

子宮筋腫の治療は原則として手術療法が主体となるが，子宮筋腫がホルモン依存性腫瘍であることから，手術前に筋腫を縮小して手術を容易にしたり，過多月経を抑えて貧血を改善したりする目的で，子宮内膜症に対するのと同じGnRH誘導体（GnRHアナログ）が用いられる。この薬剤の筋腫縮小効果は高く，治療開始から数か月で50%の腫瘍縮小が得られる場合もある。しかし，中止すると1～3か月で月経周期が回復し，3～6か月で元の大きさに戻る例が認められる。

子宮筋腫を有する閉経直前の患者が手術を回避する目的でGnRHアナログを投与しながら閉経を待つ，いわゆる閉経逃げ込み療法を希望する例がある。50歳以降で1～2年後に閉経を迎えると思われる患者（血中FSH値が30mIU/mL以上）が対象となるが，筋腫が極端に大きい例や，粘膜下筋腫の例には慎重に選択する。

なお，GnRHアナログは投与により骨塩量の低下をきたすため，原則6か月以内の投

与に制限されている。

6. ホルモン薬による月経移動

　旅行，スポーツ，そのほかの理由により月経の時期を移動させる必要がある場合に，性ホルモン薬を用いて月経の周期を調節することが行われている。月経の移動方法には，月経開始を遅らせる方法と，月経開始を早める方法がある。このうち早める方法は投与の開始時期が限られ失敗も多いため，通常は遅らせる方法が選択されている。遅らせるためには，予定月経の少なくとも3日前，できれば5日前からエストロゲンとプロゲスチンの混合製剤（EP合剤：プラノバール®）を必要な期間投与する。月経を長期間（1週間以上）遅らせる場合には，途中で出血が始まる場合がまれにあるが，その際には内服量を倍量に増加させる。服用を中止すると2～4日程度で月経が始まる。次の月経周期は出血開始を第1日目として，従来どおり卵胞は発育，排卵し，月経が発来する。効果はやや劣るものの，血栓症などの副作用の少ないプロゲスチン製剤のノアルテン®を用いる場合もある。

7. 経口避妊薬（低用量ピル）

　1960（昭和35）年，アメリカで世界最初の経口避妊薬（ピル，oral contraceptive；OC）が発売され，その避妊効果がほぼ100％ということから，またたく間に世界の多くの女性が服用するところとなった。その後，剤形や投与形式，ホルモン含有量などに多くの改良が加えられ，今日では低用量ピルが世界で広く使用されている。

1　ピルの組成と種類

　ピル（表3-9）は合成卵胞ホルモン（エストロゲン）と合成黄体ホルモン（プロゲスチン）の合剤で，特にエストロゲンの含有量が $50\mu g$ 以下のものを**低用量ピル**とよんでいる。主にプロゲスチンの種類と含有量の違いにより「第1世代」「第2世代」「第3世代」に分けられ，最近では「第4世代」とよばれる超低用量ピルも市販されている。ピルは28日間で1服用周期となっており，21錠タイプは1日1錠を21日間連続して服用，次の7日間は休薬する。28錠タイプは休薬期間を置かず，ホルモンが入っていない錠剤（プラセボ）を7日間加えることで28日間連続して服用し，引き続き次のシートに移行する。また，この1服用周期をとおして含有ホルモン配合量が変化しないものを**1相性ピル**とよぶ。一方，2種類のホルモン配合量を1服用周期中に段階的に変化させたものを**段階的ピル**とよび，これには2段階に変化する2相性ピル，3段階に変化する3相性ピルの2つのタイプがある（図3-31）。

2　ピルの作用機序

▶排卵抑制　ピルを服用すると，視床下部・下垂体系に作用してFSHやLHの分泌を抑制し，卵巣での卵子の成長が抑えられ，排卵が起こらなくなる。

第1編

構造と機能

症状と病態生理

3

診察・検査・治療

疾患と診療

症状に対する看護

検査と治療に伴う看護

疾患をもつ患者の看護

事例による看護過程の展開

表3-9 日本で発売されている経口避妊薬（低用量ピル）の組成と種類

世代	型	商品名	錠数	エストロゲン含有量 / 錠	プロゲスチン含有量 / 錠
第1世代	1相性	ルナベル®配合錠 LD*	21錠	EE 35μg	NET 1mg
		ルナベル®配合錠 ULD*		EE 20μg	NET 1mg
		フリウェル配合錠 LD*「モチダ」		EE 35μg	NET 1mg
		フリウェル配合錠 ULD*「モチダ」		EE 20μg	NET 1mg
	2相性	シンフェーズ®	28錠（21錠＋プラセボ）	EE 35μg	NET 0.5, 1mg
第2世代	1相性	ジェミーナ®	21錠**	EE 20μg	LNG 90μg
	3相性	トリキュラー®	21錠 or 28錠（21錠＋プラセボ）	EE 30, 40, 30μg	LNG 50, 75, 125μg
		アンジュ®			
		ラベルフィーユ®			
第3世代	1相性	マーベロン®	21錠 or 28錠（21錠＋プラセボ）	EE 30μg	DSG 150μg
		ファボワール®			
第4世代	1相性	ヤーズ®配合錠*	28錠***	EE 20μg	DRSP 3mg
		ヤーズフレックス®配合錠*			

EE：エチニルエストラジオール，NET：ノルエチステロン，LNG：レボノルゲストレル，DSG：デソゲストレル，DRSP：ドロスピレノン
＊ ルナベル®配合錠 LD と ULD，フリウェル配合錠 LD と ULD，ヤーズ®とヤーズフレックス®配合錠は月経困難症治療薬で保険適用となっている。
＊＊ ジェミーナ®は1日1錠21日間服用＋7日間休薬，もしくは77日間服用＋7日間休薬のいずれかを選択する。
＊＊＊ ヤーズ®配合錠は28錠中24錠に有効成分が配合され，4錠はプラセボ。ヤーズフレックス®配合錠は28錠すべてに有効成分が配合されている。

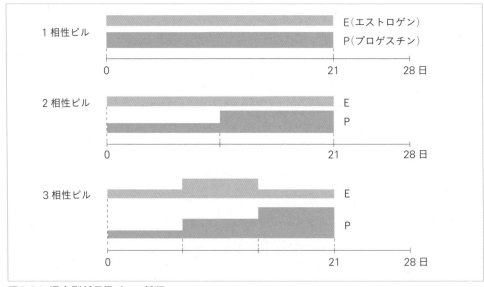

図3-31 混合型低用量ピルの種類

▶ **頸管粘液の変化**　子宮頸管粘液の性状を変化させ，精子の子宮腔内への上昇を障害する。

▶ **子宮内膜の変化**　子宮内膜には月経直後から合成黄体ホルモンが作用するため，子宮内膜組織は非定型的分泌像となり，たとえ排卵抑制に失敗し受精卵が子宮に移動しても着床できなくなる。

以上，ピルの避妊作用への機序は排卵抑制が主たるものであるが，さらに子宮頸管因子，子宮内膜因子がこれに加わって，避妊効果はほとんど100％となる。

3 | ピル服用時の注意

服用開始前および6〜12か月間隔で，血液一般，肝機能検査，出血・凝固系検査，乳がん・子宮体がんのスクリーニングなどの検査を適宜行う。なお，35歳以上の女性で1日15本以上の喫煙者は禁忌である。

4 | ピルの副効用

多年にわたる大規模な疫学的調査の結果，ピル服用に伴う健康上の利点が明らかにされている。すなわち，月経困難症，過多月経，月経不順など月経障害の改善，子宮内膜症の予防，女性生殖器悪性腫瘍（子宮体がん［子宮内膜がん］および卵巣がん）の発症率の低下，骨盤内炎症性疾患の予防，異所性妊娠の防止など，服用による利点が指摘されており，現在ピルは近代的避妊法としての地位を確立するに至ったといえる。

8. 緊急避妊薬 (アフターピル)

性交後，一定時間内に服用すれば避妊効果が得られるとする避妊法がある。性交前に服用を続ける低用量ピルと異なり，コンドームが破れた，腟内で脱落したなどという理由で望まない妊娠が予想される場合に，母体保護の観点から使用される。また，この緊急避妊法には，性犯罪に遭遇した女性被害者の救済という深刻なニーズもある。

方法としては，機能性子宮出血や月経困難症の治療薬として使用されている中用量ピル（プラノバール® 配合錠）を，性交後72時間以内に2錠，その12時間後にさらに2錠服用するヤッペ法と，レボノルゲストレル（ノルレボ®）錠1錠を性交後72時間以内に1回のみ内服する方法がある。プラノバール® は避妊目的には保険適用外であるが，ノルレボ® を用いた避妊法は緊急避妊法として保険適用されている。

両者とも75％以上の避妊効果が期待されるが，予定月経が遅延した場合には，妊娠の可能性が否定できないため，妊娠診断薬などで確認する必要がある。

C 化学療法

化学療法（chemotherapy）としては，婦人科感染症に対する化学療法と，女性生殖器悪性腫瘍に対する化学療法の2つに大別できる。いずれの場合にも重要なことは，生体（患者），病原菌あるいは悪性腫瘍細胞，化学療法薬の3者の相互関係であり，最も効果的な組み合わせを選択して治療を行うことである。

第1編

構造と機能

症状と病態生理

3 診察・検査・治療

疾患と診療

症状に対する看護

検査と治療に伴う看護

疾患をもつ患者の看護

事例による看護過程の展開

1. 女性生殖器感染症に対する化学療法

1 化学療法の対象となる感染症

女性生殖器感染症に対する化学療法の対象となる主要な疾患としては，クラミジア，淋菌，ヘルペスなどによる性感染症，細菌感染による子宮内膜炎，子宮頸管炎，腟炎，子宮付属器炎，子宮傍結合織炎，バルトリン腺炎，膀胱炎，尿道炎，手術後の感染症などがあげられる。

2 感染症化学療法薬の種類

女性生殖器の感染症の原因菌は主として，細菌，真菌，原虫，ウイルスに分けられ，それぞれ抗菌薬，抗真菌薬，抗原虫薬，抗ウイルス薬を用いた化学療法が行われる。抗菌薬は，その作用機序により，細胞壁合成阻害薬，たんぱく合成阻害薬，核酸合成阻害薬，葉酸合成阻害薬，細胞膜透過性障害薬などに分類される。また，抗菌薬は，微生物から抽出した化学物質からなる抗菌性抗生物質，スルファニルアミド誘導体の化学療法薬であるサルファ薬，ニューキノロン系の合成抗菌薬などに分類される。表 3-10 に，女性生殖器関連で使用される主な抗菌薬，抗真菌薬，抗原虫薬，抗ウイルス薬の一覧を示す。

❶抗菌薬

（1）細胞壁合成阻害薬

ペニシリン系，セフェム系，モノバクタム系，カルバペネム系，ペネム系，グリコペプチド系，ホスホマイシン系薬剤が代表的薬剤である。

（2）たんぱく合成阻害薬

アミドグリコシド系，テトラサイクリン系，マクロライド系，リンコマイシン系，クロラムフェニコール系薬剤があげられる。

（3）核酸合成阻害薬

ニューキノロン系薬剤が代表薬剤としてあげられる。

（4）葉酸合成阻害薬

サルファ薬などがこの作用機序で働く。

（5）細胞膜透過性障害薬

ポリペプチド系薬剤があげられる。

❷抗真菌薬

女性生殖器関連では，カンジダ感染症に対する薬剤（表 3-10 の抗真菌薬）が用いられる。

❸抗原虫薬

女性生殖器関連では，トリコモナス原虫に対する薬剤（表 3-10 の抗原虫薬）が用いられる。

❹抗ウイルス薬

女性生殖器関連では，抗ヘルペス薬（表 3-10 の抗ウイルス薬の前 4 薬）があげられる。ほ

第
1
編

構造と機能

症状と病態生理

3

診察・検査・治療

疾患と診療

症状に対する看護

検査と治療に伴う看護

疾患をもつ患者の看護

事例による看護過程の展開

表3-10　種類別の主な女性生殖器感染症化学療法薬

化学療法薬の種類	おもな薬剤 (一般名)
抗菌薬	
ペニシリン系	ペニシリンG (PCG), アンピシリン (ABPC), アンピシリン/クロキサシリン (ABPC/MCIPC), スルバクタム/アンピシリン (SBT/ABPC), バカンピシリン (BAPC), アモキシシリン (AMPC), アモキシシリン/クラブラン酸 (AMPC/CVA), ピペラシリン (PIPC), タゾバクタム/ピペラシリン (TAZ/PIPC), スルタミシリン (SBTPC), アスポキシシリン (ASPC)
セフェム系	セファロチン (CET), セファゾリン (CEZ), セフォチアム (CTM), セフォタキシム (CTX), セフォペラゾン (CPZ), スルバクタム/セフォペラゾン (SBT/CPZ), セフメノキシム (CMX), セフタジジム (CAZ), セフトリアキソン (CTRX), セフェピム (CFPM), セフォゾプラン (CZOP), セフメタゾール (CMZ), セフミノクス (CMNX), ラタモキセフ (LMOX), フロモキセフ (FMOX), セファレキシン (CEX), セファクロル (CCL), セフロキサジン (CXD), セフロキシムアキセチル (CXM-AX), セフィキシム (CFIX), セフテラムピボキシル (CFTM-PI), セフポドキシムプロキセチル (CPDX-PR), セフジニル (CFDN), セフジトレンピボキシル (CDTR-PI), セフカペンピボキシル (CFPN-PI), セフブペラゾン (CBPZ), セフォジジム (CDZM), セフチブテン (CETB), セフピロム (CPR)
モノバクタム系	アズトレオナム (AZT), カルモナム (CRMN)
カルバペネム系	イミペネム/シラスタチン (IPM/CS), パニペネム/ベタミプロン (PAPM/BP), メロペネム (MEPM), ビアペネム (BIPM), ドリペネム (DRPM), テビペネムピボキシル (TBPM-PI)
ペネム系	ファロペネム (FRPM)
グリコペプチド系	バンコマイシン (VCM), テイコプラニン (TEIC)
ホスホマイシン系	ホスホマイシン (FOM)
アミドグリコシド系	カナマイシン (KM), アミカシン (AMK), トブラマイシン (TOB), ジベカシン (DKB), アルベカシン (ABK), ゲンタマイシン (GM), イセパマイシン (ISP), ストレプトマイシン (SM), フラジオマイシン (FRM), スペクチノマイシン (SPCM)
テトラサイクリン系	オキシテトラサイクリン (OTC), テトラサイクリン (TC), デメチルクロルテトラサイクリン (DMCTC), ドキシサイクリン (DOXY), ミノサイクリン (MINO), チゲサイクリン (TGC)
マクロライド系	エリスロマイシン (EM), クラリスロマイシン (CAM), ロキシスロマイシン (RXM), アジスロマイシン (AZM), ジョサマイシン (JM), スピラマイシン (SPM), ミデカマイシン (MDM), ロキタマイシン (RKM)
リンコマイシン系	リンコマイシン (LCM), クリンダマイシン (CLDM)
クロラムフェニコール系	クロラムフェニコール (CP)
ニューキノロン系	ノルフロキサシン (NFLX), オフロキサシン (OFLX), レボフロキサシン (LVFX), シプロフロキサシン (CPFX), ロメフロキサシン (LFLX), トスフロキサシン (TFLX), パズフロキサシン (PZFX), プルリフロキサシン (PUFX), モキシフロキサシン (MFLX), ガレノキサシン (GRNX), シタフロキサシン (STFX), ナジフロキサシン (NDFX), スパルフロキサシン (SPFX)
サルファ薬	スルファメトキサゾール/トリメトプリム (ST)
ポリペプチド系	コリスチン (CL), ポリミキシンB (PLB)
抗真菌薬	アムホテリシンB (AMPH), ミカファンギン (MCFG), カスポファンギン (CPFG), ミコナゾール (MCZ), フルコナゾール (FLCZ), ホスフルコナゾール (F-FLCZ), イトラコナゾール (ITCZ), ボリコナゾール (VRCZ), フルシトシン (5-FC), クロトリマゾール (clotrimazole), イソコナゾール (Isoconazole), オキシコナゾール (OCZ)
抗原虫薬	メトロニダゾール (MNZ), チニダゾール (tinidazole)
抗ウイルス薬	アシクロビル (ACV), バラシクロビル (VACV), ビダラビン (Ara-A), ファムシクロビル (FCV), イミキモド (imiquimod)

かに，HPV感染により生じる尖圭コンジローマ治療薬としてイミキモドがある。

3 | 抗菌療法の原則

抗菌薬を用いる際は，まず起炎菌を決定し，その感受性，耐性を調べ，なるべく抗菌スペクトル*の広い薬剤を用いることが原則である。

適切な抗菌薬とは，菌の感受性を考慮して十分な抗菌力を有し，感染部位への移行が良いものを指す。しかし，臨床の場では必ずしも起炎菌が判明しないまま，治療を始めなければならないことが多い。その場合は，感染部位，症状，重篤度などを考慮して抗菌薬を選択することになる。感染症の治療では，早期に抗菌薬の投与を開始することが良好な予後につながることが多い。

4 | 抗菌療法の有害作用

抗菌薬の有害作用として，肝毒性，腎毒性，アレルギー，末梢神経障害，中枢神経障害，耳毒性，血液凝固障害が知られている。抗菌薬の種類により発生しやすい有害作用に特徴がある。一般に肝臓で代謝される薬剤は肝毒性，腎臓で代謝される薬剤は腎毒性が生じやすい。ペニシリン系，セフェム系，カルバペネム系は重篤な有害作用は少ないが，痙攣などの中枢神経障害が報告されている。セフェム系では腎毒性，血液凝固障害が問題となることもある。グリコペプチド系やアミノグリコシド系ではめまい，ふらつき，運動失調，耳鳴り，聴力障害などの耳毒性や腎毒性が知られている。マクロライド系では，悪心・嘔吐，下痢などの消化器症状や肝障害が重要である。ニューキノロン系では消化器症状や頭痛，めまい，痙攣などの中枢神経障害が知られている。

▌2. 女性生殖器悪性腫瘍に対する化学療法（抗悪性腫瘍療法）

1 | 抗悪性腫瘍療法の分類

婦人科領域における悪性腫瘍に対する有用な治療方法の一つとして化学療法（抗悪性腫瘍療法）があげられる。子宮頸がん，子宮体がん，卵巣がん，外陰がん，子宮肉腫，絨毛性疾患などの女性生殖器悪性腫瘍が対象となる。これらの悪性腫瘍に対する化学療法には，種々の薬剤が用いられるが，対象疾患によって効果が期待される薬剤は異なっている（表3-11）。また，婦人科領域の悪性腫瘍に対して分子標的薬が導入され，悪性腫瘍に対する化学療法の効果の改善が期待されている。

化学療法薬の投与の目的には，手術後に寛解導入目的に行う化学療法，寛解後の維持を目的とした化学療法，手術前に腫瘍の縮小を目的に行う化学療法，再発に対する化学療法

＊ **抗菌スペクトル**：特定の化学療法薬や抗菌薬の抗菌力について，どのような種類の病原微生物にどのくらい有効かを図表にして示したもの。各化合物が有効であることを期待できる病原微生物の種類を知ることができる。

第
1
編

構造と機能

症状と病態生理

3
診察・検査・治療

疾患と診療

症状に対する看護

検査と治療に伴う看護

疾患をもつ患者の看護

事例による看護過程の展開

表3-11 女性生殖器悪性腫瘍に使用される化学療法薬

化学療法薬の種類	主な薬剤（一般名）
アルキル化薬	イホスファミド（IFM），シクロフォスファミド（CPA），ダカルバジン（DTIC），トラベクテジン（trabectedin）
代謝拮抗薬	テガフール（TGF），テガフール・ウラシル（UFT），テガフール・ギメラシル・オテラシルカリウム（TS-1），ドキシフルリジン（5'-DFUR），ヒドロキシカルバミド（HU），フルオロウラシル（5-FU），メトトレキサート（MTX）
抗がん性抗生物質	ドキソルビシン（ADM），エピルビシン（EPI），ピラルビシン（THP），リポソーマルドキソルビシン（PLD），ブレオマイシン（BLM），ペプロマイシン（PEP），アクチノマイシンD（ACT-D），マイトマイシンC（MMC）
植物アルカロイド	イリノテカン（CPT-11），ノギテカン（nogitecan），エトポシド（EPT），パクリタキセル（PTX），ドセタキセル（DTX），ビンクリスチン（VCR），ビンブラスチン（VLB），エリブリン（eribulin）
白金（プラチナ）製剤	シスプラチン（CDDP），カルボプラチン（CBDCA），ネダプラチン（nedaplatin）
分子標的薬	ベバシズマブ（bevacizumab），レンバチニブ（lenvatinib），オラパリブ（olaparib），ニラパリブ（niraparib），ペムブロリズマブ（pembrolizumab），セミプリマブ（cemiplimab），パゾパニブ（pazopanib）
ホルモン薬	タモキシフェン（TAM），メドロキシプロゲステロン酢酸エステル（MPA）

など種々の目的があり，投与経路にも，経口投与，経静脈投与，経動脈投与，腹腔内投与など種々の投与方法がある。さらに，投与間隔にも，薬剤の種類やその組み合わせにより，毎週，2週ごと，3週ごと，4週ごとなどの投与法がある。

2 薬剤の種類

❶アルキル化薬

DNAにアルキル基とよばれる原子の塊を付着させ，DNAの二重鎖を強く結合して複製を阻害することによってがん細胞の増殖を抑制する薬剤。

❷代謝拮抗薬

核酸の材料となる物質と化学構造が似ている物質で，DNAの合成を阻害することによってがん細胞の増殖を抑制する薬剤。

❸抗がん性抗生物質

微生物などから抽出した抗悪性腫瘍作用をもつ化学物質で，がん細胞の細胞膜を破壊したり，DNAまたはRNAの複製・合成を阻害したりすることにより，がん細胞の増殖を抑制する薬剤。

❹植物アルカロイド

様々な植物から抽出した化学物質で，細胞内に存在する微小管に作用したり，DNA複製に関与する酵素を阻害したりして，がん細胞の増殖を抑制・死滅させる薬剤。

❺白金（プラチナ）製剤

貴金属として知られるプラチナと別の物質が結合した化学物質で，がん細胞内部でDNAと結びついて複製を阻害し，がん細胞を死滅させる薬剤。

❻分子標的薬

　がん細胞に特異的にあるいは過剰発現しているたんぱく分子や，がん細胞に栄養を補給する血管の新生にかかわる分子，DNA の修復にかかわる分子，がん細胞による自己免疫の抑制にかかわる分子などを標的とし，これらの作用を阻害することで，がん細胞の増殖を抑制したり，死滅させたりする薬剤。

❼ホルモン薬

　性ホルモン受容体を有する悪性腫瘍に対して，性ホルモンの働きによってがん細胞の増殖を抑える薬剤。

3 ｜ 使用法

❶多剤併用療法および単剤療法

▶ 多剤併用療法　女性生殖器がんに対する抗悪性腫瘍療法では，一般に**多剤併用療法**が行われる。その根拠としては，①作用機序の異なる薬剤を併用することで，相乗効果あるいは相加効果が期待できる，②耐性細胞の出現の防止あるいは出現の遅延を期待できる，③有害作用の質の相違により，薬剤の耐用量を高く設定できる，などが考えられる。これらのことから，シスプラチン（CDDP）とパクリタキセル（PTX），ドキソルビシン（ADM）とシスプラチン（CDDP），カルボプラチン（CBDCA）とパクリタキセル（PTX）などの併用療法が，子宮頸がん，子宮体がん，卵巣がんの初回化学療法として実施され，有効性が認められている。

　近年は分子標的薬の併用も用いられており，主に再発例において，通常の化学療法との併用でベバシズマブ（卵巣がん，子宮頸がん），ペムブロリズマブ（子宮頸がん），分子標的薬どうしの併用でレンバチニブとペムブロリズマブ（子宮体がん）の有効性が示されている。

▶ 単剤療法　すでに化学療法を行った後の再発例では，治療の目的が緩和や延命となることもあり，治療の有害作用を軽減するために単剤での化学療法が行われる。また，絨毛性疾患のような高感受性の腫瘍では，単剤による治療（メトトレキサート［MTX］やアクチノマイシン D［ACT-D］）でも，十分に効果が期待できるため，初回治療では逆に単剤による治療が行われ，無効例ではより強力な多剤併用療法が行われる。

❷術後化学療法

　女性生殖器がんの摘出手術後に行われる化学療法を，**術後化学療法**（postoperative chemotherapy）とよぶ。目的により，明らかに腫瘍の残存がある場合に，腫瘍を縮小して寛解に導く**寛解導入化学療法**と，腫瘍細胞が残存する可能性がある場合に，残存腫瘍を根絶し，完全な治癒を期待する術後の**補助化学療法**（adjuvant chemotherapy）に分けられる。最近では，両者を合わせて**初回化学療法**（first-line chemotherapy）の用語が用いられている。

　術後化学療法は，特に卵巣がんや子宮体がんを対象として，その有効性を示すエビデンス（科学的根拠）が得られており，今日では標準的治療法として確立されている。子宮頸がんに対しても術後化学療法が行われる場合があるが，標準的治療法としては確立されてい

ない。

❸ 術前化学療法

術前化学療法（neoadjuvant chemotherapy : NAC）は，抗がん剤への感受性の高いがん腫の進行症例に対し，手術前に行う化学療法である。術前化学療法により，腫瘍の縮小が得られれば，手術もより容易かつ根治的に実施可能である。また，たとえ画像診断などで見つからないような微小の転移が存在しても，これを根絶することが期待できる。

子宮頸がんに対しては，手術療法に先行して本法を行う有用性を支持する報告と，有用性が見いだせなかったとする報告があるが，総じて有効と考えられている。ただし，（後述する）標準治療である同時化学放射線療法との比較での有用性に関して結論は得られていない。卵巣がんに対しては，手術先行の標準治療と比較して，ほぼ同等の治療成績と手術における合併症や輸血の頻度の減少などが示されており，有用な治療法として認知されつつある。

❹ 腹腔内化学療法

女性生殖器がん，特に卵巣がんでは，初期から腹腔内に病巣が播種する可能性が高く，がん性腹膜炎を併発することがまれではない。このような病態を想起し，術後，できるだけ高濃度の薬剤を腫瘍に接触させ，治療効果を高める目的で，腹腔内に薬剤を注入する専用のポートを留置したうえで，腹腔内へ抗がん剤を繰り返し投与する**腹腔内化学療法**（intraperitoneal chemotherapy）が行われている。薬剤としては，白金製剤のカルボプラチン（CBDCA）やシスプラチン（CDDP）が用いられる。腹腔内化学療法の有効性を示す報告は複数認められるが，標準治療には至っておらず，現在なお臨床効果が検討されている。

❺ 維持化学療法

卵巣がんにおいて，化学療法終了後に通常の化学療法剤を維持療法として用いることは有用ではないことが示されているが，分子標的薬を用いた維持化学療法は有用性が示されている。ベバシズマブは，初回の通常の化学療法と併用した後，維持化学療法として単独で使用することにより効果が得られることが示されている。また，オラパリブ，ニラパリブは，特定の症例が対象であるが，初回あるいは再発化学療法後に維持化学療法として用いることにより著明な効果を発揮することが示されている。ベバシズマブとオラパリブとの併用で，さらに効果が上がることも示されている。

4 │ 有害作用

女性生殖器がんに対する治療法には，手術療法，放射線療法，化学療法などがあるが，化学療法の占める位置は年々その重要性を増してきている。抗悪性腫瘍薬は多種類にわたり，作用機序も様々であり，悪性腫瘍の種類や進行期によって適切な薬剤が選択される。

これら抗悪性腫瘍薬には，それぞれの薬剤に特徴的な，悪心・嘔吐，下痢，脱毛，骨髄抑制，腎機能障害，末梢神経障害，心毒性など，種々の有害作用が認められる。使用される薬剤で起こり得る有害作用の把握とその対策は極めて重要であり，定期的な血液および

生化学検査は必須である。また，分子標的薬では，消化管穿孔，瘻孔形成，血栓塞栓症，創傷治癒障害，高血圧，たんぱく尿，甲状腺機能障害など，これまでの化学療法薬のみとは異なった有害作用が発現するため，厳重な注意が必要である。

D 放射線療法および同時化学放射線療法

　X線，電子線などによる放射線療法は，女性生殖器の悪性腫瘍，特に子宮頸がんの治療法として，あるいは術後の補助療法としても極めて重要な位置を占めている。主に骨盤全体に外部から照射する全骨盤外照射（whole pelvis；WP）や，子宮腔内および腟内に器具を挿入して内側から照射する腔内照射（remote after loading system；RALS）などが行われる。

▶ 同時化学放射線療法　近年，抗がん剤のもつ，放射線の効果を増強する増感作用を期待した治療法として，**同時化学放射線療法**（concurrent chemoradiotherapy；CCRT）が行われている。子宮頸がんのうち局所で進行した旧進行期分類（本編表4-3参照）のIB2期からIVA期に対して，放射線治療を単独で行った場合と比べてCCRTでは3割程度死亡のリスクを減らすことが複数の報告で示されている。また，子宮頸がんIA2期，IB期，IIA期を対象に広汎子宮全摘出術を実施した後，補助療法として放射線療法のみを実施した場合と比べて，CCRTを実施した場合には，再発および死亡のリスクが約半分になったという報告もみられる。放射線に併用する薬剤は，臨床研究ではフルオロウラシル（5-FU）とシスプラチン（CDDP）の併用，あるいはCDDP単剤が使用されたが，日本での臨床では，主としてCDDP単剤が用いられている。

▶ IMRT　また，放射線療法としては，全骨盤外照射による消化管への有害作用を軽減する目的で，血管やリンパ節の位置をCTで確認し，目的とする照射部位を定め，照射量をコンピューター制御して消化管への影響を軽減する**IMRT**（intensity modulated radiation therapy，強度変調放射線治療）が，術後照射を中心に導入されつつある。

E 手術療法

1. 手術の種類

　女性生殖器の手術には，疾患を根本的に除去して再発を起こさないようにする**根治手術**と，主として疾患の症状を除去することを目的とする**姑息（保存）手術**，そして診断を目的とする**診査手術**がある。

　手術の種類には，経腹的に手術を行う**腹式**（abdominal）**手術**と，経腟的に行う**腟式**（vaginal）**手術**とがある。

　近年，腹腔鏡で手術を行う腹腔鏡下手術が普及し，さらにロボットを操作して行うロボット支援下の腹腔鏡下手術も導入されている。器具の開発，手術手技の進歩などから，

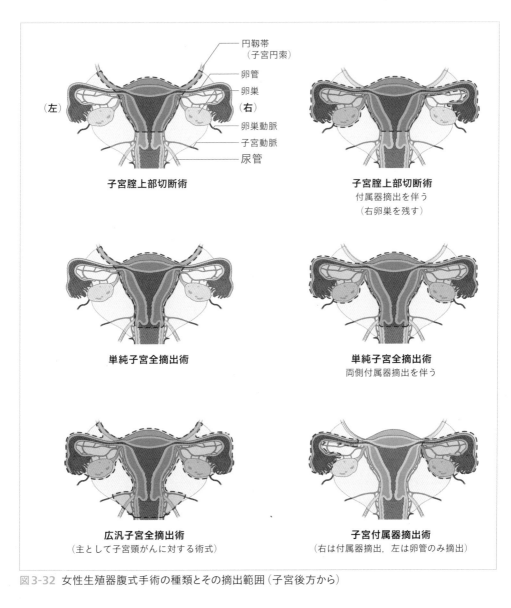

図3-32 女性生殖器腹式手術の種類とその摘出範囲（子宮後方から）

腹腔鏡下手術は応用範囲も広がり，初期の子宮体がんや子宮頸がんに対する手術は，保険診療あるいは高度先進医療として行われている。患者への手術侵襲の少ない点が大きな特徴で，今後，実施件数も増加していくと考えられる。

1 ｜ 主な腹式手術

　女性生殖器の腹式手術では，主として以下の術式を，単独あるいは組み合わせて行う（図3-32）。

- 子宮腟上部切断術（supravaginal hysterectomy）（近年ほとんど施行されない）
- 子宮筋腫核出術（enucleation of uterine myoma）
- 単純子宮全摘出術（total abdominal hysterectomy）

- 準広汎子宮全摘出術（abdominal modified radical hysterectomy）
- 広汎子宮全摘出術（abdominal radical hysterectomy）
- 広汎子宮頸部摘出術（abdominal radical trachelectomy）
- 卵巣腫瘍核出術（enucleation or cyctectomy of the ovarian tumor）
- 子宮付属器摘出術（salpingo-oophorectomy）

  右側（right），左側（left），片側（unilateral），両側（bilateral）
- 骨盤リンパ節郭清術（pelvic lymphadenectomy）
- 傍大動脈リンパ節郭清術（para-aortic lymphadenectomy）
- 大網切除術（omentectomy）
- 卵管形成術（salpingoplasty）

2 │ 主な腟式手術

主な腟式手術には以下のものがある。
- 外陰局所切除術（wide local resection）
- 根治的外陰部分切除術（radical local excision）
- 単純外陰切除術（simple vulvectomy）
- 広汎外陰切除術（radical vulvectomy）
- 子宮脱，腟脱手術（腟壁縫合術，中央腟閉鎖術，マンチェスター手術，肛門挙筋縫合術）
- バルトリン腺嚢胞摘出術（cystectomy of Bartholin's gland）
- バルトリン腺嚢胞開窓術（造袋術）（marsupialization）
- 子宮頸部円錐切除術（conization）（図 3-33）
- 子宮内膜全面搔爬術（total curettage）
- 腟式卵管結紮術（腟式マドレーネル［Madlener］手術）

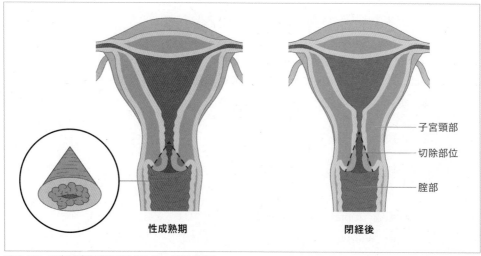

子宮頸部	
切除部位	
腟部	

性成熟期　　　　　閉経後

図3-33 子宮頸部円錐切除術とその切除範囲

- 腟式子宮全摘出術（vaginal total hysterectomy）

3 | 主な腹腔鏡下手術

腹式手術の多くは，腹腔鏡下あるいは腹腔鏡と腟式の併用でも可能であるが，腹腔鏡下に行われる手術として，ほかに以下のものがあげられる。

- 卵管不妊の治療：癒着剝離術，卵管開口術
- 卵巣出血の止血
- 異所性妊娠根治手術
- 子宮内膜症凝固，焼灼
- 卵管結紮術
- 仙骨腟固定術（骨盤臓器脱に対する）

▌ 2. 手術時の麻酔

女性生殖器の手術の麻酔は，腟式の小手術では腰椎麻酔（腰麻，脊髄クモ膜下麻酔）や静脈麻酔（静麻）で行われるが，腹式の手術や，腟式でも外陰がんなどの手術では，気管挿管による全身麻酔が用いられる。ただし，緊急手術などで，麻酔医の参加が不可能な場合などには，単純子宮全摘や子宮付属器摘出程度の腹式手術では，腰麻で行うことも可能である。

腰麻は下腹部の短時間の手術には便利だが，特に血圧下降による虚脱（急激に起こる末梢循環障害）の危険があるため，それに十分に対処し得る状態で実施する必要がある。また，腰麻や静麻では効き過ぎにより呼吸停止をきたす場合があり，呼吸状態に十分な注意が必要である。

文献
1) 日本産科婦人科学会編：産科婦人科用語集・用語解説集，改訂第4版，日本産科婦人科学会，2018，p.334.
2) 日本産科婦人科学会：子宮頸がんとHPVワクチンに関する正しい理解のために；Part1 子宮頸がんとHPVワクチンに関する最新の知識，第4版，2022. https://www.jsog.or.jp/uploads/files/jsogpolicy/HPV_Part1_4.pdf（最終アクセス日：2023/10/26）
3) 日本産科婦人科学会，日本産婦人科医会編：産婦人科診療ガイドライン 婦人科外来編2020，日本産科婦人科学会，2020，p.144.

国家試験問題

---

1 以下の検査と目的の組み合わせで，不適切なものを1つ選べ。　（予想問題）

1. 腟鏡診 ————————— 子宮腟部・外子宮口などの状態の確認
2. 内診 ————————— 内性器の状態の確認
3. 子宮内膜組織診 ————— HPV感染の有無の確認
4. 超音波断層法 ————— 下腹部・骨盤内の腫瘤の有無の確認

▶ 答えは巻末

第 **4** 章

女性生殖器の疾患と診療

この章では

● 女性生殖器疾患の原因・症状・治療について理解する。

国家試験出題基準掲載疾患

子宮内膜症 | 子宮筋腫 | 子宮頸がん | 子宮体がん（子宮内膜がん） |
卵巣腫瘍 | 卵巣がん

I 感染症

A 性感染症

　性感染症（sexually transmitted diseases；STD，または sexually transmitted infections；STI）とは，性行為あるいは類似の行為によって感染する諸疾患の総称である。従来の梅毒，淋病などのいわゆる性病に加えて，性行為によって感染する疾患が増加しつつある。特に1980年代以降，男性同性愛者の間で流行し始めた**後天性免疫不全症候群**（acquired immunodeficiency syndrome；AIDS，エイズ）も性感染症の一つである。

　性感染症に含まれる数多くの感染症の病原体を大別すると，細菌，クラミジア，ウイルス，マイコプラズマ，真菌，原虫，寄生虫に分けられる（表4-1）。

1. 淋病（淋菌感染症）

▶ **原因・症状**　淋病（gonorrhea）は，グラム陰性球菌である**淋菌**（*Neisseria gonorrhoeae*）を病原体とする性感染症の一つである。感染機会後7日以内に，男性では排尿痛と排膿を，女性では膿性帯下の増加や外陰部発赤をみる。女性の場合，子宮頸管炎が大部分であり，バルトリン腺に感染をきたし，この時期に受診する者もいる。しかし，上行感染をきたし，子宮体部炎，骨盤内感染，全身性播種性淋菌感染を起こして重篤な症状を呈する例もまれにある。

▶ **診断**　診断は淋菌の確認による。検査は遺伝子検出を目的としたSDA法が，特異性も感受性も高い（本編−第3章−Ⅱ−D−5「淋菌検出法」参照）。治療後，菌が消失せず再発しても

表4-1 性感染症の病原体の種類と疾患

病原体	疾患
細菌	◎淋病 ◎梅毒 ◎軟性下疳
クラミジア	◎鼠径リンパ肉芽腫症 非淋菌性尿道炎，子宮頸管炎
ウイルス	外陰ヘルペス，尖圭コンジローマ，A型・B型ウイルス性肝炎，サイトメガロウイルス感染症，後天性免疫不全症候群（AIDS）
マイコプラズマ	非淋菌性尿道炎，子宮頸管炎
真菌（カンジダ）	外陰・腟カンジダ症
原虫（トリコモナス）	トリコモナス腟炎
寄生虫	毛じらみ症，疥癬

注：◎はいわゆる性病とよばれている疾患。

第
1
編

構造と機能

症状と病態生理

診察・検査・治療

4

疾患と診療

症状に対する看護

検査と治療に伴う看護

疾患をもつ患者の看護

事例による看護過程の展開

帯下などの自覚症状の発現が遅いため，治療終了時の検査から7日後，さらに次回月経の終了後に再度確認することが大切である。

▶治療　ペニシリン系，テトラサイクリン系，ニューキロノン系，セフェム系などの薬剤が用いられるが，近年耐性菌が増加している。セフトリアキソン（CTRX，ロセフィン®）やスペクチノマイシン（SPCM，トロビシン®）の注射薬，アジスロマイシン（AZM，ジスロマック®）の経口薬はいまだ耐性菌が少ない。なお，パートナーに対する診察と治療も必要である。

2. 梅毒

▶原因・症状　梅毒（syphilis）は，**梅毒トレポネーマ**（*Treponema pallidum*）を病原体とする性感染症の一つである。感染約3週間後（第1期，初期）に感染部位（腟壁，腟前庭，大小陰唇）に無痛性初期硬結を生じ，やがて潰瘍化して**硬性下疳**となり，鼠径リンパ節の腫脹を伴う。さらに3か月後（第2期）に，**斑状梅毒疹（バラ疹）**あるいは**丘疹性梅毒疹**（扁平コンジローマ）をみる。3年以降（第3期）には結節あるいはゴム腫の発生，10年を過ぎる（第4期）と中枢神経系，心血管系にまで病変が及ぶ。第1期および第2期を**早期梅毒**といい，第3期以降を**晩期梅毒**という。ペニシリンをはじめとした各種抗菌薬の出現により，晩期梅毒の症例は激減した。

▶診断　梅毒の診断は，臨床症状，梅毒トレポネーマの検出，梅毒血清反応および病理組織所見による。

一般に，第1期にあっては，潰瘍から採取した漿液を，墨汁，パーカーインクで染色し，顕微鏡直視下に菌を同定するか，あるいはPCR（polymerase chain reaction）法による遺伝子診断を行う。

第2期にあっては，血清学的診断が行われる。非特異的反応として，緒方法，ガラス板法，凝集法，RPR（rapid plasma reagin）法などのSTS（serological test for syphilis，梅毒血清試験）法があり，スクリーニングおよび治療効果の判定に有用である。また，特異的反応として，FTA-ABS（fluorescent treponemal antibody-absorption，蛍光トレポネーマ抗体吸収試験），TPHA（Treponema pallidum hemagglutination test，トレポネーマ・パリズム感作赤血球凝集試験）があり，確定診断に有用である。

▶治療　治療は，ペニシリンの注射（PCG，ペニシリンGカリウム®）や，アンピシリン（ABPC，ビクシリン®），アモキシシリン（AMPC，パセトシン®，サワシリン®），ミノサイクリン（MINO，ミノマイシン®），スピラマイシン（SPM，アセチルスピラマイシン®）などの内服による。

治療に際し，当面の患者が治療の適応であるか否かを正しく判断することは実地上極めて重要なことで，病期，治療歴，STS抗体価などを考慮して慎重に決定する。まず，生物学的偽陽性*（biological false positive：BFP）を除外する。また，活動性のないもの（FTA-ABS，TPHA陽性でも，緒方法×40以下，ガラス板法×4以下）は，経過観察でよい。

一般に，第1期梅毒で2～4週間，第2期梅毒で4～8週間，治療を続ける必要がある。

3. 軟性下疳

▶ 原因・症状　軟性下疳（かんせん）（chancroid）は，軟性下疳菌（Haemophilus ducreyi）を病原体とする性感染症である。感染1週間以内に外陰部に多数の膿疱（のうほう）が生じ，潰瘍化（かいようか）して，強い疼痛（とうつう）を伴い，鼠径（そけい）リンパ節も腫脹（しゅちょう）する。東南アジア，アフリカなどの熱帯，亜熱帯地方に多く発生している。日本では海外で感染してきた患者がみられる程度で，頻度は低い。通常，男性に多くみられる。

▶ 診断　特徴的な症状から，視診や触診にて診断可能である。確定診断としては，鏡検や検体の培養を行い，グラム陰性連鎖状桿菌（かんきん）を検出する方法があるが，成功率は高くない。

▶ 治療　耐性菌も報告されているが，テトラサイクリン系薬，マクロライド系ないしセフェム系薬が奏効する。アジスロマイシン（AZM，ジスロマック®），セフトリアキソン（CTRX，ロセフィン®），シプロフロキサシン（CPFX，シプロキサン®），エリスロマイシン（EM，エリスロシン®）などが推奨されている。

4. クラミジア感染症

▶ 原因　クラミジア・トラコマチス（*Chlamydia trachomatis*）は，細菌とウイルスの中間の大きさの細菌で，トラコーマとよばれる眼疾患の病原体として知られている。このクラミジア・トラコマチスには，いくつかのタイプがあり，鼠径リンパ肉芽腫症（にくげしゅ），性器クラミジア感染症（genilal chlamydial infection）（男性では尿道炎，前立腺炎，女性では子宮頸管炎や子宮付属器炎を起こす）の起炎菌となり，いずれも性行為によって感染する。そのほか，垂直感染によって新生児に結膜炎や間質性肺炎を引き起こす。

▶ 症状

● 鼠径リンパ肉芽腫症（lymphogranuloma inguinale）（第四性病*）

性病性リンパ肉芽腫症ともいわれ，感染2週間後，陰部に小さなびらんが生じ，さらに2週間後，鼠径リンパ節が腫脹，化膿するとともに，発熱などの全身症状をみる。

● 子宮頸管炎，子宮付属器炎

子宮頸管上皮に感染しても無症状のことが多く，時に膿性帯下（のうせいたいげ）の増量や少量の性器出血を認める程度である。しかし，上行感染（じょうこう）をきたし，子宮筋層炎，子宮付属器炎，さらに骨盤腹膜炎などの骨盤内炎症性疾患（PID）へと進展すると，下腹部痛や発熱などがみられ，治癒後も卵管閉塞（ちゅ），卵管留水症（へいそく）のために不妊症の原因となる。上腹部に進展して，フィッツ・ヒュー‐カーティス症候群（Fitz-Hugh-Curtis Syndrome）とよばれる肝周囲炎をきたすことも知られている。

＊ **生物学的偽陽性**：梅毒に特異的な検査ではないために5～20％で生じるSTS法の偽陽性反応を指す。梅毒感染以外にも，肝疾患，自己免疫疾患，妊娠などで偽陽性を示す場合がある。

＊ **第四性病**：古くから知られている淋病，軟性下疳，梅毒に次いで4番目に病原体が判明した性病であるため，このような呼び名がある。

構造と機能

症状と病態生理

診察・検査・治療

疾患と診療

症状に対する看護

検査と治療に伴う看護

疾患をもつ患者の看護

事例による看護過程の展開

▶ **診断** **抗原検査法**としては，頸管粘膜を擦過して得たサンプルに含まれる細胞内クラミジアの有無を，遺伝子検出法（本編-第3章-Ⅱ-D-4「クラミジア検出法」参照）によって検出する。

　また，血中抗体検査法では，初感染時には，まず IgM 抗体が1週間以内に上昇し，2か月以内に消失するため初感染の指標に，IgA 抗体は初感染と再感染時に約2週間で上昇し，6か月で消失するため活動性を示す指標に，IgG 抗体は約1か月後から上昇し，数年間持続するため既往感染の指標となる。

▶ **治療** 　アジスロマイシン（AZM，ジスロマック®）1000mg を1回，または1日1回 500mg を3日間，あるいはクラリスロマイシン（CAM，クラリス®，クラリシッド®）1日 400mg（1日2回に分服）の7日間投与を行う。パートナーも同時に治療することが重要である。

5. 尖圭コンジローマ

▶ **原因・症状** 　尖圭コンジローマ（condyloma acuminata）は，**ヒトパピローマウイルス**（*human papillomavirus*；HPV）6型，11型の感染により生じる外陰皮膚あるいは粘膜の鶏冠状，花菜状の乳頭腫である。感染機会後2～3か月間の潜伏期間があり，発症の確率は 60% 以上といわれている。

▶ **診断** 　特徴的な形態により，HPV 検査を行わなくても視診や触診で診断可能である。

▶ **治療** 　外科的切除（レーザー切除），電気焼灼，薬剤（イミキモド［imiquimod，ベセルナクリーム］，フルオロウラシル「5-FU 軟膏」，ブレオマイシン［BLM，ブレオ S® 軟膏］）の塗布などが行われる。

▶ **子宮頸がんとの関連** 　子宮頸部の異形成や子宮頸がんから HPV が高率に同定され，HPV は尖圭コンジローマだけでなく，子宮頸がんの発生（本章-Ⅳ-G-1「子宮頸がん」参照）にも深い関連があることが知られている。特に HPV16 型，18 型などのハイリスク型が検出された場合には，将来悪性化の可能性があり，慎重な対応が必要である。

6. 性器ヘルペス

▶ **原因** 　性器ヘルペス（genital herpes）は，単純疱疹（ヘルペス）ウイルス（*herpes simplex virus*；HSV）の感染により発症する。HSV には1型と2型とがあり，性器ヘルペスは主に2型による。

▶ **症状** 　初感染（急性型）の場合，主として性交による感染の約1週間後，発熱とともに陰部に小水疱が多数発生，やがて破れてびらん，または潰瘍を形成し，灼熱感や激しい疼痛を生じる。無治療でも約1か月で乾燥，痂皮*をつくって自然治癒する。根治が困難でしばしば再発を繰り返す。また，感染しても無症状の場合も多いため，気づかないまま次の相手に移してしまう危険がある。

＊ 痂皮：いわゆるかさぶた。創傷あるいは潰瘍部分の表層に形成される線維素，白血球，凝固した滲出液および壊死組織が相合して固まったもの。

▶ 診断　臨床症状からも判断可能であるが，病巣の細胞診標本におけるウイルス性巨細胞の検出，感染細胞からの PCR 法による DNA 検出，初感染においては血清 IgG 抗体の上昇，IgM 抗体の出現などで診断される。

▶ 治療　抗ウイルス薬として，アシクロビル（ACV，ゾビラックス）1 回 200mg を 1 日 5 回，5 日間，またはバラシクロビル塩酸塩（VACV，バルトレックス）1 回 500mg を 1 日 2 回，5 日間（初感染型性器ヘルペスは 10 日間まで）の内服による全身療法，あるいはビダラビン（Ara-A，アラセナ -A® 軟膏）による局所療法などが用いられ，好成績を得ている。

7. 後天性免疫不全症候群（AIDS）

▶ 原因　1980 年代に，アメリカで同性愛の男性がカリニ肺炎（現ニューモシスチス肺炎）あるいはカポジ肉腫により死亡する例が報告され，その基盤に細胞性免疫不全の存在が認められ，エイズ（Acquired Immunodeficiency Syndrome：AIDS）と命名された。その後，本症がヒト免疫不全ウイルス（human immunodeficiency virus：HIV）を病原体とする性感染症（STD）の一つであることが明らかにされた。

　感染経路としては**性行為**（異性間，同性間）のほか，**血液感染**（HIV を含む血液製剤，輸血，麻薬の注射器の回し打ち），**母子感染**が知られている。無治療の場合，HIV 感染妊婦から児への感染率は約 30% であるが，妊娠初期に感染がわかり適切な対策をとることができれば，児への感染率は 1% 以下に低下するといわれている。

▶ 症状　感染後 2 〜 4 週くらいの急性期にウイルスは体内で増殖し，発熱・咽頭痛・倦怠感・下痢など，かぜやインフルエンザに似た症状や，筋肉痛，皮疹などが出現する。急性期を過ぎると，無症状の時期が数年〜10 年ほど続き，免疫力が低下すると寝汗や急激な体重減少などがみられ，帯状疱疹や口腔カンジダ症などに易感染性となる。さらに免疫力が低下すると，**日和見感染症**，悪性腫瘍，脳神経障害などの種々の病気を発症するに至る。

▶ 診断　酵素免疫抗体法（EIA），イムノクロマトグラフィー法（Immuno-chromatography，IC 法），凝集法（particle agglutination，PA 法）によって HIV 抗体がスクリーニングされる。陽性の場合は，ウエスタンブロット（Western blot）法による抗体確認検査や PCR 法，NAT（nucleic acid amplification test）法などの核酸増幅検査が行われる。

▶ 治療　薬剤に対する抵抗性（耐性）が生じることを予防するため，作用機序の異なる抗 HIV 薬剤を 2 〜 3 種類併用して投与する多剤併用療法が主流となっている。この治療法が確立したことにより HIV 感染者の予後は改善し，致死的な疾患ではなく，早期発見・早期治療によりコントロール可能な疾患と考えられるようになってきたが，HIV を消滅させることは不可能とされており，治療を一生涯継続する必要がある。

8. 外陰・腟カンジダ症

▶ 原因　カンジダ症（candidiasis）は，真菌の一種であるカンジダ・アルビカンス（*Candida albicans*）（図 4-1）の感染によって，外陰と腟に同時に起こることが多く，一般に**外陰・腟カ**

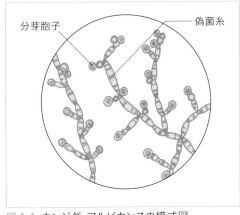
図4-1 カンジダ・アルビカンスの模式図

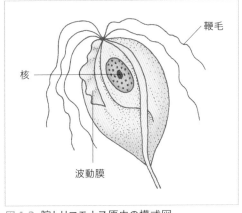
図4-2 腟トリコモナス原虫の模式図

ンジダ症とよばれている。

　カンジダ・アルビカンスは常在菌の一つであるが，その異常増殖により発症する。妊婦をはじめ，抗菌薬の大量使用，糖尿病合併の女性に発症しやすい。

▶ 症状　外陰部の激しい瘙痒感が主症状で，急性期には外陰部は腫脹し，慢性化すると外陰の皮膚は乾いて肥厚し，カサカサとなる。白い酒粕様，ヨーグルト状の帯下が特徴で，一部は腟入口，小陰唇，大陰唇にかさぶたのように張り付く。

▶ 診断　本編-第3章-Ⅱ-D-3「カンジダ検出法」参照。

▶ 治療　抗真菌薬である，クロトリマゾール（clotrimazole, エンペシド®），ミコナゾール（miconazole, フロリード），イソコナゾール（Isoconazole, アデスタン®），オキシコナゾール（oxiconazole, オキナゾール®）などの腟錠と軟膏が有効であるが，再発しやすい。菌の培養によって効果を確認しながら，完治するまで治療を続ける必要がある。また，本症も性感染症の一つであるため，パートナーに対する治療も考慮する必要がある。

▌9. トリコモナス腟炎（腟トリコモナス症）

▶ 原因　トリコモナス腟炎（trichomonas vaginitis）は，主として性交による腟トリコモナス原虫（図4-2）（Trichomonas vaginalis）の感染によって起こる。感染しても必ずしも発病するわけではなく，健康女性の腟内にもまれにトリコモナスが認められる。男性では感染しても発病することはまれであり，トリコモナスは無症状のまま尿道内に潜伏する。トリコモナスの感染は性交が重要な要因であり，性感染症の一つとされている。

▶ 症状　トリコモナス腟炎に罹患すると，まず帯下の増加を認める。帯下の性状は淡黄色膿様で粘り気はない。しばしば細かい泡が生じ（泡沫状），特有の臭気がある。同時に外陰部の瘙痒感やヒリヒリするような痛みを訴える。時に排尿痛や排尿時の不快感を訴えることもある。

▶ 診断　本編-第3章-Ⅱ-D-2「トリコモナス検出法」参照。

▶ 治療　治療はメトロニダゾール（miconazole, フラジール），チニダゾール（tinidazole, チ

ニダゾール）などの腟錠の挿入を約2週間続ける。症状が消失しても不完全な治療を行った場合は，再発を繰り返すことが多い。腟錠と併用して内服薬（フラジール内服錠やチニダゾール錠）を1日2回，14日間服薬することも行われる。パートナー間での感染による再発（**ピンポン感染**）を防ぐために，パートナーにも同様の内服薬を用いる。

　また，ほかの性感染症との重複感染を考慮し，同時治療あるいは追加治療についても検討が必要である。

Ⓑ 性器結核

▶ **原因**　性器結核（genital tuberculosis）は，続発性に生じた性器の結核菌（*Mycobacterium tuberculosis*）感染で，女性より男性に多くみられる。結核の治療法の著しい進歩によって，肺結核は減少しており，2次的発症である性器結核も明らかに減少している。

▶ **症状**　女性性器結核では，主として血行性に肺から子宮，卵巣，卵管に感染をきたす。結核菌は結核結節とよばれる病巣をつくり，周囲の組織に癒着を生じる原因となる。性器においても腫瘤を形成し，子宮内腔・卵管の狭窄や癒着が起こり，不妊症，下腹部痛，腰痛などの症状が出現する。

▶ **診断**　胸部レントゲンあるいはツベルクリン反応で結核であることを確認し，さらに性器病巣の細胞診や組織診による結核病巣の証明，月経血の培養による結核菌の確認などが診断確定の決め手となる。

▶ **治療**　治療は抗結核薬による化学療法が中心となり，リファンピシン（RFP）＋イソニアジド（INH）＋ピラジナミド（PZA）に，エタンブトール（EB）またはストレプトマイシン（SM）を加えた4剤併用療法が用いられる。子宮内腔および卵管の癒着については，外科的に剥離が行われる場合もある。

Ⅱ　外陰の疾患

1. 外陰炎

▶ **原因**　外陰炎（vulvitis）とは，微生物，化学的刺激，機械的刺激，エストロゲンの低下，全身疾患（糖尿病）などが原因となり，外陰や大腿部に湿疹様皮膚炎を起こすものをいう。汗をかきやすい夏，特に肥満者に多い。

▶ **治療**　局所を清潔にし，軟膏を塗布して刺激から守り，皮膚を乾燥させるように心がける。

第
1
編

構造と機能

症状と病態生理

診察・検査・治療

4

疾患と診療

症状に対する看護

検査と治療に伴う看護

疾患をもつ患者の看護

事例による看護過程の展開

2. 外陰・腟カンジダ症

本章－I－A－8「外陰・腟カンジダ症」参照。

3. ベーチェット病（粘膜皮膚眼症候群）

▶ 原因　ベーチェット（Behçet）病の原因はいまだに不明で，遺伝的要因と環境要因の関与が疑われており，遺伝的素因のある症例で発生する一種のアレルギー性ないし自己免疫性疾患とも考えられている。国の指定難病の一つである。

▶ 症状　ベーチェット病は，口腔粘膜の再発性アフタ性潰瘍，外陰部潰瘍，皮膚症状（結節性紅斑など），眼症状（ぶどう膜炎）の4つを主症状とする慢性の全身性炎症性疾患で，個々の症状が消失と再発を繰り返すのが特徴の一つとなっている。副症状として，関節炎，消化器症状，神経症状，血管炎症状などが知られている。

　ベーチェット病の不全型と考えられている疾患に，**急性外陰潰瘍**（acute ulcer of vulva）がある。若い女性に好発する原因不明の疾患で，主に小陰唇や会陰，時に腟壁，子宮腟部に小さな潰瘍が発生し，強い疼痛と多くは発熱を伴う。自然治癒の傾向があるが，月経周期に関連して再発を繰り返す場合もある。

▶ 治療　今日なお有効にして確実な根治的治療法はなく，対症療法が行われている。なお，炎症を引き起こす主要な体内物質TNFの作用を抑える分子標的薬が保険適用となり，今後，治療成績の向上が期待されている。

4. 外陰白斑症，外陰萎縮症

▶ 原因，症状　外陰白斑症（vulvar leukoplakia）および外陰萎縮症（vulvar lichen sclerosus）は，外陰部の皮膚の一部が脱色し白い斑紋となるもので，かつては**外陰ジストロフィー**（vulvar dystrophy）とよばれていた。皮脂腺や汗腺が喪失するため乾燥し，カサカサとなって強いかゆみを感じる。時には疼痛や灼熱感を生じることもある。多くはエストロゲン分泌の消失した更年期以後の女性にみられ，一部は外陰がんの前駆状態ともみなされている。外陰表層の細胞の角化の異常や，ケラチンの増加，メラニンの脱出，栄養障害などが発症に関与すると考えられるが，はっきりした原因は不明である。

5. バルトリン腺囊胞

▶ 原因　バルトリン腺は，通常，小さくて触知不能であるが，小陰唇の内側に開口する排泄口が何らかの原因で閉鎖すると，分泌される粘液の貯留によって触知可能なほど腫大し，バルトリン腺囊胞（Bartholin's cyst）となる。

▶ 治療　不快なほど大きくなれば，囊胞を手術的に摘出するか，開窓術を行う。

6. バルトリン腺炎

▶ **原因, 症状** バルトリン腺炎（Bartholinitis）は，淋菌，化膿菌，大腸菌などがバルトリン腺に感染することにより発症し，熱感や圧痛を生じる。開口部が閉鎖し膿が貯留した場合，あるいはもともと形成されていた囊胞に感染した場合には，バルトリン腺膿瘍*を形成し，発熱，発赤，激しい疼痛などを伴う。

▶ **治療** 抗菌薬の投与と同時に局所を切開して排膿する。

7. 尖圭コンジローマ

本章－Ⅰ－A－5「尖圭コンジローマ」参照。

8. 外陰がん

▶ **症状, 特徴** 外陰がん（vulvar cancer）は，子宮体がん，子宮頸がん，卵巣がんに次いで多い性器がんで，全体の3〜4%を占め，50歳以上の年齢に多い。一部の外陰がんでは，子宮頸がんの原因とされるHPVとの関連が指摘されている。

初期には外陰に小さな腫瘤が生じ，一部が潰瘍化するが，ほとんど自覚症状はない。治癒しにくく，しだいに大きさを増す。やがて鼠径部のリンパ節腫脹（転移）をきたす。腫瘤の大きさ，浸潤の深さ，膣，尿道，肛門への広がり，リンパ節転移の状態，遠隔転移の有無により，臨床進行期が決定される。組織学的には90%以上が扁平上皮がんであるが，腺がんや悪性黒色腫も発生することがある。腺がんはバルトリン腺からも生じることが知られている。

▶ **治療** 従来，両側の鼠径リンパ節郭清および広汎外陰切除術が行われていたが，近年は病巣の局在に応じて根治的外陰部分切除術（病巣の周囲皮膚2cm程度および皮下組織を切除）なども行われる。広汎外陰切除術後には，QOL維持のため，形成外科の協力のもとに皮弁の移植を行うこともある。術後，進行例には化学療法や放射線療法が行われる。また，高齢者に多いことから，持病や全身状態により手術が困難な場合には根治的放射線療法も行われる[1]。外陰がんの術後5年生存率は，扁平上皮がんで約50%，腺がんで約30%とされている。

9. 発育・発達の異常

1 処女膜閉鎖

▶ **原因** 処女膜閉鎖（hymenal atresia）（鎖陰）とは，先天性に処女膜の開口部の欠如した比較的まれな性器奇形である。経血が膣外に排出されないため，初経は発来せず，膣留

＊膿瘍：組織の壊死によってできた膿が局所的に集まったもの。形成部位によって特殊な名称がついており，たとえば，毛囊あるいはその付属器官を中心とする膿瘍を癤，これが多数集合しているものを癰という。

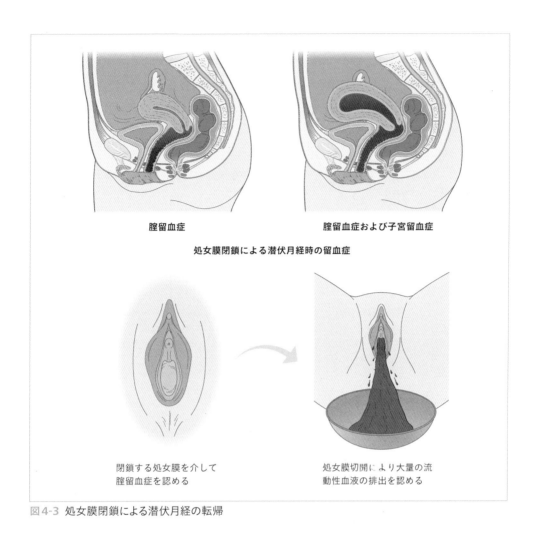

腔留血症　　　　　　　　　腔留血症および子宮留血症

処女膜閉鎖による潜伏月経時の留血症

閉鎖する処女膜を介して　　　　　　　処女膜切開により大量の流
腔留血症を認める　　　　　　　　　　動性血液の排出を認める

図4-3　処女膜閉鎖による潜伏月経の転帰

血症，子宮留血症，次いで卵管留血症を形成する。このように腔からの出血がみられない月経を**潜伏月経**とよんでいる(図4-3)。長期間にわたって経血が貯留すると下腹部は膨満し，月経のたびに周期的下腹部痛を訴えるようになる。これを**月経モリミナ**(menstrual molimina)という。

▶ 治療　処女膜を切開し，貯留した経血を流出させる。

2 ｜ 陰核肥大

　先天性副腎皮質過形成(副腎性器症候群)にみられる先天性アンドロゲン過剰や，妊娠初期に流産予防に母体に用いられたホルモン薬の影響で，乳幼児に陰核の肥大がみられる場合がある。副腎皮質過形成の場合，乳児期からのステロイド補充療法とともに，陰核の肥大および尿道・腔との合流部の位置により外陰部形成術が検討される。ホルモン薬の影響の場合，成長に伴い解決することが多い。

　低エストロゲンによる発育異常，おむつかぶれなど慢性的な炎症による陰唇癒着などがあげられる。癒着の程度が強い場合には，ホルモン薬の軟膏塗布や，綿棒などの器具を用いて癒着をはがす処置を行う。

Ⅲ　腟の疾患

　腟の疾患の主たるものは，**腟炎**（vaginitis, colpitis）である。これは病原体が腟に感染して生じるものであるが，腟は病原体が感染する機会が多いわりに，腟炎の頻度はあまり高くない。これは，腟自体に感染を防ぎ，腟を清潔に保つための特殊な生理作用が備わっているためで，これを**腟の自浄作用**とよんでいる（本編-第1章-Ⅰ-B-1「腟」参照）。

Ⓐ　腟炎

1. トリコモナス腟炎（腟トリコモナス症）

本章-Ⅰ-A-9「トリコモナス腟炎（腟トリコモナス症）」参照。

2. カンジダ腟炎（腟カンジダ症）

本章-Ⅰ-A-8「外陰・腟カンジダ症」参照。

3. 細菌性腟症

▶ 原因・症状　トリコモナスやカンジダなど特定の起因菌によるものでなく，腟内環境の乱れや複数の菌の異常繁殖が原因の腟炎を細菌性腟症（bacterial vaginosis）という。レンサ球菌やブドウ球菌などの化膿菌，あるいは大腸菌が原因と考えられている。臭気のある，黄色や緑色の膿性の帯下が主な症状であるが，トリコモナス腟炎などに比較して帯下の量は少ない。また，外陰部の変化や瘙痒感なども一般に軽度である。

4. 萎縮性腟炎

▶ 原因　閉経後の女性では卵巣からのエストロゲン分泌が低下，消失しているため，腟の自浄作用は衰え，腟の抵抗性が減弱する。これにより，大腸菌などが感染し腟炎をきたしやすい。これを，**萎縮性腟炎**（atrophic vaginitis）とよぶ。従来は老人性腟炎（senile vaginitis）とよばれていた。

▶ 症状　腟粘膜の萎縮により腟粘膜に斑状の発赤や粘膜下出血を認め，帯下の増加や少量

の出血をみる場合もあり，子宮がんではないかと来院する例が少なくない。

▶ 治療　エストリオールの腟坐薬（E3，ホーリン®V腟用錠など）あるいは内服薬（E3，ホーリン®錠など）が用いられ，病状は比較的容易に消失する。

Ⓑ 腟損傷

1. 分娩時の腟損傷

多くは会陰裂傷に伴う腟下部の裂傷で，大量の出血をきたし，急性貧血の原因となる。分娩後，直ちに縫合する。

2. 性交による腟損傷

初回性交による処女膜損傷は生理的現象で，軽度の疼痛と少量の出血をみるにすぎないが，極めてまれに，深い裂傷により縫合を必要とする場合もある。最も多いのが産褥中の性交，あるいは粗暴な性交によるもので，多くは腟の上部，腟円蓋に裂傷をきたす。止血のための縫合と抗菌薬投与による感染防止を必要とする。

Ⓒ 腟瘻

腟あるいは隣接臓器の損傷によって，腟管と隣接臓器（膀胱，尿管，直腸，小腸など）との間に交通孔，すなわち瘻孔（fistula）が発生する。これを腟瘻という。分娩時の損傷，婦人科手術時の損傷や放射線照射によるものが多い。外科的に瘻孔を閉鎖するか，あるいは瘻孔をそのままとし，尿路変向または人工肛門によって瘻孔部への尿便の通過を防止し，瘻孔部の安静を図る。

Ⓓ 腟の腫瘍

1. 良性腫瘍

腟の良性腫瘍には，腟嚢腫，扁平上皮乳頭腫，尖圭コンジローマ，ポリープ，平滑筋腫，線維腫，子宮内膜症などがある。尖圭コンジローマは，本章－Ⅰ－A－5「尖圭コンジローマ」で述べた治療を行う。ほかは，症状などを認めるようであれば摘出術を行う。

2. 悪性腫瘍（腟がん）

▶ 特徴　腟の悪性腫瘍は女性生殖器悪性腫瘍の1〜2%のまれな疾患で，その大部分を腟がんが占めている。主として70歳以上の高齢者に発生する。病変が外子宮口に及ぶ場合

第1編

構造と機能

症状と病態生理

診察・検査・治療

4 疾患と診療

症状に対する看護

検査と治療に伴う看護

疾患をもつ患者の看護

事例による看護過程の展開

には子宮頸がん，外陰に及ぶ場合には外陰がんに分類すると定義されている。大部分が扁平上皮がんで，一部に腺がんが認められる。

▶ **原因** 子宮頸がん同様，HPV の関与が指摘されている。欧米では，胎児期に母体に投与されたホルモン薬（日本では使用されていない）が原因で発生する明細胞がん（腺がんの一つ）も知られている。

▶ **症状** 主な症状は性器出血であるが，帯下，異物感などがみられることもある。

▶ **治療** 腟円蓋近辺の病巣であれば，子宮頸がんと同様の広汎子宮全摘，外陰近くの病巣であれば，外陰がんと同様の根治的外陰切除が行われる場合もある。いずれにも該当しない場合には，放射線治療が中心となる。初期の病変であれば腟内照射，浸潤病変であれば腟内照射と骨盤外照射が行われる。

▶ **転移性腟がん** 原発性の腟がん，子宮頸がんの直接浸潤のほかに，腟は子宮体がんや絨毛がんの転移好発部位の一つであり，しばしば転移性のがんが認められる。

Ⓔ 腟の発生・発育の異常

腟の発生・発育の異常には，腟横中隔，腟縦中隔，腟閉鎖，腟欠損などがある。治療としては，切開術，あるいは腟形成術，造腟術を行う。

1 腟横中隔

尿生殖洞とミュラー（Müller）管の癒合障害により生じる。腟上部 1/3 の部位に多い。処女膜閉鎖と同様の症状を呈する。治療も同様で，中隔の切開を行う。

2 腟縦中隔

左右のミュラー管の癒合不全により生じる。同じ原因で中隔子宮や双角子宮などの子宮の奇形を合併することもある。

3 腟閉鎖

処女膜閉鎖と腟欠損の中間的な状態で，腟の一部が欠損して閉鎖する。腟上部が存在し，腟下部が欠損，閉鎖することが多い。処女膜閉鎖と同様の症状で，切開ドレナージを行う。

4 腟欠損

ミュラー管の発育障害により腟が欠損し，多くは子宮の欠損も伴う。原発性無月経となるが，多くは卵巣が正常でホルモン的に異常はないため，外性器の発育に異常は認めない。

第
1
編

構造と機能

症状と病態生理

診察・検査・治療

4
疾患と診療

症状に対する看護

検査と治療に伴う看護

疾患をもつ患者の看護

事例による看護過程の展開

IV　子宮の疾患

Ⓐ　子宮の位置，形態の異常

1. 子宮後転症（子宮後傾後屈）

▶ 概要　正常な子宮は，前方に傾くと同時に前方に屈曲する**前傾前屈**（anteversioflexio；AVF）の形をとる。これに対し，子宮が後方に傾くと同時に後方に屈曲しているものを**後傾後屈**（retroversioflexio；RVF）という（本編図 1-4 参照）。大部分のものは無症状であり，病的意義はほとんどない。

　従来，子宮後傾後屈は月経困難症や腰痛，さらに不妊症の原因として重要視され，矯正手術なども行われていたが，今日では独立した疾患，治療対象とは考えられていない。

▶ 原因　体質的と考えられる後傾後屈以外に，子宮内膜症，子宮付属器炎，骨盤腹膜炎などが原因で，子宮が後方の臓器と癒着すると，2 次的に子宮後傾後屈が発生する。この場合しばしば不妊症を伴うが，不妊の原因は同時に存在する卵管の通過性障害などであるため，子宮後屈に対する矯正手術の適応とはならない。

2. 子宮下垂および子宮脱

▶ 概要　子宮は，種々の靱帯や骨盤底筋群によって骨盤内で一定位置に維持されているが，骨盤底筋群の支持機能の障害によって，子宮の下降が生じる。子宮の下降程度は様々で，子宮頸部が両坐骨棘を結ぶ線より下降しているが，いまだ腟内にあるものを**子宮下垂**（descensus uteri），腟外にまで脱出したものを**子宮脱**（prolapsus uteri）という（図 4-4）。

▶ 原因　原因としては，分娩時の骨盤底筋群の損傷など腹圧による刺激が重要視されており，多産婦，立ち仕事や農作業の従事者などに多く認められる。

▶ 診断　子宮の下降程度は，立位と臥位，腹圧の有無などで変動するため，診断時は腹圧負荷により下降度を判定する。

▶ 症状　子宮の下垂感，下腹部不快感などがある。入浴時，排尿時，排便時などに腟入口部に腫瘤を触知し気づく。

　子宮脱垂が高度になると，歩行困難など日常生活にも支障をきたす。また，子宮の脱垂には通常，腟の脱垂を伴う。腟の前壁が脱垂しているものを**膀胱脱**（cystocele），後壁が脱垂しているものを**直腸脱**（rectocele）という。このため，しばしば排尿・排便障害をきたす。脱出した子宮が乾燥したり，潰瘍，出血，感染，帯下の増加などを生じたりすることもある。

▶ 治療　手術療法にはいくつかの方法が用いられる。一つは中央腟閉鎖術（ルフォール［Le

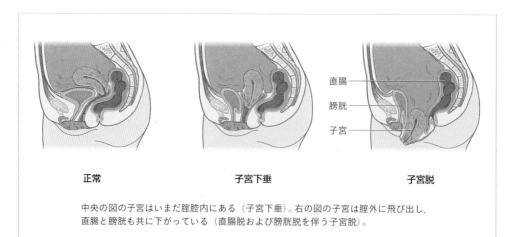

中央の図の子宮はいまだ腟腔内にある（子宮下垂）。右の図の子宮は腟外に飛び出し，直腸と膀胱も共に下がっている（直腸脱および膀胱脱を伴う子宮脱）。

図4-4　子宮下垂と子宮脱

Fort］手術）で，前後壁の腟壁粘膜を剝離して，子宮頸部を挙上しつつ前後壁を縫合閉鎖する方法で，侵襲が少なく，高齢者で性交の機会のない場合に行われる。一方，骨盤底の筋肉や腟壁を縫縮・補強し，子宮の脱垂を防ぐとともに子宮を上方に挙上する手術も行われ，この場合は術後の性交が可能となる。この際，脱垂している子宮を腟式手術で腟から摘出する方法もしばしば行われている。また，骨盤臓器の支持組織をメッシュ（綱目状のシート）を用いて手術的に補強する TVM（tension free vaginal mesh）手術なども泌尿器科を中心に行われるようになっている。さらに，メッシュを用いて腟を仙骨に固定する手術を腹腔鏡下あるいはロボット支援腹腔鏡下に行う仙骨腟固定術なども近年導入されている。

　手術を希望しない，あるいは困難な患者に対しては，保存療法としてペッサリー（pessary）が用いられる（図4-5）。ペッサリーを挿入した場合，それが腟内異物となって，帯下の増加や腟壁・子宮腟部にびらんが生じる例が少なくない。ペッサリーは，少なくとも2～3か月に1回は新しいものと交換，あるいは洗浄するようにし，また，クロラムフェニコール（CP，クロマイ®腟錠），エストリオール（E3，ホーリン®V腟用錠）を必要に応じて併用する。

3. 子宮内反症

　子宮の内膜面が反転して裏返しになった状態を，**子宮内反症**（uterine inversion）という。非常にまれな状態であるが，主として産褥時に発生する。胎盤剝離前の臍帯の牽引，癒着胎盤，臍帯巻絡*などによって生じ，高度の疼痛と多量の出血を生じショック状態に陥る。緊急的な手術的処置を必要とする。

＊**臍帯巻絡**：臍帯が胎児の頸部・四肢または軀幹などに巻き付いた状態をいう。過長臍帯や胎児の過度の運動によって生じる。

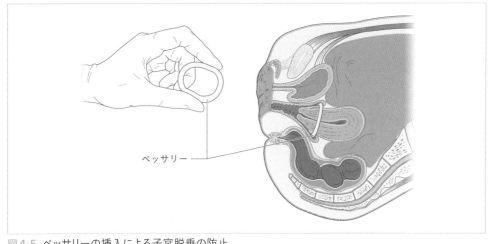

図4-5 ペッサリーの挿入による子宮脱垂の防止

第1編

構造と機能

症状と病態生理

診察・検査・治療

4 疾患と診療

症状に対する看護

検査と治療に伴う看護

疾患をもつ患者の看護

事例による看護過程の展開

B 子宮の炎症

1. 子宮頸部の炎症

▶ 概念・原因　子宮頸管内膜，子宮腟部・頸部筋層など子宮頸部に起こる炎症を総称して，**子宮頸管炎**（uterine cervicitis）という。子宮頸管炎の主要起炎菌は，淋菌，クラミジア，ブドウ球菌，大腸菌，レンサ球菌などで，性交および流産や分娩による頸管損傷や子宮頸部への手術操作後などに起こりやすい。

▶ 症状　帯下が著明に増加し，軽度の下腹部痛や腰痛を訴えるものもある。膀胱三角部への炎症の波及によって，頻尿の原因ともなり得る。また，本症が不妊症の原因になることも珍しくない。

▶ 治療　子宮頸部の炎症は非常に頑固で，治療が困難な例が少なくない。急性症には抗菌薬による化学療法が，慢性症には腟坐薬による化学療法が主として行われる。

2. 子宮体部の炎症

▶ 概念・原因　病原菌が子宮腔内に侵入し，子宮内膜を侵して**子宮内膜炎**（endometritis），筋層に進んで**子宮筋層炎**（myometritis），さらに子宮表面の漿膜（外膜）に達して**子宮外膜炎**（perimetritis）を起こす。原因はレンサ球菌，ブドウ球菌，大腸菌，嫌気性菌などの腟内からの上行感染である。性交または分娩，流産，腟式手術時などに外部から侵入する。

▶ 症状　子宮内膜炎には急性と慢性があり，急性では血性・膿性帯下の増加，下腹部痛，圧痛，不快感，発熱などがみられる。慢性は自覚症状がないことが多く，着床不全や妊娠初期の流産の一因となり得る。

▶ 治療　抗菌薬の投与を行うが，子宮留膿症を認める場合には，ドレナージの併用も効果

的である。産褥性のものには，子宮収縮薬の投与を行う。

C 子宮腟部びらん

表面がすり減った状態，浅い潰瘍を形成した状態を，**びらん**とよぶ。子宮腟部に生じる
びらんには次の 2 つの状態がある。

1. 真性びらん

真性びらんとは，子宮腟部の表層粘膜が剝脱し，粘膜下にある部分が表面に露出してい
るものをいう。子宮頸管炎，ベーチェット病，梅毒，がんなどの際にみられるが，まれで
ある。

2. 仮性（偽性）びらん

▶ 概念　一般に子宮腟部びらん（erosion）とよばれているものは**仮性びらん**のことで，子
宮腟部表面を，重層扁平上皮ではなく円柱上皮が覆っている状態をいう。上皮の欠損はな
いため，真のびらんではないが，粘膜下組織の血管網が透視されて鮮紅色を呈し，一見，
真性びらんに酷似する。

▶ 発生機序　カウフマン（Kaufmann）らによると，頸管円柱上皮はエストロゲンの作用に
著明に反応して増殖し，頸管内に収まりきれず腟腔側に外反し，外子宮口を越えて子宮腟
部の表面にまで進出するという説である。母体からのエストロゲンの影響を受ける胎児の
出生時には，約 30% にびらんを認めるという。5 〜 6 歳の女児ではびらんはなく，卵巣
からのエストロゲン分泌が開始する 8 歳頃から再びびらんの出現頻度が増加し，成熟女性，
特に妊娠経験のある女性では，ほとんどがびらんを認める。閉経後はしだいに退縮し，消
失する（図 4-6）。

▶ 症状　真性，仮性いずれの場合でも頸管粘液の分泌が増し，帯下の増加となる。また，
びらん面は易刺激性で，性交の後や排尿，排便の際，時に特別な機会がなくても，少量の
出血，血性帯下を認めることもある。

　　• **子宮腟部びらんと子宮がん**：びらん面の辺縁，すなわち扁平円柱上皮境界（SCJ）は，
　　子宮頸がんの好発部位とされている。一方，初期子宮頸がんや前がん状態では，肉眼的
　　にびらんとの区別は困難である。このことから，びらんを有する女性のがん検診の重要
　　性が指摘されている。

▶ 治療　仮性びらん，あるいは症状のない真性びらんであれば，特に治療を必要としない。
症状のある真性びらんの場合は，腟洗浄，抗菌薬の入った腟錠の挿入などにより炎症を抑
え，上皮の形成を促す。

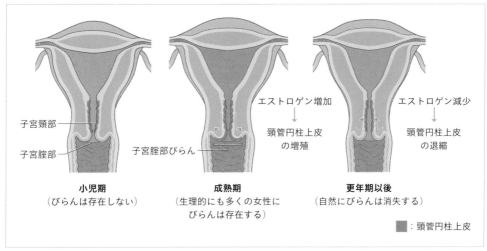

第
1
編

構造と機能

症状と病態生理

診察・検査・治療

4

疾患と診療

症状に対する看護

検査と治療に伴う看護

疾患をもつ患者の看護

事例による看護過程の展開

図4-6 びらんの発生機序（カウフマンらの説）

Ⓓ 機能性子宮出血

1 定義

　機能性子宮出血（functional uterine bleeding）は，子宮に器質的疾患がなく，また，出血をきたす血液疾患や全身的疾患もなく起こる子宮腔からの不正出血で，内分泌異常による場合が多い。

2 病態生理

　機能性子宮出血は，卵巣より分泌されるエストロゲンならびにプロゲステロンの消長に対応する子宮内膜の反応であり，その基本的な型として次のものがある。

❶消退出血

　血中ホルモン量の急激な減少に応じた子宮内膜の剝離に伴う出血を，消退出血（withdrawal bleeding）といい，機能性出血の大部分はこれに属する。

❷破綻出血

　血中ホルモンレベルが保持されているにもかかわらず出血する場合を，破綻出血（break through bleeding）といい，子宮内膜が血行障害を起こし壊死することで起こる出血をいう。

　また，特徴的な機能性出血として，次の出血が知られている。

　● 増殖期内膜からの機能性出血：特異な内膜像を示す機能性出血として，**出血性メトロパチー**（hemorrhagic metropathy）がある。3〜4か月の間隔で，かなり大量の出血を反復するもので，その内膜は特異な腺嚢胞性増殖像を示す。理由は不明であるが，排卵することなく存続する“卵胞の遺存”とされる。間脳・下垂体系の機能変調が本症の背景に存在するものと推定されている。

- **分泌期内膜からの機能性出血**：分泌期内膜からの出血は真正の月経そのものであるが，分泌期像を伴う機能性出血が，**分泌期内膜剝離不全症**（irregular shedding）である。本症は，月経の著しい持続という形で発現する。月経黄体の機能消退に伴うプロゲステロンの急激な減少が起こらず，子宮内膜の剝離が徐々に，あるいは部分的に発来し，その結果出血の増大と延長を生じると考えられている。

3 │ 特徴

機能性出血は，あらゆる有月経年齢の女性に起こるが，初経発来時期や閉経期など，性周期状態の転換期に機能性出血が起こりやすい。間脳・下垂体系の機能転換の円滑さの欠如により，特にこの時期に多発するものと推定される。

4 │ 診断

子宮出血を主訴とする患者で，臨床上，各種の器質的疾患（子宮筋腫，子宮頸管ポリープ，子宮内膜ポリープ，子宮悪性腫瘍など）や出血素因などが証明されない場合に疑いが生じる。さらに，諸検査の結果，流産や子宮内膜炎が除外されれば，一応，機能性出血と診断される。

5 │ 治療

本症の治療は，次の3点を目標として実施される。
①薬物療法または内膜搔爬による出血内膜の除去，止血，②薬物療法による正常月経周期の回復，③増血剤による貧血の改善，である。

Ⓔ 子宮内膜症

Digest

子宮内膜症		
概要	定義	• 子宮内膜組織が子宮内壁，子宮筋層以外の部位で発育する疾患
	好発年齢	• 性成熟期
	好発部位	• 卵巣，骨盤腹膜
	併発疾患	• 子宮腺筋症
	病態生理	• 腹腔内で着床増殖した子宮内膜組織からの出血 • 卵巣チョコレート囊胞の形成 • 周囲の臓器との強い癒着
症状		• 月経困難症　　　　　　　• 腰痛，下肢痛 • 便秘，排便痛，性交痛　　• 不妊症
検査・診断		• 手術で病変を確認して確定診断。問診，内診，画像診断，腫瘍マーカー CA125 を組み合わせた臨床的診断も行われる。
主な治療法		• 薬物療法 • 手術療法

第
1
編

構造と機能

症状と病態生理

診察・検査・治療

4
疾患と診療

症状に対する看護

検査と治療に伴う看護

疾患をもつ患者の看護

事例による看護過程の展開

1 | 定義

　子宮内膜症（endometriosis）とは，子宮内膜組織が子宮内壁，子宮筋層以外の部位で発育する疾患をいう。一般に，生理的部位を離れて組織が発育するのは悪性疾患に限られるが，子宮内膜症は良性疾患である。

　子宮内膜症は，かつては子宮筋層内に発生する内性子宮内膜症と，子宮外に発生する外性子宮内膜症に大別されていた。最近は，内性子宮内膜症は**子宮腺筋症**（adenomyosis）として，別の疾患として取り扱われるようになった（本節-F-3「子宮腺筋症」参照）。

　子宮内膜症は月経のある間（年代，期間）にだけ起こる疾患であり，閉経後は自然に治癒に向かう。また，妊娠中から産褥期の約1年間は病気の進行は停止し，病状が軽快することも多い。しかし，子宮内膜症が存在すると，周囲臓器との癒着を生じ，卵管の疎通性も障害され，不妊症に至る。子宮内膜症は不妊の原因としても極めて重要な疾患である。

2 | 病態生理

　月経周期に伴い，卵巣ステロイドホルモンの影響で増殖・発育した子宮内膜は，やがて剝離し月経となって子宮外に排出される。子宮内膜症では，これらの出血が子宮外の部位で毎月繰り返され，やがて卵巣に濃縮されたチョコレート色の古い血液の貯留（チョコレート囊胞，chocolate cyst）を形成したり，腹腔内の血液が吸収される過程で周囲の臓器との強い癒着を形成したりする。

3 | 発生部位

　骨盤内のほとんどの部位に生じる。特に発生しやすい部位は，卵巣と子宮，直腸を覆う骨盤腹膜などである（図4-7）。

4 | 発症機序

　体腔上皮の仮生説，子宮内膜細胞の移植説，両者を組み合わせた誘導説などが提唱されているが，**サンプソン**（Sampson）の移植説が広く受け入れられている。これは，剝離した子宮内膜（月経血）が卵管を通って腹腔内に散布され，それが着床増殖するためとする説である。また，腹膜外の遠隔部（肺，心外膜，腎臓，臍，そのほか）の発生に関しては，**リンパ行性**あるいは**血行性**に移植されたと考えられている。

5 | 症状

❶ 高度の月経困難症

　月経とともに出現する下腹部の疼痛で，特に骨盤腹膜や直腸・腟中隔，ダグラス窩に発生した場合，尾骨や肛門の方向に放散する痛みを感じる。症状は徐々に出現する。「以前は月経時でも下腹部の痛みはなかったのに，最近，痛みがしだいに強くなった」というよ

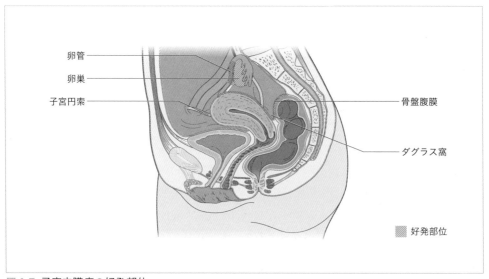

図4-7 子宮内膜症の好発部位

うな訴えが一般的である。

❷ 便秘，排便痛，性交痛

子宮内膜症が骨盤腹膜や直腸・腟中隔，ダグラス窩に存在する場合に認められる。

❸ 腰痛，下肢痛

卵巣の子宮内膜症では，卵巣内にチョコレート囊胞（卵巣子宮内膜症性囊胞）が形成される。この場合，多くはほかの部位の子宮内膜症を合併し，S状結腸や直腸などの腸管，子宮後面，骨盤腹膜などと強く癒着する。そのため，腰痛や下肢痛などを訴えることが多い。

❹ 不妊症

子宮内膜症は不妊の重要な原因であり，患者の75%は不妊症といわれる。また，一度は妊娠しても続発不妊となることが多い。

6 │ 検査・診断

子宮内膜症の診断は，厳密には手術（腹腔鏡でも可）により，色素沈着や出血性病変，子宮内膜症性囊胞などを肉眼的あるいは組織学的に確認する。しかしながら，必ずしもすべての症例に手術のうえ診断を確定するメリットがあるわけではない。問診による疼痛の詳細の確認，内診による疼痛などの所見の確認，超音波断層法，CT検査，MRI検査による子宮内膜症性囊胞の診断，腫瘍マーカーCA125などの検査を組み合わせることによる臨床的な診断により，治療開始が許容される。

7 │ 治療

保存療法と手術療法の2法がある。症状の種類と程度，発生部位と範囲，年齢，将来の妊娠の希望の有無などを参考にして，いずれかを選ぶ。一般的には，まず保存療法である

ホルモン療法を試み，それが無効な場合には手術療法を行う。

❶ ホルモン療法

　ホルモン療法では完全に治癒させることは困難であり，患者が長期間苦しむ場合が多いため，疾患の本態や治療方針を十分に説明するとともに，精神的なケアにも留意する必要がある（本編-第3章-Ⅲ-B「ホルモン療法」参照）。

❷ 手術療法

　ホルモン療法が無効の場合，囊腫を認める場合などに考慮される。手術では病巣の切除，焼灼，蒸散，癒着剝離，子宮周囲の靱帯切断，囊腫の切除術などを行う。妊孕性温存希望がない場合，根治手術として単純子宮全摘出と両側付属器摘出（図3-32参照）を行う場合もある。囊腫を認める場合，40歳以降では，チョコレート囊胞から卵巣がんが発症するリスクが高くなることが知られており，4cm以上の大きさがあれば，悪性を疑う所見がなくても，またホルモン療法を試みた後でなくても，手術が行われることもある。

Ⓕ 子宮の良性腫瘍

1. 子宮頸管ポリープ，子宮内膜ポリープ

　子宮頸管ポリープ，子宮内膜ポリープはほとんどが良性であるが，子宮頸がんや子宮体がんなどとの鑑別のため病理組織検査が必要である。

1 　子宮頸管ポリープ

▶ 概要　子宮頸管ポリープ（cervical polyp）は，子宮頸管粘膜の一部が過度に増殖して，隆起性の腫瘤を形成したもので，真の腫瘍ではない。茎に相当する部分が細長く伸び，腫瘤の先端は外子宮口から腟内へと下垂する。大きさは種々あるが，大きくなっても指頭大を超えることはほとんどない。

▶ 症状　腫瘤は柔らかく，表面は赤味を帯び，出血しやすい。月経と月経の間に少量の出血を認めたり，性交後や排尿・排便時に出血したりする場合がある。

▶ 治療　腫瘤を摘出すればよく，治療は容易である。通常は，外来の診察時に無麻酔で切除あるいは捻除*が可能である。悪性ではないが，しばしば再発を認める。

2 　子宮内膜ポリープ

▶ 概要　子宮内膜ポリープ（endometrial polyp）は，子宮内膜の細胞が異常増殖して子宮腔に突出した良性のポリープである。成熟期から閉経前後の女性にみられることが多く，

＊ 捻除：腟内へと下垂するポリープの茎の部分を鉗子などで把持し，数回ねじることによって，鋭利な器具や電気メスなどを用いないで切り取る方法。多少の出血を認めるが，腟内にガーゼを留置して圧迫しておけば，通常，自然に止血する。

大きさは数 mm 〜数 cm で，単発性と多発性がある。

▶ 症状　過多月経や不正性器出血の原因となるが，無症状の場合もある。不妊症や不育症の検査で発見されることも多い。

▶ 治療　無症状の場合や，ポリープが小さく単発性であれば経過観察，ポリープ径が 1cm 以上で多発性の場合などは子宮鏡下子宮内膜ポリープ切除術が行われる。

▌2. 子宮筋腫

子宮筋腫		
概要	定義	• 子宮に発生する平滑筋由来の良性腫瘍。結節状・球状の腫瘍で，多発することが多い。
	頻度	• 30 歳以上の女性の 20〜 30% に存在
	好発年齢	• 30 歳代以降の性成熟期〜更年期
	発生部位	• 子宮体部，子宮頸部 • 子宮壁との位置関係により漿膜下，筋層内，粘膜下に分類される。
症状		• 過多月経　　• 下腹部腫瘤　　• 不正出血，貧血 • 月経困難症　• 圧迫症状　　• 妊孕性障害
診断		• 内診，超音波断層法，CT 検査，MRI 検査（子宮体がんや肉腫，卵巣腫瘍との鑑別が重要）
治療法		• 手術療法（単純子宮全摘出術，筋腫核出術）　• 子宮動脈塞栓術（UAE） • 薬物療法（偽閉経療法）　　　　　　　　　• 集束超音波療法（FUS）

1 ｜ 定義

　子宮筋腫（uterine myoma）は子宮に発生する良性腫瘍で，組織学的には平滑筋由来の腫瘍であり，子宮筋層に大小種々の結節状または球状の腫瘍として発生する。筋腫結節は 1 個のみの場合もあるが，多くは多発する。

2 ｜ 頻度

　剖検＊において女性の子宮には 40 〜 50% に筋腫の芽が確認されるという事実は，本症が女性にとって極めて一般的な良性腫瘍であることを示している。小さなものを含めると，30 歳以上の女性の 20 〜 30% は子宮筋腫を有するといわれ，婦人科外来患者の 5% 近くを占めている[2]。臨床的に筋腫と診断された腫瘤が，病理組織学的には肉腫という悪性腫瘍である頻度は，1000 例のうち数例である。

3 ｜ 発生部位

　子宮筋腫は**子宮体部筋腫**と**子宮頸部筋腫**とに大別される。さらに，発生部位によって子宮の表面（漿膜）直下にできる**漿膜下筋腫**，子宮の筋層内にできる**筋層内筋腫**，子宮腔に接

＊ **剖検**：死因を決定するあるいは死体にみられる各臓器の病理学的変化を研究する目的で死体を解剖して，その器官を肉眼的および顕微鏡的に調べること。

第
1
編

構造と機能

症状と病態生理

診察・検査・治療

疾患と診療

症状に対する看護

検査と治療に伴う看護

疾患をもつ患者の看護

事例による看護過程の展開

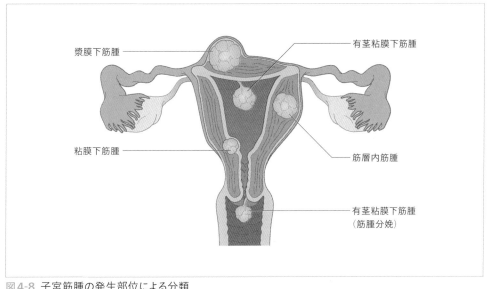

図4-8 子宮筋腫の発生部位による分類

してできる**粘膜下筋腫**に分けられる（図4-8）。

　また，粘膜下筋腫の茎が伸展・延長し（**有茎粘膜下筋腫**），外子宮口から腟腔へ突出した状態を**筋腫分娩**（myoma delivery）という（図4-8）。表面から出血しやすく，一部の組織が壊死に陥り，一見，悪性腫瘍のように見えることもある。

4 ｜ 好発年齢

　子宮筋腫発生の原因はいまだ不明であるが，子宮筋層内の幼若な筋細胞から発育することは明らかであり，この発育にはエストロゲンが密接に関与している。したがって，20歳以前の女性にはほとんどみられず，大部分は30歳代以後である。更年期以後に新たに発生することはなく，むしろ縮小傾向となる。すなわち，筋腫の発生と発育，増大は，卵巣からのエストロゲン分泌が盛んな成熟期に限られている。

　子宮筋腫は本来，過剰に増殖した筋細胞からなっているが，長い年月の間に種々の2次的変化を起こすことがあり，筋腫の内部が変性し，壊死や液状化をきたす。特に筋腫が増大し，血流が行き届かず栄養障害が生じると，石灰化，ガラス様変性，脂肪変性などを起こす。また，細菌の感染を受けて筋腫が化膿し，膿瘍を形成することもある。

5 ｜ 症状

　子宮筋腫は，発生部位により症状にかなりの差が認められる。漿膜下筋腫では大きくても無症状のものもあれば，粘膜下筋腫では小さくても過多月経を示す。

❶過多月経

　子宮内膜表面積の拡大により，大多数の例では過多月経となる。粘膜下筋腫，特に筋腫分娩では筋腫の表面が破れ，月経とは無関係の不正出血も引き起こす。

❷ 月経困難症

筋腫が原因となり，月経時の下腹部痛や腰痛を訴えるものがある。粘膜下筋腫で生じやすい。

❸ 下腹部腫瘤

筋腫が発育すると，時に下腹部の腫瘤として触知される。まれに成人頭大あるいはそれ以上の大きさに発育して，妊娠子宮のように腹部全体を隆起させる。

❹ 圧迫症状

筋腫が増大し，骨盤腔内を占めると，腰椎を圧迫して腰痛を起こしたり，直腸を圧迫して便秘となったり，膀胱や尿道の圧迫で排尿障害をきたす（図4-9）。まれには下肢の血流やリンパ流を障害して，下肢に浮腫が認められる。

❺ 貧血

過多月経が長期持続すると高度の貧血を起こす。疲れやすく，動悸や息切れを感じる。貧血が原因で，心臓は2次的に肥大し，これは**筋腫心**とよばれる。

❻ 発熱

2次的感染が生じて膿瘍を形成すると，発熱し，下腹部に激しい疼痛を感じる。敗血症*や腹膜炎にまで進展することもある。

❼ 妊孕性障害

筋腫による子宮内腔の変形，卵管間質部や子宮頸管の圧迫・閉塞による通過障害，生理的子宮収縮の異常による精子の移動障害などから，不妊症の原因となり得る。また，筋腫による子宮内膜の変形があると，妊娠しても流産しやすいことが知られている。

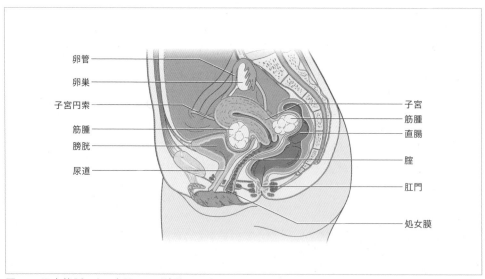

図4-9 子宮筋腫による直腸および膀胱の圧迫

＊ **敗血症**：体内に感染病巣が形成され，そこから絶えず，あるいは周期的に血流中に病原菌が出ていき，その結果，生じた一連の臨床像をいう。血中に一過性に菌が入っている状態は菌血症とよび，敗血症とは区別される。

第
1
編

構造と機能

症状と病態生理

治療 診察・検査・

4
疾患と診療

看護 症状に対する

伴う看護 検査と治療に

患者の看護 疾患をもつ

過程の展開 事例による看護

6 │ 診断

子宮筋腫の診断は内診により容易である。ただしこの際，子宮体がんと肉腫を否定することが重要である。子宮体がんとの鑑別には，子宮内膜の細胞診や組織診が有力な参考となる。肉腫との鑑別は，腫瘍の病理診断を行わなければ困難であるが，MRI 検査の所見が参考となる。時に卵巣腫瘍との鑑別が困難な場合もある。

7 │ 治療

手拳大よりも小さな筋腫で，しかも症状のないものは治療する必要はなく，半年〜1年に1度の検診で経過を観察する。

❶ 手術療法

手術は月経困難症や過多月経のあるもの，不妊症や流産の原因と考えられるもの，手拳大以上で腹部膨満や腫瘤感の訴えのもの，発育が速く悪性変化のおそれのあるものなどを対象として行われる。

術式としては，腹式手術，腟式手術があり，単純子宮全摘出術（本編図3-32参照），筋腫核出術などが行われる。筋腫核出術は，子宮はそのまま残し，筋腫結節のみを除去する方法で，将来妊娠を希望する場合に行われる。腹腔鏡下の筋腫核出術や，子宮鏡下の粘膜下筋腫切除術も行われる。ただし，筋腫の残存や再発のリスクを理解したうえで，術式を選択する必要がある。

❷ 薬物療法（GnRH 誘導体による偽閉経療法）

子宮筋腫がホルモン依存性腫瘍であることから，従来，主として子宮内膜症を対象として用いられていた GnRH アゴニスト薬（スプレキュア®，ナサニール® などの点鼻薬あるいはリュープリン® 注射薬）や，近年導入された GnRH アンタゴニスト薬（内服薬のレルミナ®）が，手術前に筋腫を縮小して手術を容易にしたり，過多月経を抑えて貧血を改善したりする目的で使用される。そのほか，閉経直前年齢の患者に対して，手術を回避する目的で使用される（本編-第3章-Ⅲ-B「ホルモン療法」参照）。

❸ 子宮動脈塞栓術（uterine artery embolization：UAE）

血管造影の技法により行われる，血管内治療の応用である。鼠径部から大腿動脈を穿刺し，カテーテルを挿入して内腸骨動脈から子宮動脈まで進め，一時的な塞栓物質を注入する。その結果，血行路の少ない筋腫核だけが血行障害を起こして縮小し，側副血行路の豊富な正常子宮筋層は障害されない。施行直後から阻血による骨盤痛が数時間続くため，麻酔などの工夫が必要である。まれに感染を起こし，子宮全摘出術を要することもある。

❹ 集束超音波療法（focused ultrasound surgery：FUS）

診断用ではなく，治療用の超音波を筋腫核に集中・集束させ，振動エネルギーを熱エネルギーに変換して筋腫核を焼灼し，壊死に陥らせる方法である。MRI 検査で位置と温度を確認しながら行う。壊死した組織はしだいに体内に吸収される。腹臥位で3〜4時間

程度で済み，入院も不要であるが，筋腫の位置や大きさなど，適応症例に制限がある。

3. 子宮腺筋症

1 定義

　子宮腺筋症（adenomyosis）は，本来子宮の内面に存在する子宮内膜が子宮筋層内で異所性に増殖し，子宮筋層の肥厚，子宮の腫大をきたす病態である。従来，子宮内膜症の一種とされていたが，近年は別疾患として扱われている。

2 頻度

　正確な頻度は対象により異なるため不明であるが，摘出子宮の50%以上にみられるとの報告もある。子宮内容除去術，筋腫核出術，帝王切開術などの手術既往例や経産婦でリスクが高まるとされている。

3 発生部位

　子宮筋層全体の肥厚を認める場合もあるが，前壁や後壁など局所的に肥厚を認める場合もある。通常，正常筋層との境界は不明瞭であるが，境界明瞭な腺筋症も存在する（図4-10）。

4 好発年齢

　原因は不明であるが，子宮内膜が筋層内に陥入して月経周期に伴い増殖すると考えられており，30歳代から40歳前後に発生することが多い。子宮筋腫と同様，閉経後には病変は縮小し，症状も消失していく。

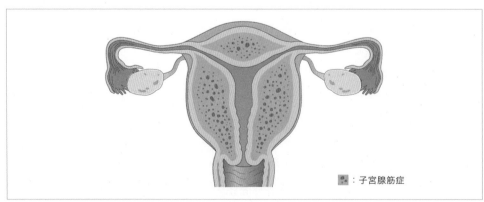

　　　　　　　　　　　　　　　　　　　　　　　　　　　：子宮腺筋症

図4-10 子宮腺筋症の発生部位

第
1
編

構造と機能

症状と病態生理

診察・検査・治療

4
疾患と診療

症状に対する看護

検査と治療に伴う看護

疾患をもつ患者の看護

事例による看護過程の展開

5 症状

❶月経困難症

筋層内での異所性内膜からの出血が疼痛の原因となるが，これに伴う子宮収縮の異常亢進なども疼痛の原因と考えられる。月経時以外にも疼痛が持続する場合もあるが，しばしば併存する子宮内膜症病変の症状との区別は困難である。

❷過多月経

子宮筋層の肥厚，子宮の腫大に伴う内膜面積の拡大により，過多月経を生じる。不正出血の原因となる場合もある。過多月経，不正出血が続けば，貧血の原因ともなり得る。

❸下腹部腫瘤，圧迫症状

子宮筋腫と比べて子宮腺筋症による子宮腫大の程度は限られているが，下腹部腫瘤感や周囲臓器の圧迫症状を認めることがある。

❹妊孕性障害

腺筋症による子宮内膜の圧排，子宮収縮の異常などが不妊症や流産・早産の原因となることも考えられるが，併存することが多い子宮内膜症や子宮筋腫などが原因となっている可能性も考えられる。

6 診断

症状や内診，画像診断による子宮の腫大などから疑い，最終的には病理診断により確定する。子宮の腫大からは，子宮体がんや子宮筋腫の鑑別が必要となる。子宮体がんの鑑別には，子宮内膜細胞診や組織診が有用である。子宮筋腫との鑑別には，超音波断層法やMRI検査が用いられるが，特にMRI検査は有用である。子宮腺筋症と子宮筋腫は，しばしば併存して認められる。

7 治療

症状が軽い場合，経過観察あるいは鎮痛薬による対症療法が可能である。

❶ホルモン療法

GnRH誘導体（GnRHアゴニスト）薬（スプレキュア®，ナサニール®などの点鼻薬あるいはリュープリン®注射薬），ダナゾール（テストステロン誘導体）薬（ボンゾール®錠）投与による偽閉経療法により症状の改善が得られるが，治療中止後は再燃する。低用量エストロゲン・プロゲスチン配合薬（LEP合剤，本編表3-9参照），プロゲスチン薬のジエノゲスト内服（ディナゲスト®）が子宮腺筋症の薬物療法として用いられる場合もある。

2014（平成26）年に，子宮内黄体ホルモン放出システム*である避妊器具ミレーナ®が月

＊ **子宮内黄体ホルモン放出システム（Intrauterine System：IUS）**：黄体ホルモンであるレボノルゲストレルを子宮の中に持続的に放出することで，低用量経口避妊薬の高い避妊効果と，子宮内避妊器具（IUD）の長期間にわたる避妊効果という両方の長所を併せもつ。

経困難症，過多月経に保険適用となり，子宮腺筋症にも使用可能である。

❷ 手術療法

　最も確実な治療法として，子宮全摘出術が行われる。状況により，子宮内膜症性嚢胞^{のうほう}の切除も行われる。境界明瞭な子宮腺筋症では，子宮筋腫と同様の核出術も行われる。

Ⓖ 子宮の悪性腫瘍

▶ 種類　子宮に発生する主な悪性腫瘍^{しゅよう}には，子宮がん，子宮肉腫^{にくしゅ}，絨毛性腫瘍^{じゅうもうせい}があるが，その大部分は子宮がんである。子宮がんには，子宮頸部に発生する子宮頸^{けい}がんと，子宮体部に発生する子宮体がんがある（図 4-11）。両者は同じ子宮にできるがんであるが発生部

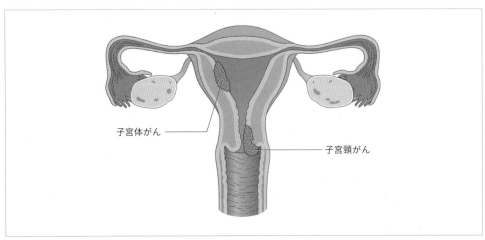

図4-11　子宮頸がんと子宮体がんの発生部位

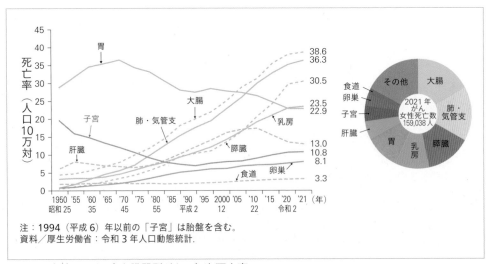

注：1994（平成 6）年以前の「子宮」は胎盤を含む。
資料／厚生労働省：令和 3 年人口動態統計.

図4-12　女性における主な臓器別がんの年次死亡率

位も原因も異なるため，臨床では区別して取り扱われる。

▶**統計** 厚生労働省の人口動態統計では，日本の子宮がん（頸がん，体がん）の年次死亡率は，1950（昭和 25）年に人口 10 万対で 19.7 と胃がんに次いで多かったが，子宮頸がんの集団検診などにより早期発見される症例が増加したため，しだいに減少し，1993（平成 5）年には 7.0 となった。その後漸増傾向となり，2021（令和 3）年には 10.8 となっている。（図4-12）。

なお，「がんの統計 2023」では，2019（平成 31）年の女性におけるがんの部位別の罹患数をみると，乳房，大腸，肺，胃，子宮の順である[3]。

子宮頸がんと子宮体がんの比率は，人種や地域によりかなりの差が認められる。世界的にみて，子宮体がんは北米や欧州に多く，アジアに少ない。日本の子宮体がんの頻度はアジア諸国と同程度で，欧米諸国よりもかなり低いと考えられていた。しかし，近年日本でも子宮体がんの症例数が増加しつつある。子宮頸部の浸潤がんと子宮体がんの比は，かつては 20：1 であったが，子宮頸部の浸潤がんの減少とも相まって逆転し，2019 年の子宮体がんの罹患数は子宮頸がんの約 1.6 倍となっている[4]。

1. 子宮頸がん

Digest

子宮頸がん

概要	定義	● 子宮頸部に発生するがん
	好発年齢	● 30〜60 歳代の女性に好発し，特に 40 歳代が最も多い。
	原因	● 性行為による，ヒトパピローマウイルス（HPV，特に 16 型，18 型）の感染
	予防	● ワクチン投与（2 価ワクチン，4 価ワクチン，9 価ワクチン） ● 子宮頸がん検診
	進行期分類	● 大きく分けて，I 期〜IV 期の 4 期分類 （表 4-3）
症状		● 初発症状：性器出血（特に性交後の接触出血），帯下の増加
診断		● 視診，内診，細胞診，コルポスコピー，組織診，子宮頸部円錐切除などが用いられる。子宮外への浸潤の診断には画像検査（CT，MRI），直腸診も用いられる。
主な治療		● 手術療法：進行期により，子宮頸部円錐切除術，単純子宮全摘出術，準広汎子宮全摘出術±骨盤リンパ節郭清，広汎子宮全摘出術などが行われる。 ● 放射線療法：主治療として，あるいは手術症例の補助療法として用いられる。 ● 化学療法：手術不能症例の主治療として，進行症例の術前化学療法，あるいは手術症例の術後補助療法として用いられる場合がある。 ● 同時化学放射線療法：遠隔転移のない進行症例の主治療として，あるいは手術症例の術後補助療法として用いられる。

1 ┃ 定義

子宮頸がん（cervical cancer）は子宮頸部に発生するがんで，組織学的には扁平上皮がんと腺がん*（adenocarcinoma）があるが，大部分は扁平上皮がんである。

2 好発年齢

日本産科婦人科学会による 2020 年治療症例の登録データ[5] では，子宮頸がんは 30 〜 60 歳代に好発し，特に 40 歳代が最も多く，全体の約 25% を占める（表4-2，図4-13）。近年，若年者における罹患数の増加が問題となっている。

3 原因

子宮頸がん組織から**ヒトパピローマウイルス**（human papillomavirus：HPV）16 型ゲノムが検出されて以来，多くの研究によりその発がんのしくみが明らかにされ，今日では子宮頸がんの 95% 以上は HPV が原因であることがわかっている[6]。この HPV には，子宮頸

表4-2 子宮頸がん，子宮体がん患者の年齢別頻度（Ⅰ〜Ⅳ期）　　　　　　　　　　　　　　症例数，（　）内は%

年齢	子宮頸がん（%）	子宮体がん（%）
20 歳未満	1（ 0.0）	3（ 0.0）
20 歳代	135（ 1.8）	61（ 0.5）
30 歳代	1184（15.4）	509（ 3.9）
40 歳代	1955（25.4）	1994（15.2）
50 歳代	1559（20.3）	4303（32.8）
60 歳代	1216（15.8）	3008（22.9）
70 歳代	1098（14.3）	2428（18.5）
80 歳以上	541（ 7.0）	807（ 6.2）
合計	7689（ 100）	13113（ 100）

出典／日本産科婦人科学会：2020 年患者年報データより作成.

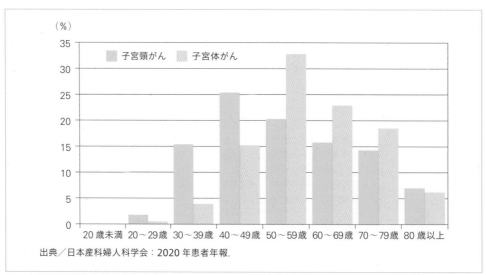

出典／日本産科婦人科学会：2020 年患者年報.

図4-13 子宮がん治療症例の年齢分布

＊ 腺がん：粘液などの液体を分泌する分泌腺を構成する腺上皮細胞から発生するがん。がん細胞が，管腔を囲んで腺様構造を示す。

構造と機能

症状と病態生理

診察・検査・治療

疾患と診療 4

症状に対する看護

検査と治療に伴う看護

疾患をもつ患者の看護

事例による看護過程の展開

がんで検出されるハイリスク型（16 型，18 型，31 型，33 型，35 型，39 型，45 型，51 型，52 型，56 型，58 型，59 型，66 型，68 型）と，主に尖圭コンジローマの原因となるローリスク型（6 型，11 型，42 型，43 型，44 型）などがある。

▶ **性行為による HPV 感染**　HPV は性行為によって伝播するが，多くの場合は一過性のウイルス増殖（一過性感染）であり，その後は潜伏するか消失する。一部にウイルス増殖が持

Column

HPVワクチンをめぐる状況と課題

● 2 価ワクチン，4 価ワクチン，9 価ワクチン

　HPV が子宮頸がんの発がんに深く関与していることが明らかとなって以来，子宮頸がん予防のための HPV ワクチンが製剤化され，日本においても 2009（平成 21）年と 2011（平成 23）年に 2 種類のワクチンの使用が相次いで認可された。1 つは HPV16 型，18 型を予防する 2 価ワクチン（サーバリックス®）であり，もう 1 つは HPV6 型，11 型，16 型，18 型を予防する 4 価ワクチン（ガーダシル®）である。後者は子宮頸がんのみでなく尖圭コンジローマに対しても有効である。さらに，子宮頸がんの原因となるハイリスク HPV をほぼ網羅する 9 価（6・11・16・18・31・33・45・52・58 型）ワクチン（シルガード®9）が 2020（令和 2）年に認可された。これらの HPV ワクチンの接種がすでに若年女子（9〜14 歳）を対象に広く実施されている先進国では，子宮頸がんの罹患者数が減少傾向にあるという。

● 日本における課題

　日本においては，HPV ワクチン接種後に重篤な副反応として，複合性局所疼痛症候群*（complex regional pain syndrome；CRPS）を疑う例が 5 例，（接種部位のみてなく）広範囲に疼痛が及ぶ例が 38 例認められた。そのため 2013（平成 25）年 6 月，厚生労働省は，副反応の発生頻度などがより明らかになり，適切な情報提供ができるまでの間，定期接種を積極的に勧奨すべきではないと勧告を行った。これにより日本の接種率は低下し，欧米やオーストラリアなどと大きく差がつくこととなった。2022（令和 4）年度からは接種の積極的勧奨が再開され，接種の差し控え期間に対象年齢であった女性へのキャッチアップ接種（追加で公費による接種を受けられる）も行われており，接種率の上昇が期待されている。

　WHO は持続可能な開発目標（Sustainable Development Goals；SDGs）の目標 3.4 で，子宮頸がんの死亡率を 2030 年までに 30% 減らすことを掲げた。そして「子宮頸がんの排除に向けた世界的戦略」（2019 年）において，① 15 歳までの少女の HPV ワクチン接種率を 90% とし，② 70% の女性が 35 歳と 45 歳で確実な子宮頸がん検診を受け，③子宮頸部病変を指摘された女性の 90% が治療とケアを受けることにより，30 年後の 2060 年に子宮頸がんの罹患率 4 人以下（人口 10 万人当たり／年）を達成し，子宮頸がんのない世界を目指すとしている。

　日本でも今後，9 価ワクチンの定期接種の普及，男子への接種などが進み，ワクチンと検診による子宮頸がんの確実な予防の推進が望まれる。

＊ **複合性局所疼痛症候群**：骨折，組織傷害や神経損傷などを契機とし，感覚神経，運動神経，自律神経，免疫系などの病的変化によって発症する慢性疼痛症候群。

続することがあり（持続感染），その場合に子宮頸部病変発症のリスクが高くなる。HPVは型により発がんリスクが異なり，ハイリスク型の中でも，特に16型，18型はがんへの進展リスクが高いと考えられている。子宮頸がんには，HPVが発がんに関与しないタイプも一部存在することが知られている。

　性交経験のある健常女性の約10%にHPV–DNAが検出され，生殖年齢の20歳代女性では20～30%，30歳代で10%，40歳代以降で5%が陽性である。性交の低年齢化とパートナーの多数化により，今後，HPV感染が若年層で増加することが予想される。

▶ 子宮頸部上皮内腫瘍とHPV　子宮頸がんの前駆病変（前がん病変）で，子宮頸部の上皮内にとどまる腫瘍を子宮頸部上皮内腫瘍（cervical intraepithelial neoplasia：**CIN**）とよぶ。子宮頸部正常上皮がHPVにより直ちにがん化するわけではない。軽度異形成CIN1から中等度異形成CIN2を経て高度異形成CIN3，さらに進んで浸潤がんとなる。大部分は，この異形成の過程で消失する。このCIN1からCIN3への進展にハイリスクHPVが関与していることが示されている。浸潤子宮頸がんが発症するのは，HPV感染後10～15年以上経過してからとされている。

4 ｜ 進行期とその頻度

▶ 進行期分類　子宮頸がんはほとんどの場合，扁平上皮と円柱上皮の接合部（扁平円柱上皮境界，SCJ）に近い円柱上皮の側に発生する。ごく初期はがん細胞は上皮の層の中だけにとどまるが，その後しだいに広がっていく。子宮頸がんの進行期は，国際産科婦人科連合（FIGO）によって定められた分類を国際的に用いている。この進行期は，がんの治療方針の決定や予後の推定に有用である。

　進行期の決定のために用いられる検査は，視診（腟鏡診），触診，内診，直腸診，腟拡大鏡検査（コルポスコピー），組織生検，診断的円錐切除，頸管内掻爬術，肺のX線検査である。そのほか，膀胱鏡，直腸鏡，排泄性尿路造影（腎盂尿管造影）は必須ではないが使用可能である。画像診断としてCT検査，MRI検査，PET–CT検査も許容される。

　2020（令和2）年に世界保健機関（WHO）の新たな女性生殖器腫瘍分類（WHO分類第5版）が公表されたことを踏まえ，2022（令和4）年に日本の婦人科腫瘍の取扱い規約が改訂された[7)～9)]。子宮頸がんについては，新進行期分類（日産婦2020，FIGO2018）が示され，日本産科婦人科学会の婦人科腫瘍登録は，2023（令和5）年治療開始症例までは旧進行期分類（表4-3），2024（令和6）年からは新進行期分類（表4-4）に基づいて行われることとなっている。従来，進行期分類は臨床所見に基づいて決定されたが，新進行期分類では画像所見，生検や手術摘出標本の病理所見を総合的に判断して決定することとなった。また，組織型の分類では，扁平上皮がん，腺がんとそれらの前駆病変の分類に，「HPV関連」「HPV非依存性」という新たな区分が盛り込まれた。

▶ 頻度　日本産科婦人科学会の患者年報で，2020（令和2）年に登録された症例の進行期は，Ⅰ期52.4%，Ⅱ期24.8%，Ⅲ期10.8%，Ⅳ期12.0%であった（図4-14）。

表4-3　子宮頸がんの旧進行期分類（日産婦2011，FIGO2008）

Ⅰ期：がんが子宮頸部に限局するもの（体部浸潤の有無は考慮しない）

Ⅰ**A期**：組織学的にのみ診断できる浸潤がん
　Ⅰ**A1期**：間質浸潤の深さが3mm以内で，広がりが7mmをこえないもの
　Ⅰ**A2期**：間質浸潤の深さが3mmをこえるが5mm以内で，広がりが7mmをこえないもの
Ⅰ**B期**：臨床的に明らかな病変が，子宮頸部に限局するもの，または臨床的に明らかではないが，ⅠA期をこえるもの
　Ⅰ**B1期**：病巣が4cm以下のもの
　Ⅰ**B2期**：病巣が4cmをこえるもの

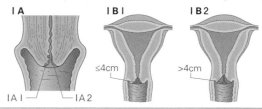

Ⅱ期：がんが子宮頸部をこえて広がっているが，骨盤壁または腟壁下1/3には達していないもの

Ⅱ**A期**：腟壁浸潤が認められるが，子宮傍組織浸潤は認められないもの
　Ⅱ**A1期**：病巣が4cm以下のもの
　Ⅱ**A2期**：病巣が4cmをこえるもの
Ⅱ**B期**：子宮傍組織浸潤の認められるもの

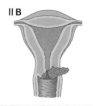

Ⅲ期：がん浸潤が骨盤壁にまで達するもので，腫瘍塊と骨盤壁との間にCancer free spaceを残さない。または，腟壁浸潤が下1/3に達するもの

Ⅲ**A期**：腟壁浸潤は下1/3に達するが，子宮傍組織浸潤は骨盤壁にまでは達していないもの
Ⅲ**B期**：子宮傍組織浸潤が骨盤壁にまで達しているもの。または明らかな水腎症や無機能腎を認めるもの

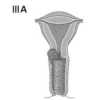
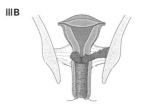

Ⅳ期：がんが小骨盤腔をこえて広がるか，膀胱直腸粘膜を侵すもの

Ⅳ**A期**：膀胱，直腸粘膜への浸潤があるもの
Ⅳ**B期**：小骨盤腔をこえて広がるもの

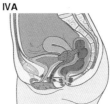
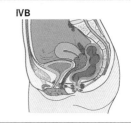

出典／日本産科婦人科学会，日本病理学会編：子宮頸癌取扱い規約　病理編，第4版，金原出版，2017，p10.

表4-4　子宮頸がんの新進行期分類（日産婦2020，FIGO2018）

Ⅰ期：がんが子宮頸部に限局するもの（体部浸潤の有無は考慮しない）

Ⅰ**A期**：病理学的にのみ診断できる浸潤がんのうち，間質浸潤が5mm以下のもの
　　　　浸潤がみられる部位の表層上皮の基底膜より計測して5mm以下のものとする
　　　　脈管（静脈またはリンパ管）侵襲があっても進行期は変更しない
　Ⅰ**A1期**：間質浸潤の深さが3mm以下のもの
　Ⅰ**A2期**：間質浸潤の深さが3mmをこえるが，5mm以下のもの
Ⅰ**B期**：子宮頸部に限局する浸潤がんのうち，浸潤の深さが5mmをこえるもの（ⅠA期をこえるもの）
　Ⅰ**B1期**：腫瘍最大径が2cm以下のもの
　Ⅰ**B2期**：腫瘍最大径が2cmをこえるが，4cm以下のもの

表4-4（つづき）

ⅠB3 期：腫瘍最大径が 4cm をこえるもの

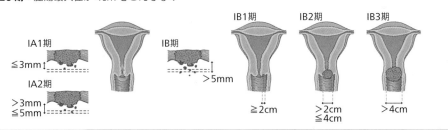

Ⅱ期：がんが子宮頸部をこえて広がっているが，腟壁下 1/3 または骨盤壁には達していないもの

ⅡA 期：腟壁浸潤が腟壁上 2/3 に限局していて，子宮傍組織浸潤は認められないもの
　ⅡA1 期：腫瘍最大径が 4cm 以下のもの
　ⅡA2 期：腫瘍最大径が 4cm をこえるもの
ⅡB 期：子宮傍組織浸潤が認められるが，骨盤壁までは達しないもの

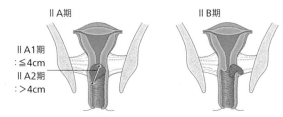

Ⅲ期：がん浸潤が腟壁下 1/3 まで達するもの，ならびに / あるいは骨盤壁にまで達するもの，ならびに / あるいは水腎症や無機能腎の原因となっているもの，ならびに / あるいは骨盤リンパ節ならびに / あるいは傍大動脈リンパ節に転移が認められるもの

ⅢA 期：がんは腟壁下 1/3 に達するが，骨盤壁までは達していないもの
ⅢB 期：子宮傍組織浸潤が骨盤壁にまで達しているもの，ならびに / あるいは明らかな水腎症や無機能腎が認められるもの（がん浸潤以外の原因による場合を除く）
ⅢC 期：骨盤リンパ節ならびに / あるいは傍大動脈リンパ節に転移が認められるもの（r や p の注釈をつける）
　ⅢC1 期：骨盤リンパ節にのみ転移が認められるもの
　ⅢC2 期：傍大動脈リンパ節に転移が認められるもの

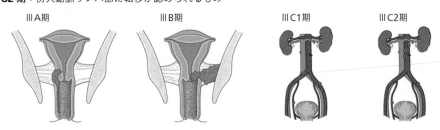

Ⅳ期：がんが膀胱粘膜または直腸粘膜に浸潤するか，小骨盤腔をこえて広がるもの

ⅣA 期：膀胱粘膜または直腸粘膜への浸潤があるもの
ⅣB 期：小骨盤腔をこえて広がるもの

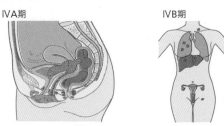

出典／日本産科婦人科学会，日本病理学会編：子宮頸癌取扱い規約 病理編，第 5 版，金原出版，2022，p.16-17．一部改変．

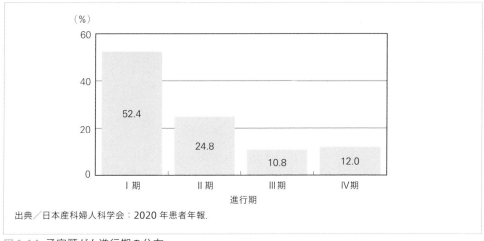

出典／日本産科婦人科学会：2020 年患者年報.

図4-14　子宮頸がん進行期の分布

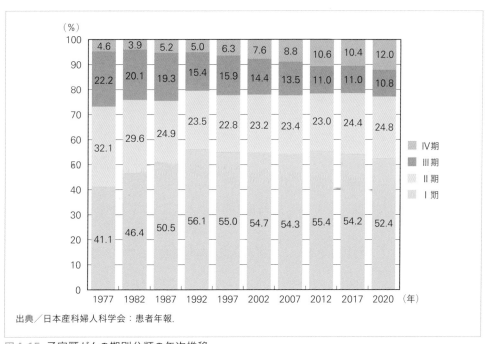

出典／日本産科婦人科学会：患者年報.

図4-15　子宮頸がんの期別分類の年次推移

　臨床進行期分類別の頻度の年次推移をみると，図4-15 のように，1977（昭和 52）年には，Ⅰ期約 41%，Ⅱ期約 32%，Ⅲ期約 22%，Ⅳ期約 5% であった。集団検診など早期診断の普及により，しだいにⅠ期症例の増加，Ⅱ / Ⅲ期症例の減少を認めるが，残念ながらⅣ期症例は増加傾向がみられる。

　また，子宮頸がんの年代別進行期分布をみると，Ⅰ期は 40 歳代でピークを示すが，Ⅱ期以上はいずれもさらに高年の 50 歳代以上でピークを示している（図4-16）。近年は AYA 世代，特に 20 ～ 30 歳代女性の子宮頸がん患者の増加が問題視されている。

第1編

構造と機能

症状と病態生理

診察・検査・治療

4 疾患と診療

症状に対する看護

検査と治療に伴う看護

疾患をもつ患者の看護

事例による看護過程の展開

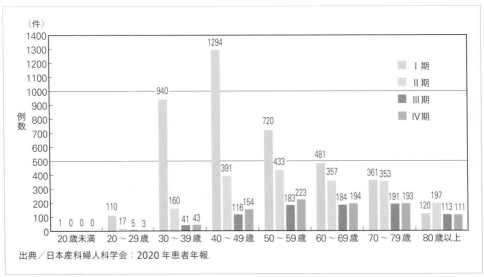

図4-16 子宮頸がん年代別進行期分布

出典／日本産科婦人科学会：2020 年患者年報.

5 初期症状

子宮頸がんの初発症状は，性器出血，特に性交後の接触出血が多い。しかし，初期がんでは無症状のことも多く，出血がみられた時点ですでに進行がんの場合も少なくない。すなわち，初期がんの発見には検診が重要である。

6 晩期症状

子宮頸がんの進行程度，進行方向，合併症の有無などによって，晩期症状は異なる。

❶ 出血と帯下

出血の量は増加し，持続性となる。組織が壊死に陥り腐敗した結果，悪臭を伴う帯下が増加する。

❷ 疼痛

がんの浸潤が骨盤壁に達すると，骨盤神経や坐骨神経が刺激され，殿部から大腿部の疼痛を訴える。腫瘍が子宮頸管に浸潤して子宮頸管が狭窄すると，子宮内に膿が貯留し（子宮留膿症），膿の排出時に陣痛様の下腹部痛（シンプソン徴候）が生じることもある。

❸ 膀胱障害，尿管障害

膀胱壁が侵されると，血尿や膀胱炎を併発する。また，尿管が侵されると尿の通過障害のために水腎症を起こし，しばしば腎盂炎や腎機能障害を併発する。

❹ 直腸障害

直腸が侵されると，頑固な下痢や血便をきたす。

❺ がん悪液質

末期には全身衰弱をきたし，高度の低たんぱく血症となってがん悪液質*に陥る。

7 | 診断

　ⅠB期以上の子宮頸がんは，内診，直腸診，腟鏡診などで診断可能な場合が多いが，前がん状態やⅠA期のような初期がんの場合には見逃されることが多い。これら初期病変の診断は，細胞診，コルポスコピー，組織診などによらなければならない。また，必要に応じて診断目的に子宮頸部円錐切除を行い，組織学的に診断を確定する。

　子宮頸がんを初期の段階で発見し，完全な治療を行うためには，20歳代以上の女性を対象とした検診の普及が重要である。

8 | 治療方針

　がんの進行期を中心に，年齢や全身状態，組織型を考慮して治療方針を決定する。日本産科婦人科学会の2020年症例における日産婦2011年進行期別の治療法の分布を表4-5に示した。

　手術施行例は全体の約56％で最も多く，Ⅰ期症例，特にⅠA期症例は，ほとんどの症例で手術が行われた。手術を行わず放射線単独の治療を行った症例は約10％で，Ⅱ期症例の約12％，Ⅲ/Ⅳ期症例では20％程度であった。また，Ⅳ期症例の約27％では，手術も放射線療法も行わず化学療法のみの治療を行っており，化学療法のみの症例は全体の約4％であった。一方，同時化学放射線療法（CCRT）による治療はⅡ期症例の約48％，Ⅲ期症例の約72％，Ⅳ期症例の33％となっており，全体の約26％を占めていた。

❶CIN 3

　約80％の症例で子宮頸部円錐切除が行われ，約14％で単純子宮全摘が行われている（表4-6）。適切に治療を行うことによって，ほぼ100％治癒が期待できる。

❷ⅠA1期

　従来，ⅠA期に対しては準広汎子宮全摘などが行われていた時代もあったが，近年は縮小手術の傾向で，2020年症例では子宮頸部円錐切除が約28％，単純子宮全摘が約53％

表4-5　子宮頸がん進行期別の治療法分布　　　　　　　　　　　　　　　　症例数，（　）内は％

進行期	手術を含む	放射線療法単独	同時化学放射線療法	化学療法（単独／分子標的薬）	その他	合計
Ⅰ期	3610（89.6）	160（ 4.0）	205（ 5.1）	6（ 0.1）	46（ 1.1）	4027（100）
うちⅠA期	1057（99.3）	1（ 0.1）	2（ 0.2）	0（ 0）	4（ 0.4）	1064（100）
Ⅱ期	642（33.6）	224（11.7）	919（48.2）	10（ 0.5）	113（ 5.9）	1908（100）
Ⅲ期	25（ 3.0）	168（20.2）	596（71.5）	15（ 1.8）	29（ 3.5）	833（100）
Ⅳ期	57（ 6.2）	202（21.9）	301（32.7）	249（27.0）	112（12.2）	921（100）
合計	4334（56.4）	754（ 9.8）	2021（26.3）	280（ 3.6）	300（ 3.9）	7689（100）

出典／日本産科婦人科学会：2020年患者年報データより作成.

＊ **悪液質**：全身状態の著しい衰弱をきたす状態をいう。原因には，悪性腫瘍，バセドウ病，下垂体機能低下症，マラリアなどがあり，全身の衰弱，るいそう，貧血，浮腫を主徴とする。

表4-6 CIN 3および子宮頸がんⅠA期症例の治療法分布　　　　　　　　　　　　症例数, （ ）内は%

治療法	CIN 3	ⅠA1期	ⅠA2期	ⅠA期亜分類不明
子宮頸部円錐切除	11591 （79.5）	198 （27.6）	7 （ 6.8）	5 （35.7）
単純子宮全摘	2020 （13.9）	377 （52.6）	20 （19.4）	5 （35.7）
単純子宮全摘＋リンパ節郭清	2 （ 0.0）	16 （ 2.2）	0 （ 0.0）	0 （ 0.0）
準広汎子宮全摘	24 （ 0.2）	69 （ 9.6）	22 （21.4）	0 （ 0.0）
準広汎子宮全摘＋リンパ節郭清	2 （ 0.0）	36 （ 5.0）	36 （35.0）	2 （14.3）
広汎子宮頸部摘出	―	5 （ 0.7）	5 （ 4.9）	0 （ 0.0）
広汎子宮全摘	4 （ 0.0）	12 （ 1.7）	10 （ 9.7）	1 （ 7.1）
放射線療法	5 （ 0.0）	0 （ 0.0）	1 （ 1.0）	1 （ 7.1）
その他	929 （ 6.4）	4 （ 0.6）	2 （ 1.9）	0 （ 0.0）
合計	14577	717	103	14

出典／日本産科婦人科学会：2020年患者年報データより作成.

施行されていた。準広汎子宮全摘が施行された症例も約10%に認められた（表4-6）。

❸ ⅠA2期

　準広汎子宮全摘＋リンパ節郭清が最も多く約35%, 次いで準広汎子宮全摘が約21%, 単純子宮全摘が約19%に施行されていた（表4-6）。

❹ ⅠB1期

　この時期のがんには，原則として広汎子宮全摘を行う。手術施行例において，深い頸部間質浸潤（およそ1/3以上），骨盤リンパ節転移，子宮傍結合織浸潤，脈管侵襲，大きな腫瘍径（およそ4cm以上）などを認める再発リスクのある群に対しては,術後補助療法として，放射線療法/同時化学放射線療法，あるいは化学療法が行われている。手術侵襲に耐えがたい高齢者や，合併症を有する症例においては，放射線を主体とした治療が選択される。

❺ ⅠB2期〜Ⅱ期

　この時期のがんには，広汎子宮全摘あるいは同時化学放射線療法が選択される。治療成績は手術とほぼ同等と考えられている。手術施行例においては，ほぼ全例が，深い頸部間質浸潤，骨盤リンパ節転移，子宮傍結合織浸潤，脈管侵襲，大きな腫瘍径などの再発リスク因子を有しており，多くの症例でⅠB1期と同様の術後補助療法が行われている。

　日本では，欧米に比して手術を選択する率が高く，2020年症例においてもⅠB2期の74%, Ⅱ期の34%に手術が行われていたが，手術後の放射線治療は合併症が発生しやすいこともあり，近年は特にⅡ期で，主治療として最初から同時化学放射線療法が選択される傾向がみられる。

❻ Ⅲ期〜ⅣA期

　Ⅲ期からⅣA期は手術不能と判断され，従来，根治的放射線療法が行われてきたが，腎機能低下などの合併症がない場合は，同時化学放射線療法が推奨される。術前化学療法を行い，腫瘍縮小を図った後に手術を行う治療法も試みられているが，有用性は確立していない。

構造と機能

症状と病態生理

診察・検査・治療

4 疾患と診療

症状に対する看護

検査と治療に伴う看護

疾患をもつ患者の看護

事例による看護過程の展開

❼ ⅣB期

ⅣB期に対しては，良好な臓器機能が保たれていれば全身化学療法が推奨される。遠隔転移巣が切除可能であるかリンパ節転移のみである場合，あるいは局所の出血の制御のため，手術療法や放射線療法を併用する場合もある。

▶ **進行例，再発例に対する化学療法** 標準治療としてパクリタキセルとカルボプラチンの併用（TC療法）あるいはシスプラチンの併用（TP療法）が用いられる。近年，さらに分子標的薬のベバシズマブの併用が有用であることが示されている。また，再発例に対しては，分子標的薬のペムブロリズマブやセミプリマブなどが用いられる場合もある。

9 | 定期検診

がんが完治したか否かは，治療後の経過観察によって初めて判断することができる。再発は治療後1年ないし1年半に最も多く，5年後以降の初再発は極めてまれなことから，治療後5年間を1つの目安として経過観察を行う必要がある。

10 | 治療成績

日本産科婦人科学会腫瘍登録委員会のデータでは，2015年初回治療症例の5年生存率は，Ⅰ期約92%，Ⅱ期約76%，Ⅲ期約57%，Ⅳ期約32%であった（表4-7）。治療成績には組織型も関係し，組織型別の5年生存率は，扁平上皮がんと腺扁平上皮がん約79%，腺がん約78%に対し，その他の組織型は約60%と不良であった（表4-8）。

表4-7 子宮頸がん進行期別5年生存割合

進行期	症例数	5年生存	生死不明
Ⅰ期	2917	92.3%	9.5%
Ⅱ期	1275	76.2%	7.2%
Ⅲ期	582	56.5%	8.2%
Ⅳ期	573	32.2%	7.7%

出典／日本産科婦人科学会：第63回治療年報（2015年治療症例）データより作成.

表4-8 子宮頸がん組織型別5年生存割合

組織型	症例数	5年生存	生死不明
扁平上皮がん	3865	79.4%	9.3%
腺がん	1130	77.6%	6.6%
腺扁平上皮がん	172	79.2%	8.7%
その他	180	59.5%	5.0%

出典／日本産科婦人科学会：第63回治療年報（2015年治療症例）データより作成.

2. 子宮体がん（子宮内膜がん）

Digest

子宮体がん（子宮内膜がん）		
概要	定義	● 子宮体部（子宮内膜）から発生するがん
	好発年齢	● 50歳代以降
	疫学的事項	● 未妊婦，未産婦，糖尿病，肥満，高血圧症例などに多い。
	原因	● プロゲステロンを伴わないエストロゲンへの過剰な曝露が原因で発生する予後良好なタイプと，エストロゲン曝露とは関係なく発生する予後不良なタイプが存在。
	進行期分類	● 大きく分けてⅠ期からⅣ期までの4期分類（表4-9）
症状		● 初発症状：不正出血（月経遷延や月経不順，閉経後の出血），帯下の増加
診断		● 子宮内膜細胞診，子宮内膜の試験掻爬あるいは全面掻爬による組織診により診断。子宮鏡による観察も有用。 ● 超音波断層法，MRI検査による子宮内膜の肥厚，子宮内腔の腫瘤などで疑う。
主な治療		● 手術療法：病気の広がりにより子宮全摘出術（単純，準広汎，広汎）＋両側付属器摘出術（＋大網切除術）＋腹腔細胞診＋後腹膜リンパ節（骨盤および傍大動脈）の生検または郭清 ● 放射線療法：高齢や合併症による手術不能例などの場合 ● 化学療法：手術不能の進行症例に対して，あるいは手術症例の術後補助療法として用いられる。

1 │ 子宮体がんとは

　子宮体がん（子宮内膜がん，endometrial carcinoma）は，子宮体部から発生するがんで，子宮頸がんとは種々の点で異なる。組織学的に子宮頸がんの大多数は扁平上皮がんであるのに対し，子宮体がんの大多数は**腺がん**（adenocarcinoma）で，なかでも類内膜がんが大多数を占める。

2 │ 好発年齢

　前掲した表4-2および図4-13に示したように，子宮体がんは50歳代に最も発生頻度が高く（約33%），60歳代（約23%），70歳代（約19%），40歳代（約15%）と続き，30歳代は比較的少ない。また，閉経前，閉経後に分けると，閉経後に圧倒的に多くみられる。

3 │ 疫学的事項

　子宮体がんは妊娠・分娩の経験のない未妊婦・未産婦に多くみられ，多産婦には少ない傾向にある。これは，性交，妊娠，分娩と関係の深い子宮頸がんとは対照的である。

　子宮体がんは欧米人に多いとされてきたが，食生活の欧米化や高齢化の進展とともに日本でも増加しており，女性生殖器浸潤がん（乳がんは含まない）のなかで最多となった。特に肥満，糖尿病，高血圧の女性に多く認められる。

4 | 原因

　子宮体がんには，大きく分けて2つのタイプがあることが知られている。1つはプロゲステロンを伴わないエストロゲンへの過剰な曝露が原因で発生するタイプであり，前がん病変である子宮内膜増殖症や子宮内膜異型増殖症から発生する予後良好なタイプである。もう1つは，増殖症を伴わない萎縮内膜から，エストロゲン曝露とは関係なく発生する予後不良なタイプである。

　前者のタイプの子宮体がんは，閉経後の女性にエストロゲンを長期間投与すること（ホルモン補充療法，HRT）でも発生がみられるため，間欠的投与あるいはプロゲストーゲンとの併用投与など，投与法の工夫が必要である。ほかに，子宮体がんと大腸がん，胃がん，卵巣がんなどを発症しやすい遺伝性の疾患の存在も知られている。

　近年，子宮体がんは分子遺伝学的に4つのタイプに分類されることが示され，WHOでも分類が採用された。今後，遺伝学的分類に基づく臨床的知見も集積されていくと考えられる。

5 | 進行期とその頻度

▶ 進行期分類　子宮体がんの進行期も，子宮頸がんと同じようにⅠ期からⅣ期までの4期に区別される（表4-9）。

▶ 頻度　日本産科婦人科学会腫瘍委員会がまとめた，2020（令和2）年の日本における子宮体がん患者の進行期分布を図4-17に示す。子宮体がんはⅠ期の初期がんが約73%と大多数を占め，Ⅲ/Ⅳ期の進行がんは約22%と少ない。登録を開始した1983（昭和58）年以降，進行期別分布の推移には，Ⅱ/Ⅲ期症例の減少傾向を認めるが，ほかには特定の傾向は認めないようである。年代別の進行期分布（図4-18）では，いずれの進行期も50歳代がピークとなっている。

6 | 症状

　不正出血が主症状であるが，子宮頸がんのような接触出血ではなく，月経が長く持続する月経遷延や，月経不順，閉経後の出血として認識されることが多い。そのほか帯下の増加を訴えるものもある。シンプソン徴候（本項-1-6-②「疼痛」参照）もみられる。

7 | 診断

　内診や視診によって診断をつけることは困難である。子宮内膜の細胞診で異常所見が認められた場合や，超音波断層法により子宮内腔の腫瘤や，年齢のわりに子宮内膜の肥厚が認められれば，子宮体がんが疑われる。このような場合には，子宮内膜の試験掻爬あるいは全面掻爬による組織検査により診断を確定する。子宮鏡による子宮内腔の観察が有用な場合もある。

表4-9 子宮体がんの進行期分類（日産婦2011，FIGO2008）

Ⅰ期：がんが子宮体部に限局するもの	Ⅱ期：がんが頸部間質に浸潤するが，子宮をこえていないもの*

Ⅰ A 期：がんが子宮筋層 1/2 未満のもの
Ⅰ B 期：がんが子宮筋層 1/2 以上のもの

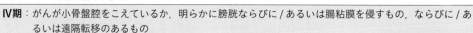

Ⅰ A   Ⅰ A   Ⅰ B   Ⅱ

Ⅲ期：がんが子宮外に広がるが，小骨盤腔をこえていないもの，または領域リンパ節へ広がるもの

ⅢA 期：子宮漿膜ならびに / あるいは付属器を侵すもの
ⅢB 期：腟ならびに / あるいは子宮傍組織へ広がるもの
ⅢC 期：骨盤リンパ節ならびに / あるいは傍大動脈リンパ節転移のあるもの
　ⅢC1 期：骨盤リンパ節転移陽性のもの
　ⅢC2 期：骨盤リンパ節への転移の有無にかかわらず，傍大動脈リンパ節転移陽性のもの

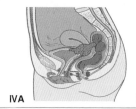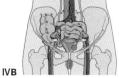

ⅢA   ⅢB   ⅢC

Ⅳ期：がんが小骨盤腔をこえているか，明らかに膀胱ならびに / あるいは腸粘膜を侵すもの，ならびに / あるいは遠隔転移のあるもの

ⅣA 期：膀胱ならびに / あるいは腸粘膜浸潤のあるもの
ⅣB 期：腹腔内ならびに / あるいは鼠径リンパ節転移を含む遠隔転移のあるもの

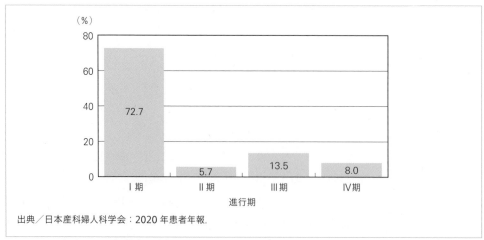

ⅣA   ⅣB

＊頸管腺浸潤のみはⅡ期ではなくⅠ期とする。
注）すべての類内膜腺がんは腺がん成分の形態により G1，2，3 に分類する。
出典／日本産科婦人科学会，日本病理学会編：子宮体癌取扱い規約 病理編，第 5 版，金原出版，p.16-17，2022.

(%)

進行期	%
Ⅰ期	72.7
Ⅱ期	5.7
Ⅲ期	13.5
Ⅳ期	8.0

出典／日本産科婦人科学会：2020 年患者年報.

図4-17 子宮体がん治療患者の進行期分布

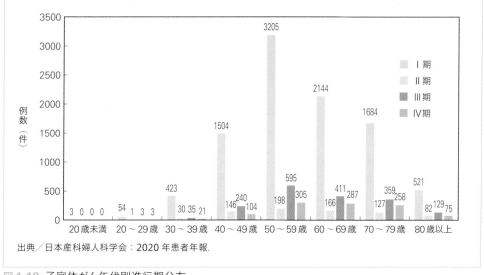

出典／日本産科婦人科学会：2020年患者年報.

図4-18 子宮体がん年代別進行期分布

8 ｜ 治療方針

　子宮体がんは早期がんが多いこと，放射線や抗がん剤への感受性があまり高くないことなどから手術療法が第1選択である。しかし，膀胱・直腸浸潤を認める場合，高齢や合併症による手術不能例などの場合には，放射線療法（全骨盤外照射＋腔内照射）や化学療法が選択される。日本産科婦人科学会の2020（令和2）年の症例においても，手術施行例が約94%と圧倒的に多く，手術を行わずに放射線療法を行った症例は約1%，化学療法を行った症例は約2%のみであった（表4-10）。

　子宮内膜異型増殖症では，単純子宮全摘が約67%と最も多く，子宮内膜全面掻爬が16%，ホルモン療法が約13%に行われていた（表4-11）。妊孕性温存を希望する若年者を除いては，単純子宮全摘が標準治療である。

　子宮体がんのⅠ～Ⅳ期の治療内容を以下に示す。

❶Ⅰ期：術式は，腹式単純子宮全摘出術＋両側付属器摘出術（＋大網切除術）＋腹腔細胞診＋後腹膜リンパ節（骨盤および傍大動脈）の生検または郭清である。2014（平成26）年4月以降，認定された施設においては，腹腔鏡下の手術も保険適用となっている。
❷Ⅱ期：明らかな頸部間質浸潤がある場合，子宮頸がんと区別困難な場合には，準広汎子宮全摘出術または広汎子宮全摘出術が推奨される。そのほかの術式はⅠ期と同様である。
❸Ⅲ／Ⅳ期：子宮外進展の部位や程度により，子宮の摘出方法や，リンパ節の摘出方法などを適宜検討する必要がある。

　術後の臨床病理学的分類により再発高リスク群と考えられる場合，手術に加えて，化学療法の追加が推奨される。再発中リスク群に対しても，再発予防のために同様の追加療法が推奨されているが，その有用性についてのエビデンスは十分ではない。

　高分化型（G1）類内膜がんで筋層浸潤を認めないⅠA期や，子宮内膜異型増殖症におい

表4-10 子宮体がん進行期別治療法　　　　　　　　　　　　　　　　　　　　　　　　症例数，（ ）内は％

進行期	手術含む	放射線療法（単独）	化学療法（単独）	その他	合計
Ⅰ期	9259（97.1）	68（0.7）	6（0.1）	205（2.1）	9538（100）
Ⅱ期	733（97.7）	7（0.9）	1（0.1）	9（1.2）	750（100）
Ⅲ期	1657（93.5）	33（1.9）	29（1.6）	53（3.0）	1772（100）
Ⅳ期	727（69.0）	29（2.8）	179（17.0）	118（11.2）	1053（100）
合計	12376（94.4）	137（1.0）	215（1.6）	385（2.9）	13113（100）

出典／日本産科婦人科学会：2020年患者年報データより作成.

表4-11 子宮内膜異型増殖症治療法分布

治療法	症例数	％
子宮内膜全面掻爬	198	16.1
単純子宮全摘	827	67.3
単純子宮全摘＋リンパ節郭清	20	1.6
準広汎子宮全摘	13	1.1
準広汎子宮全摘＋リンパ節郭清	1	0.1
広汎子宮全摘	1	0.1
放射線療法	0	0.0
ホルモン療法	159	12.9
その他	9	0.7
合計	1228	100.0

出典／日本産科婦人科学会：2020年患者年報データより作成.

て妊孕性温存を希望する場合は，子宮摘出を避け，高用量の黄体ホルモン（メドロキシプロゲステロン酢酸エステル，ヒスロン®）療法により病変の消失が期待できるが，手術に比べて確実ではないこと，いったん寛解しても再発のリスクが高いことなどを認識しておく必要がある。

　子宮体がんに対する化学療法は，ドキソルビシン（ADM）＋シスプラチン（CDDP）（AP療法）が標準であったが，近年は卵巣がんに対する標準化学療法であるパクリタキセル（PTX）とカルボプラチン（CBDCA）の併用療法（TC療法）が，有害作用が少なくかつ有効であるとして標準治療となりつつある。近年，再発例に対しては，分子標的薬のレンバチニブとペムブロリズマブの併用療法，特定の遺伝子変異を有する症例に対してはペムブロリズマブ単剤の治療も行われる。

▶治療成績　日本産科婦人科学会腫瘍登録委員会のデータでは，2015（平成27）年初回治療症例の5年生存率は，Ⅰ期約94％，Ⅱ期約88％，Ⅲ期約71％，Ⅳ期約29％であった（表4-12）。子宮体がんは，Ⅲ期でも高い5年生存率を示しており，Ⅰ期が非常に多いことと合わせて，比較的予後良好な疾患と考えられている。一方で，ホルモン非依存性に発生する漿液性がんや明細胞がん，および癌肉腫などは5年生存率60％〜70％程度で，類内膜がんに比べて予後不良である（表4-13）。

第
1
編

構造と機能

症状と病態生理

診察・検査・治療

4
疾患と診療

症状に対する看護

検査と治療に伴う看護

疾患をもつ患者の看護

事例による看護過程の展開

表4-12　子宮体がん進行期別5年生存割合

進行期	症例数	5年生存	生死不明
Ⅰ期	5874	93.9%	7.6%
Ⅱ期	459	87.6%	6.1%
Ⅲ期	1074	71.4%	7.4%
Ⅳ期	584	29.3%	7.7%

出典／日本産科婦人科学会：第63回治療年報（2015年治療症例）データより作成.

表4-13　子宮体がん組織型別5年生存割合

組織型	症例数	5年生存	生死不明
類内膜がん G1	3992	95.6%	7.2%
類内膜がん G2	1702	89.5%	8.1%
類内膜がん G3	729	74.4%	5.8%
漿液性がん	460	60.6%	8.7%
明細胞がん	176	69.3%	9.7%
癌肉腫	395	57.4%	6.6%
そのほか	537	65.4%	8.8%

出典／日本産科婦人科学会：第63回治療年報（2015年治療症例）データより作成.

▊ 3. 子宮肉腫

▶ 概要　子宮肉腫（uterine sarcoma）は，子宮体部の間葉系組織から発生するまれな腫瘍で，子宮体部悪性腫瘍の3〜8%を占める。40〜50歳代の女性に多い。

　原発性のものは子宮壁を形成する平滑筋組織から発生する平滑筋肉腫，子宮内膜の結合織から発生する子宮内膜間質肉腫や未分化肉腫が代表的である。上皮性と間葉系腫瘍の混在する癌肉腫は従来肉腫の一組織として扱われていたが，最近の研究により内膜がんの一部が変化して間葉系腫瘍に変化したと考えられ，近年は子宮体がんとして取り扱われる傾向にある。

▶ 症状　子宮体がんに類似し，不正出血，過多月経をみる。子宮は急速に増大し，腹膜，内臓に転移をきたす。肺，肝臓なども転移し，悪液質に陥る。

▶ 治療・予後　腹式単純子宮全摘＋両側付属器摘出を行う。子宮内膜間質肉腫では後腹膜リンパ節転移の頻度が高いため，骨盤や傍大動脈リンパ節の郭清も考慮される。必要に応じて，抗がん剤あるいは放射線による追加治療，補助療法を行う。

　抗がん剤としては，ドキソルビシン（ADM）を中心とした化学療法が行われ，平滑筋肉腫に対しては，ドセタキセル（DTX）とゲムシタビン（GEM）の併用療法，子宮内膜間質肉腫ではプロゲスチン（メドロキシプロゲステロン酢酸エステル，ヒスロン®）による治療も行われる。また，再発例に対してはパゾパニブ，トラベクテジン，エリブリンなどの新規薬剤も導入され，予後の延長が期待されるが，子宮肉腫の予後は不良である。

▊ 4. 絨毛がん

　絨毛がんは，子宮に発生する悪性腫瘍の一つである。次の絨毛性疾患の項で述べる。

Ⓗ 絨毛性疾患

▶ 発生機序と病態生理　絨毛性疾患とは，妊娠時に形成される胎盤のもととなる絨毛組織を構成する，**栄養膜細胞**（トロホブラスト）の異常増殖をきたす疾患の総称である。正常の

栄養膜細胞は絨毛性と絨毛外性に大別され，絨毛性栄養膜細胞は細胞性栄養膜細胞と合胞体栄養膜細胞からなる。絨毛外性栄養膜は両者の中間型を示し，中間型栄養膜細胞とよばれる。

▶ 発生頻度　絨毛性疾患は日本をはじめアジア地域に多発し，胞状奇胎の発生頻度でみると，アメリカでは分娩 1500 〜 2500 に対し 1 例の発生であるのに対し，日本では高頻度であるといわれている。日本産科婦人科学会の絨毛性疾患地域登録成績によると，日本における絨毛性疾患の頻度は，出生 1000 当たりの胞状奇胎発生率が 1974 〜 1978（昭和 49 〜 53）年の 5 年間平均で 2.82 であったのに対し，2019（令和元）年は 1.75 と減少している。また，絨毛がんの発生数は 1974 〜 1978（昭和 49 〜 53）年の 5 年間に 283 例であったが，2019（令和元）年の 1 年間では 7 例に減少している。

▶ 分類　日本産科婦人科学会／日本病理学会の「絨毛性疾患取扱い規約第 3 版（2011）」による絨毛性疾患の臨床的分類は次のようになる。

Ⅰ：胞状奇胎
Ⅱ：侵入胞状奇胎（侵入奇胎）
Ⅲ：絨毛がん
Ⅳ：胎盤部トロホブラスト腫瘍
Ⅴ：類上皮性トロホブラスト腫瘍
Ⅵ：存続絨毛症

1. 胞状奇胎

▶ 定義　胞状奇胎とは，絨毛における栄養膜細胞の異常増殖と間質の浮腫を特徴とする病変をいう。

▶ 発生機序　水腫状腫大を示す部分の割合により，全胞状奇胎（全奇胎）と部分胞状奇胎（部分奇胎）に分類される。胞状奇胎は精子と卵子の受精の異常によって起こるが，全奇胎は卵子由来の核（DNA）が消失し精子由来の DNA のみから発生し，部分奇胎は父親由来の精子 2 つと母親由来の卵子 1 つが受精した 3 倍体から発生する。なお，部分奇胎では，多くは胎児成分の共存が認められる。

▶ 症状　胞状奇胎の症状としては，子宮出血，子宮腫大，悪阻（つわり），妊娠高血圧症候群様症状，卵巣嚢胞などがあげられるが，通常，妊娠 10 週以降に出現する。超音波断層法により妊娠 8 週頃までに異常妊娠の診断が可能となっているため，必ずしもこれらの症状を認めるわけではない。

▶ 検査所見　増殖した栄養膜細胞から hCG が大量に分泌されるため，正常妊娠に比して hCG の異常高値（$1 \times 10^5 \sim 1 \times 10^6$ mIU/mL）を示すことが多い。

▶ 超音波所見　子宮内腔に特徴的な多数の嚢胞像を認め，比較的容易に診断可能である。全奇胎では胎児像は認めない。

▶ 診断　「絨毛性疾患取扱い規約第 3 版（2011）」では，胞状奇胎の診断は組織学的に行う

第
1
編

構造と機能

症状と病態生理

診察・検査・治療

4 疾患と診療

症状に対する看護

検査と治療に伴う看護

疾患をもつ患者の看護

事例による看護過程の展開

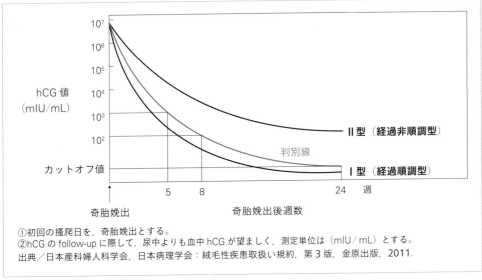

①初回の搔爬日を，奇胎娩出とする。
②hCG の follow-up に際して，尿中よりも血中 hCG が望ましく，測定単位は（mIU／mL）とする。
出典／日本産科婦人科学会，日本病理学会：絨毛性疾患取扱い規約，第 3 版，金原出版，2011.

図4-19　胞状奇胎の1次管理

ことが推奨されている。定義に示す特徴的な所見を認めた場合，胞状奇胎と診断される。診断が困難な場合には，免疫組織化学的検査あるいは遺伝子検査を行う。

▶ 治療　胎盤鉗子または吸引装置および有窓の鋭匙，鈍匙（キュレット）を用いて，胞状奇胎除去術（子宮内容除去術）を行う。超音波断層法などの画像検査で，遺残が疑われる場合には，1週間後に再度子宮内容除去術を行う。

▶ 胞状奇胎娩出後の管理　胞状奇胎娩出後は，hCG が測定感度以下に低下するまでの1次管理と，測定感度以下になってから続発性疾患の発症を早期に発見するための2次管理が重要となる。1次管理においては，1〜2週ごとに血中 hCG を測定し，図4-19 の判別線を下回っていれば経過順調型，上回れば経過非順調型と判定される。経過非順調型では侵入奇胎の可能性が高いため，全身の検索が必要である。胞状奇胎娩出後の1次管理のなかで，全奇胎の 10〜20%，部分奇胎の 2〜4% に侵入奇胎が続発し，2次管理のなかでは全奇胎の 1〜2% に絨毛がんが発症するとされている。

2. 侵入胞状奇胎（侵入奇胎）

▶ 定義　侵入胞状奇胎（侵入奇胎）とは，胞状奇胎（全奇胎あるいは部分奇胎）絨毛が，子宮筋層あるいは筋層の血管への侵入像を示すものをいう。確定診断は組織学的検査によるが，全奇胎あるいは部分奇胎の区別は行わない。

▶ 診断　侵入奇胎は，通常，胞状奇胎に続発して発症する。1次管理のなかで経過非順調型を示す場合には可能性が高い。画像診断で病巣を検索し，組織学的診断を行う。組織学的診断が困難な場合には，表4-14 の絨毛がん診断スコアを用いて臨床的に診断を行う。

▶ 画像診断　超音波断層法，CT 検査，MRI 検査で子宮筋層内に奇胎囊胞像が認められれば診断が可能である。侵入奇胎では，しばしば肺などへの転移を伴うため，全身検索を行

表4-14 絨毛がん診断スコア

スコア （絨毛がんである可能性）	0 （〜50%）	1 （〜60%）	2 （〜70%）	3 （〜80%）	4 （〜90%）	5 （〜100%）
先行妊娠	胞状奇胎			流産		正期産
潜伏期	＜6か月				6か月〜 ＜3年	3年〜
原発病巣	子宮体部 子宮傍結合織 腟			卵管 卵巣	子宮頸部	骨盤外
転移部位	なし 肺 骨盤内					骨盤外 （肺を除く）
肺転移巣　直径	＜20mm			20〜 ＜30mm		30mm〜
大小不同性	なし				あり	
個数	〜20					21〜
hCG値（mIU/mL） 基礎体温 （月経周期）	＜10⁶ 不規則・1相性 （不規則）	10⁶〜＜10⁷		10⁷〜		2相性 （整調）

合計スコア4点以下：臨床的侵入奇胎，5点以上：臨床的絨毛がん
出典／日本産科婦人科学会，日本病理学会：絨毛性疾患取扱い規約，第3版，金原出版，2011.

うことが重要である。

▶ 治療　子宮摘出を行う場合もあるが，化学療法による全身治療が中心である。メトトレキサート（MTX）による単剤療法が主体であるが，アクチノマイシンD（ACT-D）の単剤療法も行われる。抵抗例にはエトポシド（ETP）や，多剤併用治療なども行われる。化学療法を行うことにより，ほぼ100%の治癒が期待できる。

3. 絨毛がん

▶ 定義　絨毛がんとは，異型性を示す栄養膜細胞の異常増殖からなる悪性腫瘍である。組織学的には，細胞性，合胞体，中間型の3種の栄養膜細胞由来の腫瘍細胞が混在して，増殖を示し，周囲組織や血管内に浸潤，破壊し，出血，壊死を伴うものをいう。

▶ 分類　妊娠に由来した**妊娠性絨毛がん**と，妊娠に由来しない**非妊娠性絨毛がん**に分類される。非妊娠性絨毛がんは，胚細胞腫瘍としての絨毛がんと，ほかのがんの分化異常による絨毛がんに分けられる。

▶ 症状　子宮に病巣がある場合には，不正子宮出血をきたす。時に大量出血をみる場合もあり，患者は高度の貧血に陥る。肺転移によって，咳，血痰，喀血，また，脳転移によって脳卒中のような痙攣や麻痺症状を呈する。そのほか，消化管，腹腔内などの転移病巣での出血を契機に発見されることもある。

▶ 診断　胞状奇体娩出後の2次管理以降にhCGの上昇を認めた場合，妊娠を否定することにより絨毛がんを疑うことができる。画像診断で病巣を検索し，組織学的診断を行う。組織学的診断が困難な場合には，表4-14の絨毛がん診断スコアを用いて臨床的に診断を

行う。胞状奇胎に限らず，あらゆる妊娠に続発し得るため注意が必要である。hCG を測定しなければ，絨毛がんを疑うことは困難である。

▶ **画像診断**　絨毛がんの特徴的な画像所見は，豊富な血流と病巣部の凝血塊(ぎょうけっかい)の存在である。超音波断層法，CT 検査，MRI 検査などで全身の検索を行う必要がある。

▶ **治療**　メトトレキサート（MTX），アクチノマイシン D（ACT-D），エトポシド（ETP）を中心とした多剤併用療法が行われる。絨毛がんは抗がん剤に対する感受性が高く，寛解率は 80％程度である[10]。化学療法と組み合わせて，子宮の摘出や転移病巣の摘出術，脳転移に対する放射線療法が行われる場合もある。

4. 胎盤部トロホブラスト腫瘍

着床部の中間型栄養膜細胞由来の腫瘍細胞の増殖により，子宮に腫瘤を形成する絨毛性疾患である。組織学的には，中間型栄養膜細胞由来の腫瘍細胞の増殖による結節性病変が認められ，細胞性栄養膜細胞と合胞体栄養膜細胞の増殖を伴うことは少ない，または軽微である。

5. 類上皮性トロホブラスト腫瘍

中間型栄養膜細胞が腫瘍化した絨毛性疾患に属するが，絨毛膜部の中間型栄養膜細胞に由来する点が，胎盤部トロホブラスト腫瘍とは異なる。組織学的には上皮性腫瘍に類似した増殖形態を特徴とするが，胎盤部トロホブラスト腫瘍や絨毛がんなどとは区別され得る腫瘍である。

6. 存続絨毛症

胞状奇胎や流産をはじめ，あらゆる妊娠の終了後，hCG の測定や画像検査により侵入奇胎，または絨毛がんの続発が臨床的に疑われるが，病巣の組織学的確認が得られないか，得られてもその所見が不明確なものをいう。奇胎後 hCG 存続症，臨床的侵入奇胎，臨床的絨毛がんの 3 つに分類される。病巣が認められる場合には，絨毛がん診断スコア（表4-14）を用いて，臨床的侵入奇胎あるいは臨床的絨毛がんの判別を行う。

Ⅰ 子宮の発育・発達の異常

1. 子宮の奇形

▶ **種類**　胎生期に左右の**ミュラー管**が癒合(ゆごう)して管腔(かんくう)を形成し，子宮および腟(ちつ)の大部分を形成するが，癒合が障害されると，その程度により①重複子宮と重複腟，②双角双頸子宮(けい)と不全腟中隔(ちゅうかく)，③双角単頸子宮，④不全中隔子宮が発生する。

一方，一側のミュラー管の分化・発育が抑制されると⑤痕跡副角(こんせき)を有する単角子宮（副

第1編

構造と機能

症状と病態生理

診察・検査・治療

4 疾患と診療

症状に対する看護

検査と治療に伴う看護

疾患をもつ患者の看護

事例による看護過程の展開

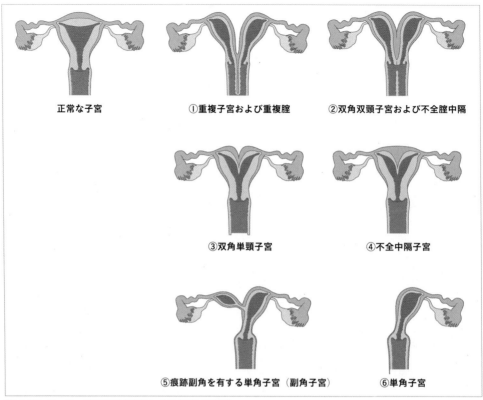

正常な子宮　　　　①重複子宮および重複腟　　②双角双頸子宮および不全腟中隔

③双角単頸子宮　　　　　　　④不全中隔子宮

⑤痕跡副角を有する単角子宮（副角子宮）　　　⑥単角子宮

図4-20　ミュラー管の発育異常による子宮の奇形

角子宮）が発生し，発育がまったくないと⑥単角子宮が発生する（図4-20）。

▶ **発生頻度**　日本における報告では 0.1 〜 0.2% の間にあり，**双角子宮**が約半数を占める。

▶ **症状・診断**　月経痛，周期的下腹部痛，性交障害，不妊症，習慣流産などを主訴として来院し，発見されるものが多い。診断には，超音波断層法，CT 検査，MRI 検査，子宮卵管造影法などが用いられる。

　受胎率は奇形の程度により異なるが，約 60 〜 70% である。しかし流産・早産の率は高く，満期産を遂げるものは半数以下である。習慣性流産・早産の女性を対象として子宮卵管造影法を行うと，重複子宮を発見する頻度が極めて高い。また，副角子宮の妊娠の予後は特に悪く，卵管間質部妊娠の破裂と同様，短時間に大量の内出血があるため，早期発見が極めて重要である。

▶ **治療**　子宮の奇形が不妊症，習慣性流産の原因となっている場合には，子宮鏡下の中隔切除術，ストラスマン（Strassmann）手術*，ジョーンズ・ジョーンズ（Jones & Jones）手術*などが行われる。

＊ **ストラスマン手術**：両側の子宮卵管角間の子宮底に横切開を加え，子宮腔を開き，必要に応じて中隔を切開し，創部が縦方向となるよう横方向に縫合するもの。
＊ **ジョーンズ・ジョーンズ手術**：左右の子宮接合部を V 字型に切除し，縫合する手術。

Ｖ　卵巣の疾患

卵巣の疾患には，発生・発育の異常，機能障害，炎症，腫瘍などがあるが，ここでは主として，非新生物性卵巣腫瘤（貯留囊胞）と卵巣腫瘍（新生物）について述べる。

Ａ　非新生物性卵巣腫瘤（貯留囊胞）

卵巣には，時に組織の異常増殖を認めない腫瘤が発生する。子宮内膜症の項で述べたチョコレート囊胞も卵巣内に血液のたまったもので，これらを**貯留囊胞**という。貯留囊胞にはそのほかに，卵胞囊胞，黄体囊胞（ルテイン囊胞）がある。いずれも性腺刺激ホルモン（ゴナドトロピン）の影響で形成されるもので，ホルモンの状態が変わると自然に消失する。

ルテイン囊胞は特に妊娠初期，胞状奇胎，絨毛がんの場合に認められる。妊娠に合併するルテイン囊胞はゴナドトロピン分泌の最も盛んな妊娠第8週頃に大きくなり，満12週以降，ゴナドトロピン分泌の減少とともに縮小し，やがて消失する。

Ｂ　卵巣腫瘍（新生物）

Digest

卵巣腫瘍（新生物）

分類	● 起源による分類：上皮性腫瘍，間葉系腫瘍，性索間質性腫瘍，胚細胞腫瘍，その他（表4-15） ● 悪性度による分類：良性，境界悪性/低悪性度/悪性度不明，悪性（表4-15）
症状	● 腹部膨隆，腹水，圧迫症状（消化管，尿路）など ● 茎捻転，破裂により下腹部痛など ● ホルモン分泌腫瘍では，ホルモン作用に応じた症状
診断	● 確定診断は手術摘出検体の病理診断による。内診所見，超音波断層法，腫瘍マーカー値，CT検査，MRI検査により卵巣腫瘍であることおよび悪性度の推定診断を行う。
主な治療	● 良性：手術療法（卵巣腫瘍の核出，付属器摘出，単純子宮全摘＋両側付属器摘出など） ● 悪性：基本は手術療法と抗がん剤による化学療法 　● 手術療法：腹式単純子宮全摘出術＋両側付属器摘出術＋腹腔細胞診＋大網切除術＋骨盤および傍大動脈リンパ節生検または郭清（＋進行例では腹腔内播種や転移病巣の可及的摘出） 　● 化学療法：組織型に応じた化学療法。上皮性では主にパクリタキセル，カルボプラチン併用療法（TC療法）など。

1. 分類

ヒトの臓器中で，卵巣ほど多種類の腫瘍が発生する臓器はない。多くは囊胞性腫瘍であるが，約10%は充実性腫瘍である。表4-15は，日本産科婦人科学会の「卵巣腫瘍・卵

表4-15 卵巣腫瘍の組織分類（WHO2014）

	良性	境界悪性／低悪性度／悪性度不明	悪性
上皮性腫瘍	漿液性，粘液性，類内膜，明細胞，漿液粘液性 （上記各型の）腺腫，腺線維腫 漿液性表在性乳頭腫 ブレンナー腫瘍 子宮内膜症性嚢胞	漿液性，粘液性，類内膜，明細胞，漿液粘液性 （上記各型の）境界悪性腫瘍 境界悪性ブレンナー腫瘍	低異型度，高異型度漿液性 粘液性，類内膜，明細胞，漿液粘液性（上記各型の）がん 悪性ブレンナー腫瘍 未分化がん
		微小乳頭状パターンを伴う漿液性境界悪性腫瘍	
間葉系腫瘍			類内膜間質肉腫
混合型上皮性間葉系腫瘍			腺肉腫 癌肉腫
性索間質性腫瘍	線維腫，莢膜細胞腫 硬化性腹膜炎を伴う黄体化莢膜細胞腫 硬化性間質性腫瘍 印環細胞間質性腫瘍 微小嚢胞間質性腫瘍 ライディッヒ細胞腫 ステロイド細胞腫瘍 セルトリ-ライディッヒ細胞腫（高分化型）	富細胞性線維腫 若年型顆粒膜細胞腫 セルトリ細胞腫，輪状細管を伴う性索腫瘍 セルトリ-ライディッヒ細胞腫（中分化型） そのほかの性索間質性腫瘍	線維肉腫 悪性ステロイド細胞腫瘍 セルトリ-ライディッヒ細胞腫（低分化型）
		成人型顆粒膜細胞腫	
胚細胞腫瘍	成熟奇形腫 良性卵巣甲状腺腫 脂腺腺腫		未分化胚細胞腫 卵黄嚢腫瘍，胎芽性がん 絨毛がん（非妊娠性） 混合型胚細胞腫瘍 悪性卵巣甲状腺腫（乳頭がん，濾胞がん），脂腺がん がん（扁平上皮がん，その他）
		未熟奇形腫 G1〜 G3，カルチノイド腫瘍	
胚細胞・性索間質性腫瘍		性腺芽腫，分類不能な混合型胚細胞・性索間質性腫瘍	
その他	卵巣網腺腫	ウォルフ管腫瘍 傍神経節腫 充実性偽乳頭状腫瘍	卵巣網腺がん，小細胞がん ウィルムス腫瘍 悪性リンパ腫 形質細胞腫，骨髄性腫瘍

出典／日本産科婦人科学会，日本病理学会編：卵巣腫瘍・卵管癌・腹膜癌取扱い規約 病理編，金原出版，2016，p.20，一部改変.

管癌・腹膜癌取扱い規約 病理編 第1版」(2016)に掲載されていた組織分類の表である（2022年刊行の第2版では巻末付録として掲載）。現在は使用されていない組織型も含まれているが，卵巣腫瘍の様々な組織型の存在を大まかに知る目安として示す。

2. 悪性度

　卵巣腫瘍には極めて多種類のものが存在し，その細胞構成も非常に複雑で，良性のものから悪性のものまで様々である。卵巣腫瘍の悪性度を知ることは，患者の治療や予後のうえから極めて重要である。統計によると，卵巣腫瘍全体の約10%は悪性のものといわれる。
　一般に，腫瘍が囊胞状のものは良性である。しかし，囊胞壁が2次的に悪性化するもの

第
1
編

構造と機能

症状と病態生理

診察・検査・治療

疾患と診療 4

症状に対する看護

検査と治療に伴う看護

疾患をもつ患者の看護

事例による看護過程の展開

もあり，必ずしも嚢胞状腫瘍のすべてが良性とはいえない。一方，充実性のものは悪性のものが多い。成熟奇形腫は嚢胞性腫瘍であるが，内容が毛髪や歯牙などを含んだ脂肪のため，充実性腫瘍と区別困難な場合も少なくない。

　そのほか，腫瘍の発育の速いもの，腹水*を伴うもの，腫瘍の移動性を欠くものなどは，悪性を疑う一つの根拠になる。また，子宮がんなどと異なり，卵巣の悪性腫瘍は，組織型によっては若年者でも発生する可能性があり，十分な注意が必要である。

▌ 3. 症状

　一般に腫瘍が手拳大以下ではほとんど無症状であり，月経も正順なことが多い。妊娠も障害されないため，妊娠時あるいは妊娠中の診察で偶然発見される場合も少なくない。

1 ｜ 腹部膨隆

　腫瘍が手拳大以上になると，下腹部に触知し得る。さらに発育すれば下腹部が膨隆し，放置すれば腹部全体を満たすほど大きくなることもある。

2 ｜ 腹水

　腹水は悪性腫瘍が進行した場合，大部分にみられる。また，良性腫瘍の線維腫でも腹水や胸水の貯留が認められ，悪性と鑑別困難となる場合がある。これをメイグス（Meigs）症候群という。

3 ｜ 圧迫症状

　卵巣腫瘍が大きくなれば，膀胱や直腸の圧迫症状（尿閉や便秘，頻尿や便意），尿管の圧迫症状（水腎症），あるいは静脈やリンパ管の圧迫による下肢の浮腫*などが出現し得る。

4 ｜ 下腹部痛

　卵巣付着部が茎捻転を起こすと，卵巣の血流がうっ滞し，時に壊死に陥る（図4-21）。その結果，腫瘍の急性増大，強い下腹部痛とともに悪心・嘔吐などの腹膜刺激症状が出現し，時にショック状態となる。卵巣腫瘍が破裂して内容液が漏れた場合にも，同様に下腹部痛や腹膜刺激症状が生じる。

5 ｜ ホルモン分泌性腫瘍による症状

　性索間質由来の腫瘍の一部には，腫瘍細胞からホルモンを分泌するものがある。

▶ **エストロゲン分泌腫瘍**　卵胞を形成する細胞成分から発生する顆粒膜細胞腫（granulosa

＊ **腹水**：腹腔内に体液が貯留した状態。濾出液と滲出液の場合がある。少量の腹水は正常の状態でも認められるが，多量の場合や血性腹水の場合には悪性が疑われる。

＊ **浮腫**：細胞内，組織間隙に多量の水分が貯留した状態。皮膚や皮下組織の浮腫は，はれぼったい感じを与え，指で押すとその部分が陥凹し，圧痕が残る。これを顕在性浮腫という。

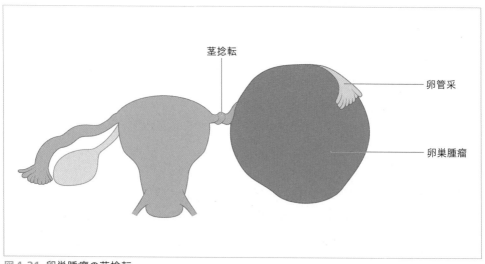

図4-21 卵巣腫瘍の茎捻転

cell tumor) および莢膜細胞腫 (thecoma) は，エストロゲンを分泌し，月経異常や不正子宮出血を起こす。

▶ アンドロゲン分泌腫瘍　卵巣に遺残した胎生期精巣組織から発生する男性化胚細胞腫 (arrhenoblastoma) は，アンドロゲン（テストステロン）を分泌する。そのため，無月経，多毛症，陰核肥大，音声の男性化，乳房萎縮などの男性化徴候が出現する。手術的摘除により症状は消失する。

4. 診断・検査

卵巣腫瘍の診断は前述の諸症状を参考に行うが，初期は，良性，悪性を問わずすべて無症状であるため，早期診断は必ずしも容易ではない。現時点においては，内診所見，超音波断層法（経腹壁，経腟），CA125 をはじめとする腫瘍マーカー値などを用いて診断を行うが，悪性度の推測や転移の有無の診断など精密検査目的には，CT 検査や MRI 検査などが特に有用である。確定診断は，手術で摘出した検体の病理診断による。

一般に，大きさが 10cm 以下，囊胞状，境界明瞭なものは良性であるのに対し，不整充実部分や肥厚した中隔の存在，腹水の存在，腸管との癒着所見などは悪性腫瘍を疑わせる所見である。悪性の可能性を推測するため，超音波所見による腫瘍の性状によって卵巣腫瘍を 6 つに分類する，日本超音波医学会の分類（表4-16）がしばしば用いられる。

なお，腫瘍マーカーとして，CA125 以外に，CA19-9，CEA，SCC，SLX，AFP，hCG，生化学検査の LDH などが上昇する卵巣腫瘍も認められる。

表4-16 卵巣腫瘍の超音波パターン分類

パターン			追記が望ましい項目	解説
I型		嚢胞性パターン（内部エコーなし）	隔壁の有無（二房性〜多房性）	1〜数個の嚢胞性パターン 隔壁の有無は問わない 隔壁がある場合は薄く平滑 内部は無エコー
II型		嚢胞性パターン（内部エコーあり）	隔壁の有無（二房性〜多房性）内部エコーの状態（点状・線状）（一部〜全部）	隔壁の有無は問わない 隔壁がある場合は薄く平滑 内部全体または部分的に点状エコーまたは線状エコーを有する
III型		混合パターン	嚢胞性部分：隔壁の有無，内部エコーの状態 充実性部分：均質性：均質・不均質 辺縁・輪郭	中心充実エコーないし偏在する辺縁・輪郭平滑な充実エコーを有する 後方エコーの減弱（音響陰影）を有することもある
IV型		混合パターン（嚢胞性優位）	嚢胞性部分：隔壁の有無，内部エコーの状態 充実性部分：均質性：均質・不均質 辺縁・輪郭	辺縁・輪郭が粗雑で不整形の（腫瘍壁より隆起した）充実エコーまたは厚く不均一な隔壁を有する
V型		混合パターン（充実性優位）	嚢胞性部分：隔壁の有無，内部エコーの状態 充実性部分：均質性：均質・不均質 辺縁・輪郭	腫瘍内部は充実エコーが優位であるが，一部に嚢胞エコーを認める 充実性部分のエコー強度が不均一な場合と均一な場合がある
VI型		充実性パターン	内部の均質性：均質・不均質 辺縁・輪郭	腫瘍全体が充実性エコーで満たされる 内部エコー強度が均一な場合と不均一な場合とがある
分類不能			上記すべての項目	I〜VI型に分類が困難

注1）隔壁全体または一部が厚い場合には，充実性部分とみなし，IV型に入れる。
注2）エコーパターン（型）ごとに悪性腫瘍・境界悪性腫瘍である可能性は異なる。
　　I型・II型・III型　3%以下，IV型　約50%，V型　約70%，VI型　約30%
出典／日本超音波医学会用語診断基準委員会：卵巣腫瘍のエコーパターン分類の公示について，2000，一部改変.

5. 治療方針

1 良性卵巣腫瘍

　良性の卵巣腫瘍においては，手術による摘出が行われる。年齢や結婚の有無，妊孕性温存の希望，閉経の有無などの条件により，選択される術式は異なるが，治療としては卵巣腫瘍の核出（腫瘍部分だけを摘出），子宮付属器摘出（腫大した卵巣と卵管を摘出），単純子宮全摘＋両側付属器摘出（子宮および両側の卵巣，卵管をすべて摘出）などの術式が行われる。良性，悪性，境界悪性の正確な診断は，摘出卵巣腫瘍の病理組織学的診断（永久病理診断）の結果を待たなければならないが，手術中に術式を決定する目的で，施設によっては，術中迅速

病理診断*が行われることがある。

2 | 悪性卵巣腫瘍

　悪性の卵巣腫瘍（卵巣がん）の治療は，手術療法と抗がん剤による化学療法の組み合わせが基本である。

❶手術療法

　手術における標準術式は，腹式単純子宮全摘＋両側付属器摘出＋腹腔細胞診＋大網切除＋骨盤および傍大動脈リンパ節生検または郭清＋腹腔内播種や転移病巣の可及的摘出である。術中迅速病理診断や術中所見により，良性・悪性や組織型の診断，進行期診断を行い，手術範囲を決定する。

　術後の永久病理診断の結果で最終診断し，追加手術の必要性や追加治療の方針などを確定する。前述のような手術による進行期診断（staging laparotomy）を正確に行うことが必要であり，不十分な手術が行われた場合は，再手術も考慮する。

❷化学療法

　術後はⅠA期で高分化型のグレード1を除き，化学療法が行われる。卵巣がんの40〜50%はⅢ/Ⅳ期で，腹腔内や肺，肝，骨，頸部リンパ節，縦隔リンパ節などの遠隔部位に腫瘍が広がっている状態であるため，化学療法により再発予防や残存腫瘍の縮小を図る必要がある。手術による残存腫瘍が大きい場合は，化学療法3〜4コース後に再手術（interval debulking surgery：IDS）を行い，可及的腫瘍切除を行った後に，さらに化学療法を3〜4コース追加することもある。

　摘出困難と考えられる進行がん症例や全身状態不良例では，初回の手術を行わずに術前化学療法（neoadjuvant chemotherapy：NAC）を3〜4コース行った後，IDS＋追加化学療法を行うこともある。妊孕性温存のために子宮や健側卵巣の温存が可能な場合もあるが，若年者に多い胚細胞腫瘍や早期がんの一部に限られる。

　代表的な化学療法として，上皮性卵巣がんに対しては，通常，パクリタキセル（PTX）とカルボプラチン（CBDCA）の併用療法（TC療法）などのタキサン製剤と白金製剤の併用療法が用いられる。胚細胞腫瘍に対しては，ブレオマイシン（BLM），エトポシド（ETP）とシスプラチン（CDDP）の併用療法（BEP療法）が第1選択である。以上の化学療法のほかに，ドセタキセル（DTX），シスプラチン（CDDP），イリノテカン（CPT-11），ノギテカン（NGT），リポソーム化ドキソルビシン（PLD），ゲムシタビン（GEM），イホスファミド（IFM）などを用いた化学療法など，組織型や再発時の抗がん剤への感受性など種々の臨床状況に応じて薬剤が選択される。近年，血管の新生にかかわる分子，DNAの修復にかかわる分子などを標的としてこれらの作用を阻害することで，がん細胞の増殖を抑制したり，死滅

＊ **術中迅速病理診断**：通常の永久病理診断は，摘出標本をホルマリンで固定した後，薄切，染色して診断を行うが，この過程には通常1〜2週間以上を要する。迅速病理診断では，摘出標本の一部を急速冷凍した後に，薄切，染色して診断を行う。診断精度は通常の診断には劣るが，通常30分程度で診断が可能である。

させたりする分子標的薬のベバシズマブ，オラパリブ，ニラパリブなどが，初回治療時や再発治療時の併用（ベバシズマブのみ），維持療法として用いられる。

6. 卵巣腫瘍の種類と特徴

主な卵巣腫瘍の種類と特徴を，以下に述べる。

1 良性嚢胞性腫瘍

❶卵巣嚢腫

卵巣嚢腫（ovarian cyst）には，代表的な組織型として，漿液性嚢胞腺腫と粘液性嚢胞腺腫とがある。漿液性嚢胞腺腫は，全卵巣腫瘍の約20%，良性嚢胞性腫瘍の約25%を占める。大きさは手拳大のものが多く，表面は平滑，大部分は単房性である。一方，粘液性嚢胞腺腫は，全卵巣腫瘍の約15%，良性嚢胞性腫瘍の約20%を占める。しばしば巨大な嚢腫を形成し，嚢腫壁が破綻して内容物が腹腔内に播種されることがある。これを腹膜偽粘液腫といい，腫瘍細胞自体は良性や境界悪性であっても慢性腹膜炎となり，予後不良のことがある。

❷皮様嚢腫

皮様嚢腫（dermoid cyst）は，正式には**成熟奇形腫**（mature teratoma）とよばれる腫瘍で，良性嚢胞性腫瘍のなかでも最も多く，全卵巣腫瘍の約40%を占める。20歳代に好発するため妊娠との合併も多く，妊娠合併卵巣腫瘍の約半数が本腫瘍である。茎捻転を起こしやすいことや，高齢者ではがん化の可能性（悪性転化とよぶ）があることが知られている。

2 良性充実性腫瘍

❶線維腫

線維腫（fibroma）は，卵巣の結合織から発生した良性腫瘍で，大部分が片側性に発生する。良性でありながら，胸水や腹水を伴うことがあり，メイグス（Meigs）症候群とよばれている。

❷ブレンナー腫瘍

ブレンナー腫瘍（Brenner tumor）は，1907年にブレンナーが最初に報告したもので，尿路の移行上皮に類似した腫瘍細胞からなる。全卵巣腫瘍中1%前後のまれな腫瘍である。灰白色の硬固な腫瘍で，高齢者に比較的多い。

❸莢膜細胞腫

莢膜細胞腫（thecoma）は，内莢膜細胞類似の細胞からなる腫瘍で，エストロゲンを産生する場合（ホルモン産生腫瘍）もある。性器出血，乳房腫大などの症状を認める。

❹甲状腺腫

甲状腺腫（struma ovarii）は，すべてあるいは大部分が甲状腺組織からなる奇形腫である。多くは生殖年齢にみられる。まれに甲状腺機能亢進症状を認める。

3 ┃ 境界悪性腫瘍

❶顆粒膜細胞腫

顆粒膜細胞腫（granulosa cell tumor）は，莢膜細胞腫と同じくホルモン（エストロゲン）産生腫瘍であり，初経以前の女子では早期の第2次性徴発現を，また閉経期以降では再女性化を呈する。全卵巣腫瘍の約1%にみられる。5%は性成熟期以前に，残りは閉経期以降に発生する。臨床的には境界悪性から悪性の経過をたどる。

❷セルトリ-ライディッヒ細胞腫

セルトリ-ライディッヒ細胞腫（Sertoli-Leydig cell tumor）は，全卵巣腫瘍の約0.4%というまれな腫瘍で，主に若年女性にみられる。男性ホルモン（テストステロン）を分泌するため，無月経，乳房や子宮の退縮，声の低音化，多毛，痤瘡（にきび），頭髪の退縮，体型の男性化などがみられるが，腫瘍の摘出により症状は消退する。高分化型は良性，中分化型は境界悪性，低分化型は悪性に分類される。

❸奇形腫

奇形腫（teratoma）*は，全卵巣腫瘍の約1～2%，充実性腫瘍の5～6%を占め，20歳前後の女性に多い。下腹部腫瘤を主訴とする。前述の皮様嚢腫（成熟奇形腫）は良性であるが，未熟奇形腫は分化度によって，境界悪性から悪性に分類される。

4 ┃ 悪性腫瘍

日本での卵巣悪性腫瘍（ovarian cancer）の発症頻度は増加傾向にある。一般に卵巣腫瘍の悪性率は約10%とされているが，特に高齢者の場合にはその率は高く，閉経後女性では約50%と極めて高い。

❶発生臓器からみた卵巣悪性腫瘍の分類

卵巣悪性腫瘍は，その発生臓器から次のように分けることができる。

▶原発性卵巣悪性腫瘍

卵巣悪性腫瘍は，その発生母地から，上皮性，間葉系，性索間質性，胚細胞などに分類される（表4-15参照）。そのうち上皮性の悪性腫瘍を卵巣がんとよぶ。組織学的には漿液性（嚢胞）がん，粘液性（嚢胞）がん，類内膜がん，明細胞がんなどがある。漿液性がんは高異型度漿液性がんと低異型度漿液性がんに分類される。

未分化胚細胞腫（dysgerminoma）は胚細胞由来の腫瘍で，全卵巣腫瘍の約1%，充実性腫瘍の3～4%にみられ，20～30歳代の女性に多い。胚細胞腫瘍は上皮性腫瘍と異なり，若年者に多くみられることが知られている。無月経や性器発育不全を伴うことが多く，しばしば腹腔内播種やリンパ行性転移を認める。

＊ **奇形腫**：正常に分化した（成熟した）表皮，毛髪，皮脂腺，脂肪組織，骨，神経組織など，種々の体細胞組織で構成される腫瘍を**成熟奇形腫**とよぶ。胎芽期の組織に類似する未熟な成分（多くは神経成分）を有する場合を未熟奇形腫とよぶ。

▶ 転移性卵巣悪性腫瘍

　卵巣への転移はあらゆる他臓器の悪性腫瘍から起こるが，特に消化器や乳房からの転移がんはあたかも卵巣原発のような様相を示し，原発巣の発見以前に卵巣への転移がんが発見されることがたびたびある。このうち，消化器からの転移がんをクルッケンベルグ（Krukenberg）腫瘍とよんでいる。転移がんの大部分の原発巣は胃がん（90%）であり，両側卵巣への発生が多い。胃がんからの転移がんの組織学的所見の特徴として，細胞質内に粘液を認める印環細胞（signet ring cell）の存在が指摘されており，診断根拠の一つとされている。

▶ 卵管・腹膜の悪性腫瘍

　卵巣がんは，胎児期のミュラー管を発生母地とする点で，卵管がん・腹膜がんと共通することが知られている。組織型についても，卵管がん・腹膜がんのほとんどが，卵巣がんの半数以上を占める漿液性がんで，化学療法の感受性も卵巣がんと同程度，同じ進行期であれば予後も同程度で，治療も卵巣がんと同様に行われてきた。近年，一部の卵巣がんが卵管原発である可能性が示され，また，腫瘍が進展すると卵巣，卵管，腹膜いずれの原発であるか区別することが困難となることもあって，2015（平成27）年に，卵巣がん，卵管がん，腹膜がんを同じ進行期分類，同じ規準で取り扱う取扱い規約（臨床編）が制定された。

　その後，卵巣や腹膜の高異型度漿液性がんのほとんどが，腫瘍の主座にかかわらず卵管原発であることが明らかになり，WHO分類第5版において，卵巣・卵管・腹膜に存在する高異型度漿液性がんの原発巣を決定するための新たな診断基準が示された。今後は日本においても，高異型度漿液性がんの多くが卵管原発と診断されることが予想される[11]。

❷ 進行期分類

　卵巣がん・卵管がん・腹膜がんの進行期分類（日産婦2014，FIGO 2014）を表4-17に示す。日本産科婦人科学会では1998（平成10）年以降，卵巣がん症例の登録を行っており，2016（平成28）年以降は，卵管がん，腹膜がんも合わせて登録を行っている。進行例などで術前化学療法（NAC）を行った例は進行期不明としている。卵巣がん，卵管がん，腹膜がんを合わせた登録症例の進行期分布を図4-22に示す。卵巣がんは症状が発現しにくく，有効な検診法も確立していないため，進行例が多く，Ⅲ/Ⅳ期および不明例を合わせると50%近くを占めることが特徴である。

❸ 年齢分布

　図4-23に年代別の進行期分布を示す。Ⅰ/Ⅱ/Ⅲ/Ⅳ/NAC施行例のピークはいずれも50〜60歳代と，子宮体がんと同様に閉経後年代に多くみられる。日本産科婦人科学会の統計は，上皮性腫瘍，間葉系腫瘍，性索間質性腫瘍，胚細胞腫瘍などすべてを合わせた統計であるが，85%以上を占める上皮性腫瘍の性質を反映した結果といえる。

❹ 治療方法の分布

　卵巣がんの治療方法は，すでに述べたように，手術と化学療法（抗がん剤治療）の組み合わせが基本であるが，ⅠA期の卵巣がんでは，術後化学療法を行わずに経過観察となる場

表4-17 卵巣がん・卵管がん・腹膜がんの進行期分類（日産婦2014, FIGO2014）

Ⅰ期：卵巣あるいは卵管内限局発育

ⅠA期：腫瘍が一側の卵巣（被膜破綻がない）あるいは卵管に限局し，被膜表面への浸潤が認められないもの。腹水または洗浄液の細胞診にて悪性細胞の認められないもの

ⅠB期：腫瘍が両側の卵巣（被膜破綻がない）あるいは卵管に限局し，被膜表面への浸潤が認められないもの。腹水または洗浄液の細胞診にて悪性細胞の認められないもの

ⅠC期：腫瘍が一側または両側の卵巣あるいは卵管に限局するが，以下のいずれかが認められるもの

ⅠC1期：手術操作による被膜破綻

ⅠC2期：自然被膜破綻あるいは被膜表面への浸潤

ⅠC3期：腹水または腹腔洗浄細胞診に悪性細胞が認められるもの

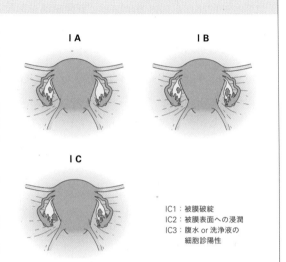

ⅠA　ⅠB　ⅠC

IC1：被膜破綻
IC2：被膜表面への浸潤
IC3：腹水 or 洗浄液の細胞診陽性

Ⅱ期：腫瘍が一側または両側の卵巣あるいは卵管に存在し，さらに骨盤内（小骨盤腔）への進展を認めるもの，あるいは原発性腹膜がん

ⅡA期：進展ならびに／あるいは転移が子宮ならびに／あるいは卵管ならびに／あるいは卵巣に及ぶもの

ⅡB期：他の骨盤部腹腔内臓器に進展するもの

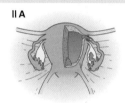
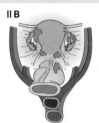

ⅡA　ⅡB

Ⅲ期：腫瘍が一側または両側の卵巣あるいは卵管に存在し，あるいは原発性腹膜がんで，細胞学的あるいは組織学的に確認された骨盤外の腹膜播種ならびに／あるいは後腹膜リンパ節転移を認めるもの

ⅢA1期：後腹膜リンパ節転移陽性のみを認めるもの（細胞学的あるいは組織学的に確認）

　ⅢA1（ⅰ）期：転移巣最大径 10mm 以下

　ⅢA1（ⅱ）期：転移巣最大径 10mm を越える

ⅢA2期：後腹膜リンパ節転移の有無にかかわらず，骨盤外に顕微鏡的播種を認めるもの

ⅢB期：後腹膜リンパ節転移の有無にかかわらず，最大径 2cm 以下の腹腔内播種を認めるもの

ⅢC期：後腹膜リンパ節転移の有無にかかわらず，最大径 2cm を越える腹腔内播種を認めるもの（実質転移を伴わない肝および脾の被膜への進展を含む）

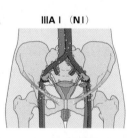
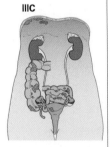

ⅢA1（NI）　ⅢC

Ⅳ期：腹腔播種を除く遠隔転移

ⅣA期：胸水中に悪性細胞を認める

ⅣB期：実質転移または腹腔外臓器（鼠径リンパ節ならびに腹腔外リンパ節を含む）に転移を認めるもの

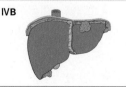

ⅣB

出典／日本産科婦人科学会，日本病理学会編：卵巣腫瘍・卵管癌・腹膜癌取扱い規約 病理編，第 2 版，金原出版，2022，p12-13，一部改変．

第
1
編

構造と機能

症状と病態生理

診察・検査・治療

4

疾患と診療

症状に対する看護

検査と治療に伴う看護

疾患をもつ患者の看護

事例による看護過程の展開

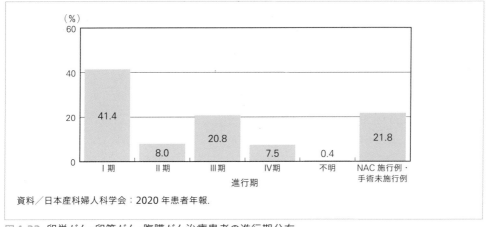

資料／日本産科婦人科学会：2020年患者年報.

図4-22　卵巣がん・卵管がん・腹膜がん治療患者の進行期分布

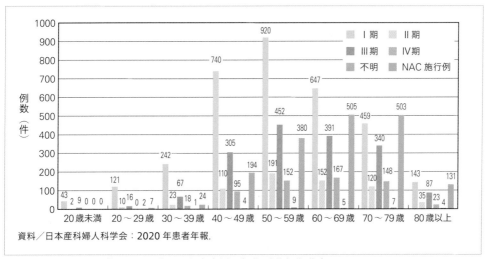

資料／日本産科婦人科学会：2020年患者年報.

図4-23　卵巣がん・卵管がん・腹膜がん治療症例の年代別進行期分布

合もある。2020年治療症例の治療方法の分布を表4-18に示す。全体では約64%が手術と化学療法の組み合わせ，約22%が手術のみの治療となっている。ごく一部にみられる化学療法単独例は，NACを行ったけれども効果が十分ではなく，手術に至らなかった症例が含まれると考えられる。

❺治療成績

　卵巣がん（表層上皮性・間質性腫瘍）の2015年治療症例の5年生存割合を表4-19に示す。Ⅰ期は約92%，Ⅱ期は約81%であるが，全体の約5割を示すⅢ/Ⅳ/NAC施行例では，それぞれ約51%，約40%，43%と低い値を示している。卵巣がんは女性生殖器悪性腫瘍のなかで，最も予後不良な疾患とされている。

表4-18 卵巣がん・卵管がん・腹膜がん進行期別治療法　　　　　　　　　　　　　　　　症例数,（　）内は％

進行期	手術単独	手術＋化学療法[※1]	化学療法[※1]単独	その他	合計
Ⅰ期	1433 （43.2）	1862 （56.2）	0 （ 0.0）	20 （ 0.6）	3315 （100）
Ⅱ期	100 （15.6）	529 （82.3）	0 （ 0.0）	14 （ 2.2）	643 （100）
Ⅲ期	179 （10.7）	1324 （79.4）	0 （ 0.0）	164 （ 9.8）	1667 （100）
Ⅳ期	55 （ 9.1）	451 （74.8）	0 （ 0.0）	97 （16.1）	603 （100）
不明	25 （78.1）	4 （12.5）	0 （ 0.0）	3 （ 9.4）	32 （100）
NAC施行例・手術未施行例[※2]	0 （ 0.0）	913 （52.4）	268 （15.4）	563 （32.3）	1744 （100）
合計	1792 （22.4）	5083 （63.5）	268 （ 3.3）	861 （10.8）	8004 （100）

※1　化学療法には分子標的薬を含む.
※2　NAC施行あるいは手術未施行のため進行期未確定.
出典／日本産科婦人科学会：2020年患者年報データより作成.

表4-19 卵巣がん進行期別5年生存割合

進行期	症例数	5年生存	生死不明
Ⅰ期	2109	91.7%	7.8%
Ⅱ期	446	80.6%	4.9%
Ⅲ期	1241	50.8%	6.1%
Ⅳ期	365	39.7%	7.7%
NAC施行例	846	42.7%	5.7%
不明例	16	42.3%	18.8%

出典／日本産科婦人科学会：第63回治療年報（2015年治療症例）データより作成.

VI 卵管，骨盤腹膜，骨盤結合織の疾患

A 子宮付属器炎

　内性器の炎症では卵管の炎症が最も多いが，多くは卵巣炎も併発し，臨床的に鑑別が不可能なため，卵管と卵巣の炎症を合わせて**子宮付属器炎**（adnexitis）とよぶ。大多数の骨盤内炎症は，上行性感染経路，すなわち，子宮頸管炎→子宮内膜炎→卵管炎（卵管内膜炎および卵管筋層炎），漿膜炎→骨盤腹膜炎および卵巣炎の経過をとる（図4-24）。

　起炎菌としては，溶血性レンサ球菌，ブドウ球菌，グラム陰性桿菌，淋菌，結核菌などがある。このうち，結核菌によるものは肺から血行を介し，あるいは腹膜結核から下行性に子宮付属器に達する。また，性感染症の一つであるクラミジアによる子宮付属器炎にも注意が必要である（本章-Ⅰ-A-4「クラミジア感染症」参照）。子宮付属器炎の自覚症状のある20歳未満の女性では，クラミジア保有率は約20％と高率であり，妊婦においても約5％がクラミジア抗原陽性である。

　子宮付属器炎は不妊症と密接な関係がある。これは炎症の治癒後，卵管の閉塞や癒着が

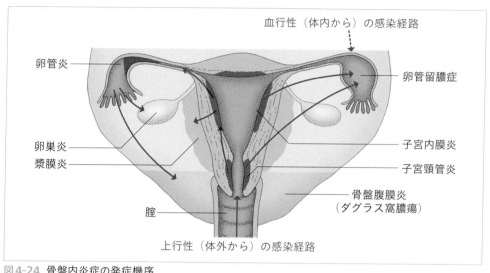

血行性（体内から）の感染経路

卵管炎 ——

—— 卵管留膿症

卵巣炎 ——
漿膜炎 ——

—— 子宮内膜炎

—— 子宮頸管炎

腟 ——

骨盤腹膜炎
（ダグラス窩膿瘍）

上行性（体外から）の感染経路

図4-24 骨盤内炎症の発症機序

第1編

構造と機能

症状と病態生理

診察・検査・治療

4 疾患と診療

症状に対する看護

検査と治療に伴う看護

疾患をもつ患者の看護

事例による看護過程の展開

残るためである。また，不完全な治療で卵管腔の狭窄が起こると**卵管妊娠**（異所性妊娠）の原因となり得る。主な子宮付属器炎として卵管炎，卵管囊胞があげられる。

1. 卵管炎

　ほとんどすべての卵管炎（salpingitis）は，子宮内膜から連続的に，あるいは卵管腔を逆流した菌が卵管粘膜に達して発症する。最初は**卵管内膜炎**，炎症が深部に波及すると**卵管筋層炎**，さらに進むと卵管や子宮の漿膜炎を起こし，周囲の骨盤腹膜にも波及して限局性の骨盤腹膜炎を起こし，**卵巣周囲炎**（perioophoritis）を併発する。これは卵管腔内炎症性滲出液が腹腔端から流出した際にも生じる。

　炎症が卵巣実質内に及んだものを**卵巣炎**（oophoritis）といい，時に卵巣膿瘍（ovarian abscess）を形成する。

▶ **症状**　**急性卵管炎**では38℃以上に発熱することも多く，同時に右寄りか左寄りの下腹部に強い疼痛を感じる。急性虫垂炎や急性腎盂炎などと鑑別を要する。

　慢性卵管炎には，淋菌性あるいは化膿菌性の急性卵管炎から移行したものと，結核性のものとがある。これらは激しい症状は示さず，下腹部や腰部に鈍痛を感じる程度のことが多い。結核性の場合には，まったく無症状のことも少なくなく，不妊症の検査で偶然発見される以外は見逃されることが多い。

▶ **治療**　急性期には，安静にして十分量の抗菌薬を投与する。大きな腫瘤を形成したもの，再三，急性炎症を繰り返すものなどに対しては，手術的に病巣を摘除する。

2. 卵管囊胞

　卵管炎で卵管の腹腔端が閉鎖すると，これより早く内膜の肥厚によって閉鎖した卵管間質部との間の卵管腔に滲出液が貯留して，**卵管囊胞**が形成される。囊胞の内容物により，

表4-20 卵管嚢胞の分類

分類	内容物
卵管留膿症（pyosalpinx）	膿
卵管留水症（hydrosalpinx）	漿液
卵管留血症（hematosalpinx）	血液

表4-20のように分けることができる。感染を伴った場合，卵管留膿症となる。

Ⓑ 骨盤腹膜炎

▶ **原因，病態**　**骨盤腹膜炎**（pelvic peritonitis）は，分娩，流産・早産，特に人工妊娠中絶*などの際の不潔な子宮内操作や，手術時の消毒不完全などによる子宮内膜炎や子宮付属器炎に続発する。また，子宮穿孔，虫垂炎から続発して発症し，女性に特有な限局性腹膜炎となる。

子宮，卵管，卵巣は，炎症により周囲の臓器や骨盤腹膜と癒着を生じる。滲出物が多いときにはダグラス窩にたまり，膿性の際にはダグラス窩膿瘍を形成する。時にはさらに進んで汎発性腹膜炎となる。

▶ **症状**　急性期には高熱を発し，下腹部激痛，悪心・嘔吐，頻脈などの腹膜刺激症状を呈する。慢性期に移行すれば，主として癒着による症状（鈍痛，牽引痛，腰痛）がみられる。

▶ **診断**　腹膜刺激症状が診断の参考となる。骨盤腔内に滲出物がたまると，ダグラス窩に強い抵抗を触れる。後腟円蓋から診査穿刺を行えば，膿汁または漿液性の滲出物を吸引することができる。

▶ **治療**　子宮付属器炎の治療に準じる。ダグラス窩に膿瘍を形成すれば，切開あるいは開腹により排膿し，ダグラス窩にドレーン管を挿入する。

Ⓒ 骨盤結合織炎

▶ **定義**　**骨盤結合織炎**（parametritis）は，小骨盤腔内にあって，骨盤壁または骨盤底筋鞘と骨盤腹膜との間で，子宮・膀胱・直腸の周囲の間隙を埋める広汎な結合組織の炎症をいう。その主なものは，子宮頸部周囲の炎症，すなわち**子宮傍組織炎（結合織炎）**であるため，これが骨盤結合織炎と同義に用いられている。

▶ **原因**　原因菌は化膿菌であり，最も多いのが分娩時の感染で，産褥性子宮傍組織炎（結合織炎）という。そのほか，子宮がんの広汎子宮全摘出術後に生じる大きな死腔*に感染して発症する場合も少なくない。

＊ **人工妊娠中絶**：人工的に妊娠を中絶することをいう。人工流産（妊娠22週未満）と人工早産（妊娠22週以降から37週未満）に区別される。

＊ **死腔**：一般的には，呼吸上皮をもたず換気機能のない気道空間をいう。ここでは，臓器摘出術などにより手術後に生じた空間のことをいう。

▶ 治療　抗菌薬による化学療法を強力に行う。化膿して膿瘍の形成が明らかになれば，切開排膿を行う。

D 卵管の悪性腫瘍（卵管がん）

卵巣悪性腫瘍（本章-Ⅴ-B-6-4「悪性腫瘍」）参照。

Ⅶ 不妊症

生殖年齢の男女が妊娠を希望し，ある一定期間，避妊することなく通常の性交を継続的に行っているにもかかわらず，妊娠の成立をみない場合を不妊症という。

その一定期間については，1年から3年までの諸説があるが，従来は2年が一般的とされてきた。日本産科婦人科学会では，2015（平成27）年に世界保健機関（WHO）などの定義を参考に，それまで2年としていた定義を見直し，1年が一般的とした。

なお，一般に健康な夫婦では，避妊しない限り1年以内に60〜80%，2年以内に80〜90%，3年以内に85〜90%が妊娠するとされる。

不妊症のうち，まったく妊娠したことのないものを**原発性不妊症**，一度は妊娠または分娩し，その後妊娠しないものを**続発性不妊症**といい，両者は検査や治療の面で若干の差がある。

不妊症の頻度は，地域や病院などにより若干の差はあるが，一般に婦人科外来患者の1〜30%，平均5〜10%に認められ，おおよそ10組のうち1組くらいは不妊症であると推定される。また，続発性不妊症よりも原発性不妊症のほうがはるかに多い。

A 原因

1. 女性側の不妊症の原因

1 外性器や子宮の異常

処女膜強靱症，処女膜閉鎖，腟の狭窄，腟の欠損などでは，性交不能ないし不完全で妊娠できない。性器の奇形，特に子宮の奇形では正常に妊娠・分娩するものもあるが，不妊ないし流産・早産が多い。以前，子宮後屈は不妊症の原因として指摘されたが，現在ではほとんど問題視されていない。

第1編

構造と機能

症状と病態生理

診察・検査・治療

4 疾患と診療

症状に対する看護

検査と治療に伴う看護

疾患をもつ患者の看護

事例による看護過程の展開

2 ｜ 卵管の疎通性の障害

　不妊症の原因として，卵管の疎通性の障害は最も重要視されるものである。卵管の炎症（ブドウ球菌，レンサ球菌，化膿菌，大腸菌，淋菌，クラミジア，結核菌などの感染性）や人工妊娠中絶後の炎症，あるいは異所性妊娠，卵巣嚢腫などの手術，子宮内膜症などにより卵管が閉塞，または疎通性が障害される。かつては淋病や結核によるものが多いとされていたが，近年では，人工妊娠中絶後の炎症による障害やクラミジアなどの性感染症もしくは子宮内膜症による疎通性の障害などが重要視されている。

3 ｜ 排卵障害

　無月経のもの，あるいは月経があっても無排卵性月経のものは妊娠しない。

4 ｜ 着床障害

　黄体機能不全症の際には受精卵の着床が障害される。基礎体温で高温相は短く，子宮内膜日付診*や尿中ホルモン値も異常を示す。

5 ｜ 子宮頸管粘液の異常

　子宮頸管粘液の性状に異常があると，精子の子宮腔への上昇が障害され，不妊症の原因となる。

6 ｜ 内性器の疾患

　子宮筋腫，子宮内膜症，卵巣腫瘍などがある場合に，しばしば不妊症となる。卵管の閉鎖や子宮内膜の異常，子宮内腔の変形や狭窄などが原因と思われる。

7 ｜ 全身の疾患

　肥満，やせの人は月経異常になる率が高く，そのため不妊症となりやすい。バセドウ病，アジソン病などの内分泌疾患患者にも不妊症が多い。また，糖尿病，麻薬・アルコール依存症患者も，ホルモンや代謝異常のための無月経や，そのほか不明の原因で妊娠が障害される。

＊　　　＊　　　＊

　以上にあげた女性側の不妊症の原因のなかで，最も多いのが卵管の疎通性の障害によるもので30 〜 40％を占める。次いで排卵障害が10 〜 15％，子宮因子が10％，原因不明が10 〜 15％とされている。

＊子宮内膜日付診：子宮内膜の状態が排卵日から何日目に相当するかを，病理組織検査により評価する。

2. 男性側の不妊症の原因

1 性交障害

性器の奇形のほか，勃起不能，遅漏，早漏などで，精神的・神経的なものが原因となる。ほかに，中枢神経系の疾患，外傷，糖尿病などが考えられる。

2 精子の通過障害

精子は精巣でつくられ，精巣上体を通り精管を経て，精囊腺・前立腺分泌液に混じて射精により尿道から排泄される。この部分に通過障害があれば不妊症となる。これらの障害は結核，ヘルニア手術後遺症，奇形，腫瘍などが原因と考えられる。また，逆行性射精といい，精液が陰茎から放出されず，逆に膀胱へ流入する異常がある。

3 造精能の障害

精子は精巣の細精管内でつくられるが，ここが細菌の感染を受けると造精能が障害される。精液中，精子のまったくないものを**無精子症**，1600万/mL未満を**乏精子症**，精子がいつも死滅しているものを**精子死滅症**という。幼小児時に流行性耳下腺炎に罹患すると，同時に精巣炎を起こすことが多く，それが後に無精子症の原因となることが知られている。

そのほか，感染性の高熱疾患（腸チフス，マラリア，デング熱など），X線照射，精索静脈瘤，ヘルニアや陰嚢水腫による圧迫，精巣の位置異常（停留精巣），外傷（スポーツ事故），全身性疾患（内分泌疾患，栄養失調，中毒）などが原因で精子の形成が障害される。

3. 男女両性の不妊症の原因

男性自身の体液あるいは女性の体液に，精子に対して有害作用を及ぼすものが存在する場合があることが知られている。このような場合には，腟内に射精された健康な精子は，子宮頸管粘液の層を突破・進入して上行することができず，凝集ないし死滅する。そのほか血液型不適合などもいわれているが，詳細については不明な点が多い。

4. 機能性不妊症

男女とも種々の検査を行っても，原因のまったく不明な不妊症というのは意外に多いものである。何らかの原因があるに違いないのであるが，今日の医学をもってしても原因を見いだせないものを，**機能性不妊症**とよんでいる。不妊症の10～20％という報告がある。

B 検査

不妊症は男性の側に原因のある場合が少なくない。したがって，女性側を検査するだけ

では不十分であり，必ず男女両方の検査を必要とする。

1. 女性側の不妊症の検査

女性生殖器の腫瘍性病変や奇形の有無の確認のほかに，女性側の不妊症の検査として次のものが行われる。

- 基礎体温の測定：排卵の有無とその時期
- 卵管の疎通性検査：卵管通気法，卵管通水法，卵管通色素法，子宮卵管造影法など
- 子宮頸管粘液検査
- 子宮内膜の組織診（子宮内膜日付診）
- ホルモンの測定
- （必要に応じて）ラパロスコープ（腹腔鏡検査）
- クラミジア検査（本章-Ⅰ-A-4「クラミジア感染症」参照）

2. 男性側の不妊症の検査

男性側の不妊症の検査としては次のものがあげられる。

1 精液検査

3〜4日禁欲後，用手採取法により清潔な広口容器に精液を採取する。射精後2時間以内に検査する。

❶ 精液検査の正常値（WHO, 2021）

WHO による精液検査の正常値は下記のとおりである。

- **精液量**：1.4mL 以上
- **精子濃度**：1600 万 /mL 以上
- **総精子数**：3900 万以上
- **精子正常形態率**：4% 以上
- **精子運動率**：42% 以上
- **精子前進運動率**：30% 以上
- **精子生存率**：54% 以上

❷ 精子異常の所見

前記の WHO による正常値をもとに診断する。

- **正常精液**：全項目において基準値を満たす
- **乏精子症**：精子濃度が 1600 万 /mL 未満
- **精子無力症**：精子運動率が 42% 未満，もしくは精子前進運動率が 30% 未満
- **奇形精子症**：精子正常形態率が 4% 未満
- **無精子症**：射精液中に精子が存在しない

2 精巣の組織診，精路のX線撮影

精液検査で無精子症や乏精子症を認めた場合には，精巣の組織診により造精機能を検査する。造精機能が良好な場合には精路の通過障害が考えられるため，精路のX線撮影を行う。

第
1
編

構造と機能

症状と病態生理

診察・検査・治療

4 疾患と診療

症状に対する看護

検査と治療に伴う看護

疾患をもつ患者の看護

事例による看護過程の展開

3. 不妊症の総合的検査

1 | 性交後試験（ヒューナーテスト）

性交後試験とは，排卵期の検査前夜に性交を行い，その 9 〜 12 時間後に腟内，外子宮口，子宮頸管内，子宮腔内の内容を採取し，精子の存在を観察するもので，ヒューナー（Hühner's）テストともいう。

頸管内粘液の 1 視野中の全精子数が 10 〜 20 で，その中に運動精子を認めるときは正常とする。陰性の場合には少なくとも 3 回は反復し，判定を下す。なお，夫婦は検査前の 2 日間は禁欲とする。

2 | 精子と子宮頸管粘液の接触試験（ミラー–クルツロックテスト）

精子と子宮頸管粘液の接触試験は，ガラス板の上で精子と頸管粘液を接触させ，頸管粘液との境界面を精子が突破すれば，その精子は頸管粘液の貫通性があると判定するもので，ミラー–クルツロック（Miller-Kurzrok）テストともいう。突破が認められない場合は，精子頸管粘液不適合とする。

C 不妊症の原因に対する治療

1. 女性側の不妊症の原因に対する治療

女性側の不妊症の原因に対する治療は，以下のものがあげられる。
- 無排卵症，無月経：人工的に排卵誘発法を行う。
- 頸管粘液の異常：ホルモン，特に局所作用のあるエストリオールを投与する。
- 黄体機能不全による受精卵の着床障害：エストロゲン薬，ゲスターゲン，または合剤，あるいはゴナドトロピン薬を投与して黄体機能の改善を図る。
- 卵管の疎通性障害：通水療法，通気療法，必要があれば卵管形成手術を行う。
- そのほか：不妊の原因となっているものがあれば，それぞれに応じた原因療法を行う。

2. 男性側の不妊症の原因に対する治療

男性側の不妊症の原因に対する治療は，以下のものがあげられる。
- 性交障害：その原因に対する治療を行う。
- 精子の通過障害：手術的治療を行う。
- 乏精子症：男性ホルモンやゴナドトロピンの投与を行う。人工授精も適応となる。

D 人工授精

人工授精（artificial insemination）とは，精液を人工的に女性の性管（腟，子宮頸管，子宮腔，卵管）へ注入することをいう。

人工授精は，注入する精液の種類により，夫の精液を用いる**配偶者間人工授精**（artificial insemination with husband：AIH）と，夫以外の提供者の精液を用いる**非配偶者間人工授精**（artificial insemination with donor：AID）の2つに分けられる。

1. 配偶者間人工授精（AIH）の適応

性交障害のある夫婦，夫の精液のやや不良なもの（精子濃度1600万/mL未満，あるいは精子の運動性の悪いもの），ヒューナーテスト陰性のもの，機能性不妊症と考えられるものなどを対象とする。成功率（治療1回当たりの妊娠率）は5～10%，累積妊娠率は20%前後といわれる[12]。なお，AIHを4～5回行っても妊娠の成立をみない場合，これに固執せず，必要があれば体外受精などほかの生殖補助医療（ART，後述）に切り替えることを考慮する。

2. 非配偶者間人工授精（AID）の適応

精液所見のまったく不良なもの，夫側に遺伝的疾患があり断種が適当と思われるものなどが対象となる。成功率は5%程度である[13]。

3. 人工授精の実施法

排卵期を選んで実施する。腟鏡で腟を伸展して子宮腟部を消毒し，人工授精針を装着した注射筒に精液約0.5mLを採取し，外子宮口から静かに挿入して子宮腔内に精液を注入し，残りの精液は腟腔内に注入する（図4-25）。実施後は，骨盤高位として約1時間安静にしたうえで帰宅を許可する。感染予防に抗菌薬を服用してもらう。なお，精液所見の不

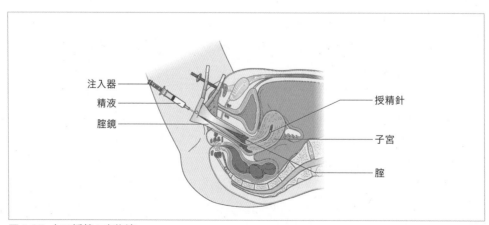

図4-25 人工授精の実施法

良なものに対しては，あらかじめ遠心分離法によって精子を濃縮したり（密度勾配法），精子自身の運動による分離（スイムアップ［swim up］法）によって運動精子を選別した後，実施する。

4. 人工授精の問題点

AIH の場合，出生する子は実子であるため問題はないが，AID の場合は夫からみれば遺伝的な親子の関係がないということになり，宗教的・法律的に様々な問題を含んでいる。宗教的にはカトリックなどのように，AIH を含めたすべての人工授精に反対の立場をとる宗教もあるが，同じキリスト教でもプロテスタントでは AIH を認めている。

日本では AID に関する法律はなく，法学者の意見もまだ一定していない。

日本産科婦人科学会は，AID に関して，「提供精子を用いた人工授精に関する見解」（2015）を発表し，その実施に際しては，「わが国における倫理的・法的・社会的基盤に十分配慮し，これを実施する」としている。また，適応を厳密に遵守すること，実施にあたって日本産科婦人科学会に登録・報告すること，としている。

E 生殖補助医療 (ART)

1978 年，イギリスのステップトー（Steptoe, P.）およびエドワーズ（Edwards, R.）によって初めて体外受精および胚移植（in vitro fertilization and embryo transfer：IVF-ET）による妊娠・出産が成功して以来，体外受精（IVF）は広く世界で臨床応用されるようになった。**生殖補助医療**（assisted reproductive technology：ART）の進歩は目覚ましく，その技術も広く普及し，今日では不妊症の標準的な一つの治療法にまでなってきた。受精卵を女性に移植する際の卵の発育段階や移植部位によって，次のような方法がある。

1. 生殖補助医療の種類

1 体外受精および胚移植法 (IVF-ET)

体外受精および胚移植法の概要は以下のとおりである。

排卵間近い卵胞を，経腟的（または経腹壁的）に超音波ガイド（もしくは腹腔鏡）下で穿刺し，卵胞液とともに卵を体外に吸引する。数時間培養し，卵の成熟を待ってから精子を加え（媒精），さらに 24 〜 48 時間培養する。卵の受精または分割を確認した後，受精卵を外子宮口から子宮頸管をとおして子宮腔内に注入し，子宮内膜に着床させて妊娠の成立を図る。

従来，この体外受精は主として卵管の疎通性の障害などの女性因子や男性因子あるいは原因不明の不妊などに対して行われてきたが，最近では，その適応は，あらゆる不妊症および不妊症以外の領域にまで拡張しつつある。

第1編

構造と機能
症状と病態生理
診察・検査・治療

4 疾患と診療

症状に対する看護
検査と治療に伴う看護
疾患をもつ患者の看護
事例による看護過程の展開

2 | 配偶子卵管内移植法（GIFT）

配偶子卵管内移植法（gamete intra-fallopian transfer；GIFT）は，採取した成熟卵と洗浄・濃縮した精子を，腹腔鏡下で卵管内に挿入したチューブを介して卵管内に注入する方法である。

3 | 接合子卵管内移植法（ZIFT）

接合子卵管内移植法（zygote intra-fallopian transfer；ZIFT）の概要は以下のとおりである。

排卵誘発後，経腟的に採卵チューブ内に採卵する。採取した卵を1個当たりスイムアップした精子10万〜20万と媒精する。媒精後，雌雄の2前核を確認できたら，分割前あるいは分割胚になった接合子をチューブ内に吸引する。子宮腔内の卵管口からチューブ先端を約2cm挿入し，卵管内に受精卵を移植する。

4 | 顕微授精法（卵細胞質内精子注入法，ICSI）

顕微授精法（intra-cytoplasmic sperm injection；ICSI）は，高度の乏精子症，極端な精子無力症などの重症男性不妊症や原因不明の受精障害で，IVF-ET や ZIFT などでは受精や妊娠を期待できない症例などが対象となる。400倍顕微鏡下で採取した成熟卵の卵周辺の卵丘細胞をヒアルロニダーゼで除去して卵を裸化する。一方，注入用ピペット内に精子を尾部先端から吸引する。そしてピペットを卵内に深く刺入し，細胞膜が確実に穿破できたことを確認した後，精子を卵細胞質内に注入する。注入後6〜10時間で雌雄前核の形成が観察される。ICSI による授精も出産率は通常の IVF-ET とほぼ同様とされている。

■ 2. 生殖補助医療の手技（IVF-ET）

生殖補助医療の手技は，次の1〜9の過程を経る。

1 | 卵巣刺激

生殖補助医療において，少なくとも1個の良好初期胚を移植するためには最低3個の成熟卵が必要であり，さらに体外受精に要するコストや治療周期当たりの妊娠率を考慮した場合，できれば成熟卵子6個が必要である。ヒトは基本的には単一排卵するように調節されており，複数の成熟卵子を得るためには LH サージをコントロールする必要がある。そのため GnRH 作用薬／拮抗薬と FSH 薬（hMG）を組み合わせた投与が行われる。この卵巣刺激法として月経1日目または3日目から GnRH 作用薬を使用しながら hMG を投与する短期投与法（short protocol）と，GnRH 作用薬を前周期の黄体期中期から使用しながら hMG を投与する長期投与法（long protocol），さらに治療周期の6〜8日目から GnRH 拮抗薬を用いる方法（GnRH antagonist protocol）がある。いずれの卵巣刺激法を行うかは患者の年齢や卵巣の予備能力を評価して決定するが，一般に長期投与法を第1選択

とする例が多い。

2 | 卵胞成熟のモニタリング

卵の発育状態と採卵のタイミングを決定するうえで卵胞のモニタリングは重要である。長期投与法では，主席卵胞の平均径が 18 ～ 20mm 以上になると，hMG の投与を中止して hCG に切り替える。これに対し短期投与法では，過成熟（post mature）となって妊娠率が低下するのを防ぐため，長期投与法よりも早いタイミングで hCG を投与する。

3 | 採卵

hCG 投与 32 ～ 36 時間後に，局部麻酔下で経腟超音波ガイドのもと，採卵針を用いて卵胞液を吸引ポンプで，100mmHg 陰圧下に吸引して採卵する。採取した卵胞液は速やかに培養室で鏡検し，卵を確認する。採卵後，患者はベッド上にて安静とし，2 時間後，腹腔内出血などの異常がないことを確認して帰宅を許可する。

4 | 卵の前培養

hCG 投与後，32 ～ 36 時間後に採卵した卵は，通常第 2 減数分裂中期に当たり，卵の細胞質を完全に成熟させるために，3 ～ 6 時間の前培養を必要とする。

5 | 媒精

スイムアップ法によって得た運動性良好な精子を培養して受精能を獲得させた後，卵培養液中に添加して媒精する。受精は媒精の 2 ～ 3 時間後に起こる。

6 | 受精卵の培養

媒精 6 時間後に顆粒膜細胞をはずし，さらに媒精 17 ～ 20 時間後に受精の確認を行う。

7 | 分割のチェックと胚移植

分割の所見など胚の発育状況を観察する。一般的に体外受精（胚移植）では，受精後 2 ～ 3 日目に 4 ～ 8 細胞期に発育した胚を少量の培養液とともに子宮腔内に移植する。初期胚の着床のため，プロゲステロンの補充療法を併用する。

8 | 胚盤胞培養

生理的妊娠成立の過程では，受精した卵は卵管内にて，前核期，2 ～ 4 細胞期胚，6 ～ 8 細胞期胚，桑実胚へと分割・発育し，約 5 日目に胚盤胞に成長して子宮腔内へ到達し，6 ～ 7 日目に着床する。体外受精で初期胚を移植することは，本来はまだ卵管内にとどまっている時期の胚を子宮腔内に移植することになり，これが体外受精の妊娠率が向上しない原因の一つと考えられる。近年，体外で胚を培養する技術の進歩に伴い，胚盤胞まで培養

第1編

構造と機能

症状と病態生理

診察・検査・治療

4 疾患と診療

症状に対する看護

検査と治療に伴う看護

疾患をもつ患者の看護

事例による看護過程の展開

してから移植する胚盤胞移植が行われるようになった。

9 ┃ 妊娠の成立

　初期胚あるいは胚盤胞の移植後，2週間以降に，妊娠反応ならびに胎嚢の存在によって妊娠を確認する。

▌3. 生殖補助医療の臨床成績

　日本産科婦人科学会の2020（令和2）年ART登録データによれば，日本では年間約45万周期（うち顕微授精を用いた治療は15万1000周期以上）の生殖補助医療が実施されている。妊娠率は新鮮胚移植当たり20.7％，凍結胚移植当たり36.0％で，移植周期当たりの生児分娩率は新鮮胚で14.7％，凍結胚で25.5％であった。従来，ARTにおいて多胎妊娠が問題となっていたが，多胎妊娠をできるだけ減らし母児の安全を図るため，日本産科婦人科学会では2008（平成20）年4月より移植胚数を，原則として35歳未満で初回治療症例は1個，35歳以上の症例ならびに2回目以降の治療症例は2個までを許容とするとの勧告を行ったため，単一胚移植率は約82％となっており，多胎妊娠率は，新鮮胚移植で2.6％，凍結胚移植で3.0％であった。また，流産率は自然妊娠時が10％程度であるのに対し，新鮮胚移植で25.5％，凍結胚移植で24.8％と高率である。2020（令和2）年のART出生児は6万381人であり，この数は総出生児の7.2％に相当する。

▌4. 生殖補助医療の問題点

　生殖補助医療により成立した妊娠では多胎妊娠の頻度が高く，特に一絨毛膜双胎では双胎間輸血症候群の問題があるため，妊娠成立時の慎重な経過観察が必要である。また，異所性妊娠の頻度が高いことも周知の事実である。

　生殖補助医療は児を望む不妊夫婦に大きな恩恵をもたらしたが，その進歩のなかに今後の検討課題として，社会問題および倫理的問題がクローズアップされている。夫婦間以外の第三者からの配偶子提供や代理母などのような，生殖補助医療が抱える問題点は少なくない。2022（令和4）年には少子化対策の一つとして，人工授精などの一般不妊治療と体外受精・顕微授精などの生殖補助医療が，一定の条件下で保険適用となったが，AIDや代理懐胎など第三者の精子・卵子による生殖補助医療は保険適用外となっている。

VIII 不育症

1 ┃ 定義

　妊娠はするが，流産，早産，子宮内胎児死亡などにより，生児を得られないものを**不育**

第1編

構造と機能

症状と病態生理

治療 診察・検査・

4 疾患と診療

看護 症状に対する

検査と治療に伴う看護

患者の看護 疾患をもつ

過程の展開 事例による看護

症（recurrent pregnancy loss）という。流産率は約10～15%と決して低い数値ではない。流産，早産などを何回以上反復した場合を不育症とするかは議論のあるところだが，すでに生児がいても，2回以上の流産・死産の既往がある場合を不育症としている[14]。不育症は生児を得られないという結果に対する名称であるため，その原因や病態は様々であり，原因不明の症例も少なくない。

2 | 原因

❶子宮因子

▶ **子宮の形態異常** 双角子宮や中隔子宮などの先天的子宮奇形（図4-20参照）と，子宮腔癒着や子宮筋腫などの後天的子宮形態異常に分類される。診断は超音波断層法，子宮卵管造影法，CT検査，MRI検査などによる。

▶ **子宮頸管無力症** 妊娠16週以後にみられる反復流産・早産の原因となる。予防的に子宮頸管縫縮術が行われる。

❷染色体因子

染色体異常が原因である習慣流産には，夫婦のいずれかが均衡型転座保因者である場合と，夫婦の染色体は正常でありながら胎児染色体異常を起こす場合とがある。妊娠初期の流産の原因の60%以上が，胎児（受精卵）に偶発的に発生した染色体異常であることがわかっている[15]。

❸内分泌因子

母体の甲状腺機能亢進および低下のいずれも流産，死産の率が高くなる。また，妊娠初期の高血糖は，流産や胎児奇形の原因として知られており，コントロール不良の糖尿病性不育症の原因となる。

❹免疫因子

不育症の原因として免疫異常が関与することが明らかにされてきた。その一つは抗リン脂質抗体が補体を活性化させ，胎盤組織における炎症と血液凝固を引き起こし，そのため流産に至る場合である。また，ほかの免疫機序として，NK細胞活性の高値により細胞性免疫が亢進し，その結果胎児を拒絶する場合などが考えられている。

❺血液凝固因子

抗リン脂質抗体以外に血液凝固因子の低下，特に第XII因子およびプロテインSの低下によって子宮内胎児死亡が起こることが知られている。

❻感染因子

梅毒，結核，トキソプラズマ，ヘルペス，クラミジア感染症などが指摘されている。

❼年齢因子

女性の年齢が35歳以上になると流産率が増加し，特に40歳以上では40～50%と急激に流産のリスクが高まる[16]。

3 | 診断と頻度

病歴の詳細な聴取に始まり，不育症の原因とされる諸因子の存在を究明する。子宮の形態検査（超音波断層法，子宮卵管造影法，CT検査，MRI検査），感染症検査，内分泌検査，自己抗体検査，血液凝固因子，夫婦および流産胎児の染色体検査などを行う。

なお，厚生労働省班研究報告（2019）による日本の不育症原因別頻度は，不育症1340例のうち，子宮形態異常7.9％，甲状腺機能異常9.5％，夫婦染色体異常3.7％，抗リン脂質抗体陽性8.7％，第XII因子欠乏症7.6％，プロテインS欠乏症4.3％，原因不明65.2％であった[17]。

4 | 治療

不育症の原因の明らかな症例には原疾患に対する治療を行う。抗リン脂質抗体症候群*にはヘパリンと低用量アスピリン併用療法が基本であり，補体の活性化を抑制し，流産や死産を減少させる。NK細胞活性高値の症例に対しては，非妊娠時に夫のリンパ球免疫療法を行い，細胞性免疫を正常化させる。染色体異常例に対する根本的治療は困難であり，検査結果の説明および遺伝カウンセリングに際しては慎重に対処し，精神的サポートに努めることが重要である。

IX 更年期障害

1 | 定義

更年期（climacterium）とは，成熟期から閉経期*（menopause）を経て老年期に移行する中間の時期をいう。この時期になると，主として自律神経系の失調によると考えられる精神的あるいは肉体的な種々の障害が出現する。これを更年期障害（climacteric syndrome）といい，程度の差こそあれ，ほとんどすべての女性に認められる。

2 | 原因

女性において卵巣機能が低下し，女性ホルモン（エストロゲン）の分泌が低下することによりホルモン状態に大きな落差が生じ，その結果生じたアンバランスを何とか調整しよう

＊ **抗リン脂質抗体症候群**：血中の抗リン脂質抗体（antiphospholipid antibodies；aPL）とよばれる自己抗体が原因となり，動静脈血栓症，習慣性流産・子宮内胎児死亡などの妊娠合併症などを生じる全身性自己免疫疾患。女性に多く，半数は全身性エリテマトーデス（SLE）を合併する。

＊ **閉経期**：月経が閉止することを閉経といい，月経が来ない状態が12か月以上続いたときに，1年前を振り返って閉経としている。日本の女性の閉経平均年齢は約50歳とされている。日本産科婦人科学会では，閉経前の5年間と閉経後の5年間，合わせて10年間を「更年期」としている。

第1編

構造と機能

症状と病態生理

診察・検査・治療

4 疾患と診療

症状に対する看護

検査と治療に伴う看護

患者をもつ患者の看護

事例による看護過程の展開

と種々の臓器，特に自律神経系が中心となってからだの調子を保持しようと努力する。しかし，実際問題としてなかなか円滑にはいかず，そのために自律神経系の失調が生じ，種々の症状，いわゆる更年期障害が出現するものと考えられる。

すなわち，からだの中に生じた変調に対する一種の適応症候群ともみなすことができる。体内の新しい環境になかなか適応できず，いつまでも障害を残す女性がいる一方で，すぐ変調が回復し，ほとんど症状を訴えない女性もいる。つまり，更年期障害の症状やその訴えの持続は，個人によって大きな差があるのが特徴である。

3 症状

更年期障害の症状は極めて多彩であるが，これを大きく分けると，性器外の症状と性器それ自体の症状の2つに分けることができる。

▶ 性器外症状　精神的因子と内分泌的因子の2つが常にからみ合って出現し，その女性の精神状態や健康状態が複雑であればあるほど更年期障害の程度も重く，かつ症状も複雑多様である（表4-21）。

また，性器外症状の強さや種類は，その女性の体質や体格とも深い関係があるとされており，一般に無力型，細長型の女性は重症で，体重の減少や強いほてり，のぼせ感，発汗，血圧不安定などの血管運動神経症状も著明で，精神状態も不安定である。これに対し，肥満型の女性は比較的軽症のことが多く，また，小児型体格の女性も更年期の生理的変動に影響されにくい。

▶ 性器症状　月経の異常，性器の萎縮が主で，機能性子宮出血の頻度もこの時期に高い。卵巣機能の低下とともに腟の自浄作用も低下し，腟炎を起こしやすくなる。また，外陰部に瘙痒感を訴えたり，白色の角化斑（外陰白斑症，外陰萎縮症）を起こしたりすることもある。一方，骨盤内靱帯の萎縮，支持力の低下により，膀胱脱*，子宮脱が起こりやすく，頻尿などの膀胱症状を訴える女性も少なくない。

4 経過，予後

更年期障害の性器外症状は，放置しておいても数年が経てば自然に治癒する。この点で予後は良好な疾患といえる。むしろ問題なのは，本症の症状と類似する内科的疾患や精神

表4-21 更年期障害の主な性器外症状

因子	症状
精神神経症状	神経質，精神の不安定，不眠，不安感，抑うつ，食欲不振，食欲の異常亢進
血管運動神経症状	頭痛，めまい，悪心，失神傾向，狭心症，高血圧，浮腫，知覚異常，うっ血，発汗，冷感，のぼせ感
内分泌症状	疲労しやすい，体重の変化，肩こり，関節痛

＊ **膀胱脱**：膀胱が前腟壁粘膜とともに腟口より脱出した状態をいい，多くは子宮脱に伴って発症する。

科領域（神経症，うつ病など）の疾患の症状があることで，これらを区別して見過ごさないようにすることが重要である。

5 治療方針

▶ **精神療法**　精神療法が極めて重要である。必要により鎮静薬や抗不安薬，あるいはホルモン薬の投与が行われ，比較的確実な効果が期待できる。

　ホルモン薬としては，結合型エストロゲン薬（主に E1：プレマリン®），エストリオール薬（E3：ホーリン®，エストリール）の内服，エストラジオール薬（E2：プロギノン·デポー，ベラニンデポー），テストステロンとエストラジオールの合剤（T＋E2：プリモジアン®·デポー，ダイホルモン·デポー）の注射が用いられている。

　また，自律神経失調型に対しては，γ-オリザノール（ハイゼット®など），トフィソパム（グランダキシンなど）などが，心身症型に対してはジアゼパム（DZP，セルシン®，ホリゾン®など），クロルジアゼポキシド（chlordiazepoxide，コントール®，バランス®など），ニトラゼパム（NZP，ネルボン®，ベンザリン®など），トリアゾラム（triazolam，ハルシオン®など）などが処方される。向精神薬は有害作用の問題があり使用しにくいというイメージがあったが，近年，選択的セロトニン再取り込み阻害薬（selective serotonin reuptake inhibitor；SSRI）のパキシル，ルボックス® などが登場し使用されている。

　なお，漢方薬の当帰芍薬散，加味逍遙散，桂枝茯苓丸なども広く用いられている。

▶ **ホルモン補充療法**　ホルモン補充療法（hormone replacement therapy；HRT）は，ほてり，のぼせなどの血管運動神経症状に対して効果がみられるほか，骨粗鬆症，高コレステロール血症，アルツハイマー病の予防にも有効とされている。エストロゲンのみを投与すると子宮体がんの発生率が増加することが明らかになっており，黄体ホルモンを併用することが推奨されている。経口投与法としては結合型エストロゲン薬（主に E1，プレマリン®），プロゲスチンのメドロキシプロゲステロン酢酸エステル（MPA，プロベラ®）の投与が一般に行われている。近年，黄体ホルモン薬として，経口の天然型黄体ホルモン製剤のエフメノ®が発売され，用いられている。なお，経皮吸収型エストロゲン薬（E2，エストラーナ®テープ，ディビゲル®），経皮吸収型エストロゲン·プロゲスチン薬のメノエイドコンビ® パッチも用いられる。これらの方法は一般に**ホルモン補充療法**とよばれており，更年期障害に対する治療法としてのみならず，エストロゲンによる骨量増加効果やコレステロール減少作用を期待し，長期間にわたって行われるようになった。この HRT の長期投与に関しては乳がんのリスクに関係するとの報告が出されており，乳房の定期検診が推奨されている（本編-第 3 章-Ⅲ-B-3「ホルモン補充療法」参照）。

第1編

構造と機能

症状と病態生理

診察・検査・治療

4 疾患と診療

症状に対する看護

検査と治療に伴う看護

疾患をもつ患者の看護

事例による看護過程の展開

X 骨粗鬆症

1 定義, 分類

▶ 定義　WHO の定義では, 骨粗鬆症 (osteoporosis) とは, 低骨量と骨組織の微細構造の異常を特徴とし, 骨の脆弱性が増大し, 骨折の危険性が増大する疾患であるとしている。

▶ 分類　骨粗鬆症は, その成因から図 4-26 のように分類される。

2 閉経後骨粗鬆症の成因

　女性の一生における骨量の変化をみると, 思春期以降, 急激に増加し, 20 歳にピークとなり, 閉経前 45 歳頃まではこの値が保持される。しかし, その後はしだいに減少, 閉経後の特に 10 年間は急速に骨量は減少し, その後も加齢に伴い減少を続ける。これは女性ホルモン (エストロゲン) には骨量を維持する重要な働きがあるためであり, 閉経後のエストロゲン欠損状態では破骨細胞, 骨芽細胞の機能が著明に亢進し, そのために骨の再造形 (リモデリング) は高代謝回転となる。しかし, 相対的には骨吸収が盛んに行われるようになる。

3 症状

　初期は無症状のことが多いが, やがて腰痛, 背部痛, 脊椎の変形, 身長の短縮などがみられ, さらに脊椎, 大腿骨頸部, 前腕骨などの骨折が起きる。一般に骨折の頻度は骨量の減少と相関し, 女性では男性の 2 倍以上, 70 歳以上の高齢者では数倍の頻度である。

4 診断

　骨の評価法として脊椎の X 線写真と腰椎または大腿骨近位部骨密度の測定を行う。検査結果は表 4-22 に示す原発性骨粗鬆症の診断基準 (日本骨代謝学会, 日本骨粗鬆症学会合同診断基準 2012) に従って分類し, 検診後の予防と治療に対応する。

　なお, 日本における骨粗鬆症患者の実態として, 骨粗鬆症の予防と治療ガイドライン 2015 年版によれば, 大規模住民調査の結果をもとに 2005 (平成 17) 年の年齢別人口構成に当てはめると, 腰椎または大腿骨頸部のいずれかで診断された骨粗鬆症患者は推定 1280 万人 (男性 300 万人, 女性 980 万人) とされる。骨粗鬆症の発生率の報告は少ないが, 和歌山県の住民の追跡調査結果をもとに 2010 (平成 22) 年の年齢別人口構成に当てはめると, 日本の骨粗鬆症の発生数は腰椎で年間 50 万人, 大腿骨近位部では年間 105 万人となった。

低骨量を呈する疾患

原発性骨粗鬆症
- 閉経後骨粗鬆症
- 男性骨粗鬆症
- 特発性骨粗鬆症（妊娠後骨粗鬆症など）

続発性骨粗鬆症
- 内分泌性
  - 副甲状腺機能亢進症
  - 甲状腺機能亢進症
  - 性腺機能不全
  - クッシング症候群
- 栄養性
  - 吸収不良症候群，胃切除後
  - 神経性食欲不振症
  - ビタミンAまたはD過剰
  - ビタミンC欠乏症
- 薬物
  - ステロイド薬
  - 性ホルモン低下療法治療薬
  - SSRI（選択的セロトニン再取り込み阻害薬）
  - その他の薬物（ワルファリン，メトトレキサート，ヘパリンなど）
- 不動性
  - 全身性（臥床安静，対麻痺，廃用症候群，宇宙飛行）
  - 局所性（骨折後など）
- 先天性
  - 骨形成不全症
  - マルファン症候群
- その他
  - 関節リウマチ
  - 糖尿病
  - 慢性腎臓病（CKD）
  - 肝疾患
  - アルコール依存症

その他の疾患
- Ⅰ）各種の骨軟化症
- Ⅱ）悪性腫瘍の骨転移
- Ⅲ）多発性骨髄腫
- Ⅳ）脊椎血管腫
- Ⅴ）脊椎カリエス
- Ⅵ）化膿性脊椎炎
- Ⅶ）その他

出典／骨粗鬆症の予防と治療ガイドライン作成委員会：骨粗鬆症の予防と治療ガイドライン2015年版，ライフサイエンス出版，2015，p.19.

図4-26 低骨量を呈する疾患

表4-22 原発性骨粗鬆症の診断基準（2012年度改訂版）

原発性骨粗鬆症の診断は，低骨量をきたす骨粗鬆症以外の疾患，または続発性骨粗鬆症の原因を認めないことを前提とし下記の診断基準を適用して行う。

Ⅰ	脆弱性骨折[注1]あり
	1. 椎体骨折[注2]または大腿骨近位部骨折あり
	2. その他の脆弱性骨折[注3]があり，骨密度[注4]がYAMの80％未満
Ⅱ	脆弱性骨折なし
	骨密度[注4]がYAMの70％以下または−2.5SD以下

YAM：若年成人平均値（腰椎では20～44歳，大腿骨近位部では20～29歳）

注1：軽微な外力によって発生した非外傷性骨折。軽微な外力とは，立った姿勢からの転倒か，それ以下の外力をさす。

注2：形態椎体骨折のうち，3分の2は無症候性であることに留意するとともに，鑑別診断の観点からも脊椎X線像を確認することが望ましい。

注3：その他の脆弱性骨折：軽微な外力によって発生した非外傷性骨折で，骨折部位は肋骨，骨盤（恥骨，坐骨，仙骨を含む），上腕骨近位部，橈骨遠位端，下腿骨。

注4：骨密度は原則として腰椎または大腿骨近位部骨密度とする。また，複数部位で測定した場合にはより低い％またはSD値を採用することとする。腰椎においてはL1～L4またはL2～L4を基準値とする。ただし，高齢者において，脊椎変形などのために腰椎骨密度の測定が困難な場合には大腿骨近位部骨密度とする。大腿骨近位部骨密度には頸部またはtotal hip（total proximal femur）を用いる。これらの測定が困難な場合は橈骨，第二中手骨の骨密度とするが，この場合は％のみ使用する。

付記：骨量減少（骨減少）[low bone mass（osteopenia）]：骨密度が−2.5SDより大きく−1.0SD未満の場合を骨量減少とする。

出典／宗圓聰，他：原発性骨粗鬆症の診断基準（2012年度改訂版），J.Bone Miner Metab（2013）31：247-257, Osteoporosis Jpn 2013；21，p.9-21.

構造と機能

症状と病態生理

診察・検査・治療

4 疾患と診療

症状に対する看護

検査と治療に伴う看護

疾患をもつ患者の看護

事例による看護過程の展開

5 | 予防

　骨量は，日常生活の活動や食事とも密接な関係があるため，生活指導は重要である。乳製品の摂取，適度の運動，日光浴などは骨粗鬆症発症の可能性の低下に役立つ。

6 | 治療

　骨粗鬆症にはエストロゲン薬，カルシウム薬，活性型ビタミンD_3薬，ビタミンK_2薬，カルシトニン薬，イプリフラボン，ビスホスホネート薬，ラロキシフェン塩酸塩（選択的エストロゲン受容体調整薬，SERM，エビスタ®）などが用いられる。特に閉経後骨粗鬆症に対しては，エストロゲン（結合型エストロゲン，エストリオール，エストラジオール）薬の内服や注射，経皮投与によるホルモン補充療法（HRT）が有効であり，その長期にわたる投与により，骨塩の有意の上昇が期待される。

XI 性分化疾患

　精巣・卵巣や性器の発育が非典型的である状態を性分化疾患（disorders of sex development；DSD）とよぶ[18]。日本内分泌学会は性分化疾患を「性分化の過程で，染色体，性腺，内性器や外性器が多くの人とは異なる型をとる疾患群」としている。

　従来使われてきた真性半陰陽，仮性半陰陽，性転換などの用語は差別的な表現であるとして，男性仮性半陰陽は「46，XY，DSD」，女性仮性半陰陽は「46，XX，DSD」，真性半陰陽は「卵精巣性性分化疾患」の名称を用いることが，性分化疾患の専門家による国際会議において決められた。

　性分化疾患のうち女性性器の形態異常は，外性器，腟，子宮，卵巣などいずれにも認められるが，小児期の奇形として問題になるのは主として外性器の奇形であり，しかも，その大部分は生後直ちに発見されるのが一般的である。腟の欠損や閉鎖なども，時に小児期に見いだされる。原因や程度は様々であり，一般に 図 4-27 のように分類される。

1. 卵精巣性性分化疾患

　卵精巣性性分化疾患（ovotesticular DSD）は卵巣，精巣の両者を有するもので，外性器の形態は男性的なものも女性的なものもある。極めてまれにしか報告されていない。

2. 46, XY, DSD

　染色体の組み合わせはXYで，両側性腺は精巣であるのに外陰部は女性型あるいは性別が紛らわしいものをいう。奇形の程度は非常に幅が広い。

　最も代表的なものに**精巣（睾丸）性女性化症**がある（本編-第2章-I-A「性分化疾患による性

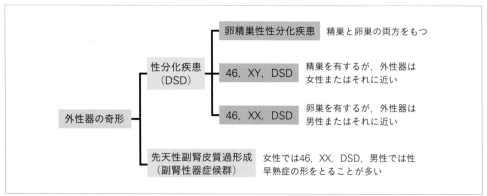

図4-27 外性器の奇形

機能異常症」参照）。遺伝的にも性腺からも確実に男性であるのに，外陰部はほぼ完全な女性型を示し，腟もよく発達しているが子宮は存在しない。したがって，症例はすべて女性として認知されている。

　しかし，女性としか判定できないほど外陰部が女性型を示すものはむしろ少なく，多くは外尿道口が陰茎の中ほどか，その根本に近く開口しているか，この開口部からやっと腟が見える程度のものが多い。この 46, XY, DSD の最も軽い形式といえるのが，**単純性尿道下裂**という外陰部の異常である。

3. 46, XX, DSD

　性染色体の組み合わせは XX，性腺は両方とも卵巣，内性器（子宮，卵管）や腟も分化・発育を示しているにもかかわらず，外陰部は性別判定が紛らわしい異常，つまり陰核の陰茎様発育や尿道下裂様の形態を示すものをいう。程度は様々で，左右の大陰唇がほぼ完全に癒合し，外尿道口も腟口も外からはまったく見えないようなものから，腟は大部分がよく見えるが，陰核が陰茎状に肥大しているものなどがある。

　原因としては**先天性副腎皮質過形成**による男性ホルモンの分泌過剰により，女性胎児の外陰部の分化・発育が男性化の方向に進行したことによるものが最も多い。そのほか，母体自身の分泌する男性ホルモン（卵巣のセルトリ-ライディッヒ細胞腫など），あるいは母体に投与された男性化作用のあるホルモン（ある種の合成プロゲストーゲン）による外陰部の男性化が知られている。

文献
1) 日本婦人科腫瘍学会：外陰がん・腟がん治療ガイドライン 2015 年版，金原出版，2015，p.61.
2) 日本産科婦人科学会：子宮筋腫とは，https://www.jsog.or.jp/modules/diseases/index.php?content_id=8 （最終アクセス日：2023/8/29）
3) がん研究振興財団：がんの統計 2023，2023，p.23．https://ganjoho.jp/public/qa_links/report/statistics/pdf/cancer_statistics_2023.pdf （最終アクセス日：2023/8/29）
4) 前掲3).
5) 日本産科婦人科学会婦人科腫瘍委員会：2020 年患者年報，日産婦誌，74(11)：2345-2402，2022．http://fa.kyorin.co.jp/jsog/readPDF.php?file=74/11/074112345.pdf （最終アクセス日：2023/8/29）

第
1
編

構造と機能

症状と病態生理

診察・検査・治療

4
疾患と診療

症状に対する看護

検査と治療に伴う看護

疾患をもつ患者の看護

事例による看護過程の展開

6) 日本産科婦人科学会：子宮頸がん予防についての正しい理解のために；Part 1 子宮頸がんと HPV ワクチンに関する最新の知識，第 4 版，2022. https://www.jsog.or.jp/uploads/files/jsogpolicy/HPV_Part1_4.pdf（最終アクセス日：2023/8/29）

7) 日本産科婦人科学会，日本病理学会編：子宮頸癌取扱い規約 病理編，第 5 版，日本産科婦人科学会，2022.

8) 日本産科婦人科学会，日本病理学会編：子宮体癌取扱い規約 病理編，第 5 版，日本産科婦人科学会，2022.

9) 日本産科婦人科学会，日本病理学会編：卵巣腫瘍・卵管癌・腹膜癌取扱い規約 病理編，第 2 版，日本産科婦人科学会，2022.

10) 日本婦人科腫瘍学会：子宮体がん治療ガイドライン 2018 年版，金原出版，2018，p.205.

11) 前掲 9），p.5.

12) 日本産婦人科医会：人工授精（AIH：Artificial Insemination with Husband's semen）〈栗林先生・杉山先生の開業医のための不妊ワンポイントレッスン 10〉，https://www.jaog.or.jp/lecture/10%E4%BA%BA%E5%B7%A5%E6%8E%88%E7%B2%BE/（最終アクセス日：2023/8/29）

13) 日本産科婦人科学会：ART データブック，2020. https://www.jsog.or.jp/activity/art/2020_ARTdata.pdf（最終アクセス日：2023/8/29）

14)「不育症管理に関する提言」改訂委員会：不育症管理に関する提言 2021，令和 2 年度厚生労働科学研究費補助金成育疾患克服等次世代育成基盤研究事業（健やか次世代育成総合研究事業分野），2021，p.3.

15) 日本産婦人科医会：研修ノート No.99 流産のすべて；1. 総論. https://www.jaog.or.jp/note/1%EF%BC%8E%E7%B7%8F%E8%AB%96/（最終アクセス日：2023/8/29）

16) 前掲 14），p.6.

17) 森田恵子，他：AMED データベースからみる日本の不育症の現状，Reproductive Immunology and Biology，35(1)：16-23，2020，p.18.

18) 日本小児内分泌学会 性分化・副腎疾患委員会：Webtext；性分化疾患の診断と治療，2016. http://jspe.umin.jp/medical/files/webtext_170104.pdf（最終アクセス日：2023/8/29）

参考文献

・日本産科婦人科学会：子宮頸がんと HPV ワクチンに関する正しい理解のために，2023. https://www.jsog.or.jp/modules/jsogpolicy/index.php?content_id=4（最終アクセス日：2023/8/29）

1 胞状奇胎後に発生しやすいのはどれか。 （98回 PM26）

1. 乳癌
2. 絨毛癌
3. 卵巣癌
4. 子宮頸癌

2 Aさん（42歳，女性）は，2週前から腰痛と坐骨神経痛とを発症し整形外科で処方された鎮痛薬を内服している。帯下が増えて臭いもあるため婦人科を受診し，子宮頸癌 cancer of the uterine cervix と診断された。

進行期を決めるためにAさんに行われる検査で適切なのはどれか。2つ選べ。

（105回 AM88）

1. ヒトパピローマウイルス検査
2. 小腸内視鏡検査
3. 腎盂尿管造影
4. 脊髄造影
5. CT

3 不妊症について正しいのはどれか。 （112回 AM62）

1. 約6割は原因不明である。
2. 検査に基礎体温測定がある。
3. 治療の1つに不妊手術がある。
4. 女性の年齢は治療効果に影響しない。

4 閉経について正しいのはどれか。 （112回 PM59）

1. 閉経すると腟の自浄作用が低下する。
2. 閉経後はエストロゲン分泌が増加する。
3. 日本人の閉経の平均年齢は55歳である。
4. 10か月の連続した無月経の確認で診断される。

▶ 答えは巻末

第 **1** 章

主な症状に対する看護

1. 月経異常のある患者のアセスメント

月経（menstruation）とは，成熟期女性において周期的に繰り返される子宮内膜からの剝奪出血であり，性ステロイドホルモンの消退出血である。初経→妊娠による無月経→閉経といった経過は，思春期から成熟期，更年期という女性のライフステージと密接な関係にあることを理解する。

月経異常（menstrual disorder）とは，生理的月経の変動域外の症状である。この原因には，間脳―下垂体―卵巣系の臓器の機能異常による排卵障害や黄体機能障害，卵巣・子宮・腟の器質的病変がある（図1-1）。

月経異常は，初経発来年齢，月経周期，月経持続日数，月経血量，月経閉止年齢，および随伴症状があり，これらの病態が妊孕性に影響をもたらすことを認識する。女性ホルモンの分泌異常や女性生殖器に異変が生じたことによる身体的・精神心理的な側面にも着眼し，情報を収集することが必要である。

月経異常は長期治療が必要であり，日常生活や社会生活に支障をきたすこともある。患者が①月経異常の症状を受容し治療への積極的な参加ができる，②月経異常に影響のある生活習慣を見直し改善ができる，③基礎体温測定法を活用して自己管理能力の意識向上を図るなど，日常生活への支障を最小限にとどめることができるように支援する。

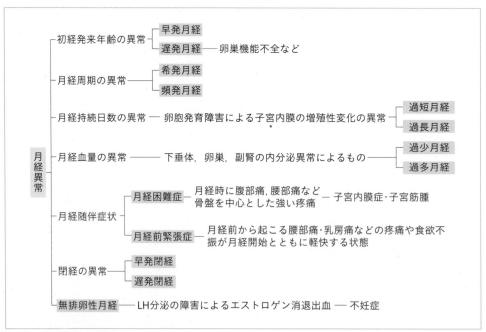

図1-1　月経異常の種類

❶年齢からの把握

　女性のライフステージによってエストロゲンの分泌量が変化し，特有の月経異常を発症することを把握する。思春期に起こる初経の年齢，更年期に起こる閉経の年齢などの情報を収集する。

❷月経異常の既往歴からの把握

　過去の月経異常の有無と，その原因および治療による完治の有無を把握する。年齢に無関係に起こる女性生殖器の機能異常や器質的病変についても確認する。

❸月経異常の現病歴からの把握

　どの分類の月経異常に関係しているかを判断するために，月経異常の発現時期と主症状，随伴症状など現在の症状，基礎体温や日常生活リズムから患者の状態を把握する。その際，妊孕性温存の希望と，現在妊娠するための活動をしているかについても確認する。

2. 看護の視点

1 ｜ 看護問題

- 骨盤内血流障害に伴う疼痛
- 心身の不快症状に伴う日常生活における QOL の低下
- 女性ホルモンバランスの乱れ

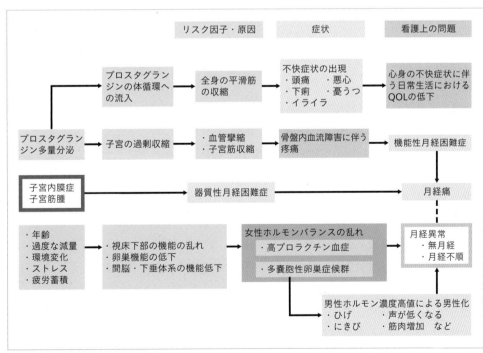

月経異常　関連図

2 │ 看護目標

- 骨盤内の血流が改善され，疼痛が緩和される
- 心身の不快症状を軽減し，日常生活における QOL を改善できる
- 生活習慣を改善し，ホルモン分泌が促進され月経が順調になる

3 │ 看護の実際

❶観察

- 月経血量（少量，中等量，多量）
- 月経血の性状（流動性，粘稠性，凝血の有無）
- 月経の色調（黒赤色，赤色，薄赤色）
- 月経随伴症状と出現時期（頭痛，悪心・嘔吐，下腹部痛・腰部痛）
- 月経前症状の徴候（下痢・便秘，乳房緊張，浮腫，のぼせ）
- 女性生殖器疾患の有無（子宮内膜症，子宮筋腫，子宮奇形，子宮腺筋症など）
- 基礎体温表の記録（月経周期，月経持続日数，月経回数）
- 精神心理状況の変化（不安感，イライラ，憂うつ感）
- 鎮痛薬や鎮静薬の内服の有無と服薬状況
- 日常生活習慣状況（睡眠，運動，食事）
- 嗜好状況（喫煙の有無）

❷援助

- 女性生殖器疾患との関連が深いため，月経異常の症状悪化（性器出血，疼痛など）がある場合は，素早く医師へ報告し対処する。
- 下腹部や腰部の血流を促すため，保温に努め，骨盤周囲を圧迫する寝具や衣服を避け，疼痛の緩和を図る。
- **月経前緊張症**では，月経の直前から頭痛，悪心・嘔吐，下痢などを伴い，食欲不振を呈することがあるため，食事への工夫を提案する。
- **月経困難症**は，骨盤周囲の下腹部痛や腰部痛，会陰部痛などを起こすため，患者の訴えや視覚的評価スケール（visual analogue scale；VAS）を活用し，疼痛の改善を図る。
- 子宮筋腫や子宮内膜ポリープ，子宮内膜増殖症では**過多月経**になり，顔色蒼白・血圧低下・倦怠感・めまい・息切れなどの鉄欠乏性貧血を起こす可能性があるため，出血傾向に留意し転倒を起こさないようにする。
- 月経異常の強い不安により，情緒不安定や一時的な異常行動を起こすことがある。月経前緊張症では，月経前 3 〜 10 日の間に続く，抑うつ，不安，不眠など不定愁訴のような症状を伴い，月経困難症では，興奮しやすい精神状態が生じる。患者の不安や心配なことを傾聴し，ストレスが蓄積しないよう気分転換方法を配慮する。
- 月経異常による随伴症状（腟炎など）を予防し，外陰部の皮膚粘膜を保護して感染を防

ぐため，正しい清潔方法を実施する。

• 月経異常を増強する日常生活因子（生活環境，労働，姿勢など）について評価し，影響要因の改善ができるように生活環境を調整する。

• 将来の妊孕性（にんようせい）への影響により女性としての QOL の低下が生じないように，パートナーや家族の支援調整を図る。

• 治療における処置，内服薬などについて患者が納得するように具体的な方法（パンフレット・画像など）で指導し，前向きに参加できるよう配慮する。

❸教育

• 骨盤血流を改善するため，下肢の屈伸運動やウォーキング，ヨガなどの効果と方法を指導する。

• 過度なダイエットが月経異常の要因になることを説明し，適正体重を維持するよう指導する。

• 新陳代謝を促すため，温かい食事や入浴の効果を説明する。

• ホルモン分泌機能がストレスの影響を受けやすいことを説明し，ストレス解消方法を提供する。

• ピルなどのホルモン薬の内服方法と副作用の確認を行い，的確に内服治療を受けられるように指導する。

• 基礎体温は卵巣機能の状態を表すことを説明し，基礎体温測定により毎月の月経周期を継続的に観察する重要性を指導する。

Ⓑ 帯下異常のある患者の看護

▌ 1. 帯下異常のある患者のアセスメント

帯下（たいげ）（leukorrhea flow）とは，外陰，腟，頸管（けいかん），子宮腔（くう）などの女性生殖器からの血液以外の分泌物や濾出液（ろしゅつ）であり，「おりもの」といわれている。正常な帯下は**生理的帯下**といわれ，母親由来の高エストロゲン血症の影響によって一時的に起こる新生児帯下や，周期的変化（排卵期），妊娠期，性的興奮時に増加する帯下がある。生理的帯下は透明色または白色であり無臭である。

一方，性器の炎症やびらん，性感染症などによって生じるのが**病的帯下**である。病的帯下は，何らかの原因により腟内の乳酸桿菌（かんきん）が減少し，pH が変化して腟内の自浄作用が保持できない状態になることで起こる。そのため，帯下の悪臭や性状の変化が生じ，外陰部瘙痒感（そうようかん），発赤（ほっせき），疼痛などを伴う場合がある。これらの症状の有無と程度を観察し，症状緩和に対する看護援助を展開する。

帯下異常で生じる外陰部からの浸潤（しんじゅん）による不快感，帯下の量的・質的な変化などの症状は，性格的要因や自覚の程度，性周期により左右されるため個人差がある。生理的帯下と

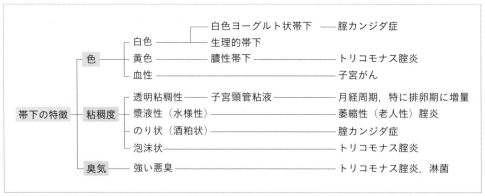

図1-2 帯下の特徴とその成因

病的帯下を自己判断するのは容易ではなく，実際の帯下異常の症状とは必ずしも一致しない。したがって，患者が自覚症状を具体的に表出できる言葉かけを工夫する。患者は生理的帯下の変調に伴う不安を抱いていることを認識し，現在の主訴から病的帯下とその成因をアセスメントする（図1-2）。ただし，性感染症で発症し得る帯下異常の経緯を聴取する際には，患者の心理面に配慮することが必要である。

❶発達段階での生理的帯下からの逸脱の有無

生理的帯下は，女性ホルモンであるエストロゲンによって変化する。特に，性活動が活発な成熟期は性感染症に伴う帯下異常の発症，そして40歳代後半には，エストロゲンが急激に減少し，腟内の自浄作用の低下や帯下の分泌量が変化したことによる**閉経関連尿路生殖器症候群**（genitourinary syndrome of menopause；**GSM**）を発症する可能性がある。GSMは排尿痛や性交痛などの原因となりやすい。

❷帯下異常の既往歴と関連する疾患の有無

帯下異常は反復して起こる病的帯下が比較的多いため，症状の把握と治療経過についての情報を収集する。疾患の主症状として，病的帯下は診断上重要である。主訴の特徴を把握し，疾患への関連性を考慮して看護援助することが必要である。

❸帯下異常の主症状と予測される現病歴の把握

帯下異常の主症状の発現時期とその経緯について，情報を収集する。特に，性周期との関連性，女性生殖器疾患との関連性，性行為との関連性，内分泌疾患との関連性，物理的刺激症状との関連性から，その症状を詳細に把握する。

2. 看護の視点

1 看護問題

- 帯下異常に起因した疾患進行による合併症出現のリスク
- 帯下量の増加に伴う外陰部皮膚汚染
- 外陰部瘙痒感，帯下の色・臭気に伴う不快感

- 常在菌の減少や帯下量の変化に伴う排尿痛や性交痛への恐怖
- 帯下異常による不安や精神的ストレスに伴う苦痛
- 帯下異常に伴う腟への感染に関する知識不足

2 看護目標

- 帯下異常の症状緩和を図り，進行の悪化を防止することができる。
- 外陰部の清潔を保持し不快症状を軽減できる
- 帯下異常に伴う精神心理的な苦痛を軽減できる
- 帯下異常の症状に対するセルフケア能力を高め2次感染を起こさない

3 看護の実際

❶観察

- 帯下の色調（白色，灰白色，黄色，淡黄色，黄緑色，褐色，血性）
- 帯下の性状と粘稠度（濃厚・希薄，チーズ状，粥状，酒粕状，泡沫状，膿性肉汁状，漿液性）
- 帯下の臭気（アミン臭，悪臭）
- 帯下の量（多量，少量）
- 帯下の随伴症状の有無と程度（外陰部瘙痒感，発赤，灼熱感，びらん，腫脹など）
- 不正出血の有無
- 疼痛の有無（排尿痛，性交後痛）

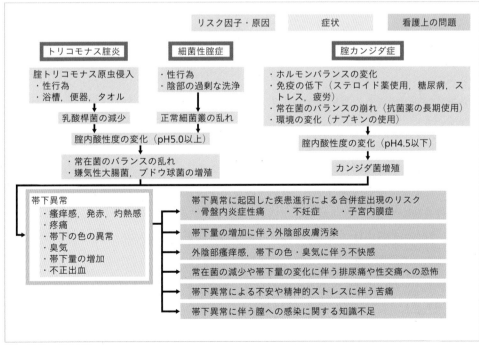

帯下異常　関連図

- 腟内の異物の有無（子宮内避妊器具［IUD］挿入の有無など）
- 発熱の有無（感染徴候）
- 排尿障害の有無（膀胱炎など）

❷援助

- 外陰部の灼熱感や疼痛のある場合は，シャワーなどで局所を冷やして炎症症状の軽減を図る。
- 帯下の変化は子宮内の異常を示すものであるため，女性生殖器に何らかの異常が生じていることを意識し，症状の悪化時は医師に報告する。
- 皮膚や粘膜への刺激を避け，炎症の悪化を防ぐため，下着は吸湿性・通気性が良く皮膚刺激の少ない柔らかい素材を選択する。
- 帯下による下着の汚染や汗・皮脂などによる雑菌の繁殖を防止するため，パンティライナーや清浄綿の正しい使用方法を工夫する。
- 外陰部瘙痒感が強い場合は，局所をこすらず押さえるように拭くように促す。
- 月経時，長時間のナプキン使用は，外陰部周囲の皮膚や殿部の皮膚呼吸が妨げられ，通気性が悪くなり不快感を伴うため，ナプキンは適宜交換するよう促す。
- 帯下の症状（かゆみ，疼痛など）によって神経質になり，イライラするなど精神的に不安定な状態に陥り，不眠を訴える場合があるため，就寝前の局所への冷罨法や非ステロイド性抗炎症外用薬の使用などを指導する。
- 帯下の増加や悪臭がある場合，外陰部・腟・尿道口は細菌感染しやすい状態になっているため，尿路感染症や膀胱炎などを発症しないよう，排尿後の清潔を促す。
- 性生活への不安，パートナーへの感染の可能性から，性活動を低下させる可能性があるため，患者の思いを表出できるよう傾聴的な態度で接し，性行為に対する正しい知識を提供する。

❸教育

- 外陰部の搔破による皮膚損傷を防止するため，爪は短く切り，手指は常に清潔に保つよう説明する。
- 外陰部の細菌繁殖によって尿路感染を起こす場合があるため，適切な方法による外陰部の保清を促し，清潔習慣を身につけるように指導する。
- 帯下の治療に伴う腟洗浄の方法，軟膏や腟錠の使い方についての指導を行い，自己管理の必要性を説明する。
- 感染性腟炎の治療中は2次感染を防止するため，性交や共同入浴，タオルの共用などを禁止するように説明する。
- 性感染症ではパートナーとのピンポン感染のリスクがあるため，互いに治療を受けるように指導する。
- 治療後の性感染症再発防止のため，コンドームの使用や避妊法など性行為に関連した指導を患者とそのパートナーに実施する。

・清潔のセルフケア能力が低下している患者には，パートナーと一緒に説明をする。

C 性器出血のある患者の看護

1. 性器出血のある患者のアセスメント

性器出血には，子宮，卵巣，卵管などの変化を認めず，主に性ホルモンの分泌^{ぶんぴつ}異常によって起こる子宮内膜からの出血による**機能性子宮出血**，異所性妊娠や流産など妊娠に関連する出血，腫瘍^{しゅよう}，炎症，損傷など子宮自体の原因疾患による**器質性子宮出血**，血液疾患などの**全身性疾患による子宮出血**がある（図 1-3）。月経以外の性器出血を**不正（性器）出血**（uterine bleeding）といい，女性生殖器疾患の徴候として最も多く，特に子宮頸^{けい}がんの症状として重要な症状である。

性器出血のほとんどは下腹部痛，腰部痛などを伴って出現するため，そのほかの随伴症状との関連性の有無を観察する。また，持続的あるいは大量の性器出血は貧血症状を悪化させ，生命の危機を招く可能性があるため，患者の全身状態をすばやくアセスメントして敏速な対応をする。性器出血は幅広い年齢層に起こるが，月経以外の出血は女性生殖器の障害を想像させ，患者自身に女性としての危機感や死に対する恐怖を抱かせる。患者の動揺など情緒的変化に配慮しながら精神的・心理的な援助をする。

❶発達段階と性器出血の要因からの把握

・小児期に起こる症状（感染症や外傷によるもの）

・思春期に起こる症状（排卵機能の未熟に伴うもの）

・成熟期に起こる症状（妊娠・出産および排卵に伴うもの）

・更年期に起こる症状（閉経後の卵巣機能低下に伴うもの）

・老年期に起こる症状（老化に伴うもの）

・年齢に無関係に起こる症状（臓器の器質的病変に伴うもの）

❷月経による生理的性器出血からの逸脱の有無

患者の月経周期を把握し，生理的な性器出血を逸脱しているかを判断する。月経は環境

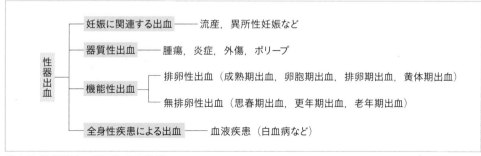

図1-3 性器出血の原因による分類

の変化や精神的影響によって左右されるため，性器出血の誘因について情報を収集する。

❸不正出血の既往歴・治療歴からの把握

過去に不正出血の既往がある場合，女性生殖器疾患，ホルモン薬による治療，血液凝固異常など，疾患や原因，治療法についての情報を収集し，不正出血か否かを判断する。

❹不正出血の現病歴からの把握

不正出血の発現時期と経過を知るため，月経との関係，妊娠に随伴する症状との関連性，女性生殖器疾患との関連性，全身性疾患との関連性，そのほか性交，排便，子宮内避妊器具（IUD）挿入などによる接触出血の有無を確認する。出血量や期間，性器出血に伴う下腹部痛の有無など随伴症状も含めて，看護援助の優先順位を総合的に判断し，計画を立てて実施する。

▌2. 看護の視点

1 ｜ 看護目標

- 出血に伴う症状悪化による生命危機感
- 貧血症状の悪化による転倒・転落のリスク
- 性器出血の随伴症状による身体的苦痛
- 月経以外の性器出血に伴う恐怖，不安

2 ｜ 看護目標

- 出血の原因を把握し，異常の早期発見ができる
- 貧血の自覚症状を把握し，転倒を起こさない
- 疼痛や瘙痒感などの随伴症状が軽減し，苦痛が緩和できる
- 性器出血の原因を理解し，不安を緩和できる

3 ｜ 看護の実際

❶観察

- 意識消失の有無
- 出現時間
- 持続時間（持続的，一時的，周期的）
- 色調
- 出血量（多量，少量）
- 臭気
- 性状（粘稠度，流動性，凝血の有無）
- 随伴症状（下腹部痛，腰部痛）の有無
- 貧血徴候の有無（結膜蒼白，めまい，顔色）

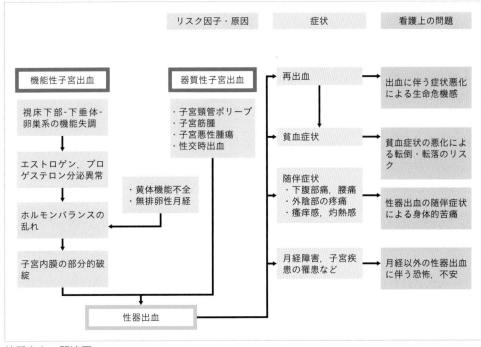

性器出血　関連図

- バイタルサイン（頻脈，多呼吸，低血圧）
- 5P症状（蒼白 pallor，冷汗 perspiration，虚脱 prostration，脈拍微弱 pulselessness，呼吸不全 pulmonary deficiency）の有無
- 意識状態の程度（3-3-9度方式［ジャパン・コーマ・スケール，Japan Coma Scale；JCS］，グラスゴー方式［グラスゴー・コーマ・スケール，Glasgow Coma Scale；GCS］）
- 性器出血以外の出血傾向の有無

❷援助

- バイタルサインを測定し，循環血液量の減少の徴候を判断する。出血性ショック状態の場合は，早急な治療が迅速に行われるよう援助する。
- 性器出血の主症状を観察し，特に出血量や出血部位の変化がある場合や流動性のある大量出血時は緊急を要するため，すぐ医師に報告し必要な処置を行う。
- 性器出血時の随伴症状（外陰部の疼痛，瘙痒感，灼熱感など）に対する患者の自覚症状を把握・検討し，適切な治療・処置の援助を実施し，苦痛が最小になるようにする。
- 性器出血に伴う貧血傾向によって免疫力が低下し，細菌やウイルスに対する抵抗力が弱まっているため，手指を清潔にし，ナプキンを適宜交換して感染予防に努める。
- 性器出血により鉄欠乏性貧血を呈し，歩行時のふらつきや起立時のめまいなどから，転倒・転落による危険性があるため，ADLを評価し安全な環境への援助をする。
- 性器出血が長期にわたると，外陰部に細菌が繁殖し，尿路感染を起こす可能性がある。外陰部の洗浄・清拭を実施し，会陰部の清潔を保持する。

- 性器出血によって体力が低下しているため，身体の安静と保温に努める。
- 性器出血による貧血や，電解質・たんぱく質などの検査データの異常が生じ，栄養状態のバランスが崩れるリスクがあるため，適切な食事が摂取できるように援助する。
- 不正出血や，随伴症状の下腹部痛・腰部痛などによる不安や不快感を抱きやすいため，その原因や治療について説明し，精神的援助を図る。

❸教育

- 性器出血の変化について説明し，早期に受診行動がとれるように指導する。
- 性器出血量によって適時ナプキンを交換し，外陰部の清潔を保持するように説明する。
- 性活動は医師の許可が必要であることを説明し，理解が得られるようにする。

Ⓓ 骨盤内疼痛のある患者の看護

1. 骨盤内疼痛のある患者のアセスメント

　骨盤内疼痛には下腹部痛と腰部痛があり，女性生殖器疾患の主症状の一つである。

　下腹部痛は，鈍痛を伴う慢性炎症（子宮付属器炎，骨盤腹膜炎，子宮筋腫），間欠性疼痛を伴う切迫流産や子宮粘膜下筋腫，周期性疼痛を伴う月経や排卵などに関係する症状がある。また，突発性激痛を伴う異所性妊娠，卵巣腫瘍の茎捻転は，女性生殖器疾患による代表的な急性腹症であり，生命の危機にもつながる症状である。一方で下腹部痛は，精神的要因に起因している場合も否定できないため，疼痛以外の症状も含めてアセスメントし，緊急対応の必要性を判断することが重要である。**腰部痛**については，骨盤内の慢性炎症に伴う静脈うっ血による神経圧迫や女性生殖器腫瘍に伴う神経圧迫が誘因となる（図1-4）。

　骨盤内疼痛では，虫垂炎や腸閉塞などの消化器系に起因する下腹部痛や，骨粗鬆症など

> ### Column 性器出血の緊急対応について
>
> 　女性生殖器疾患における性器出血において緊急な対応が求められるのは，出血性ショックが最も多く，最悪の場合，**播種性血管内凝固症候群**（disseminated intravascular coagulation；DIC）を起こすこともある。意識レベルの低下に注意し，緊急時には敏速な援助が重要である。
>
> 　播種性血管内凝固症候群は，悪性腫瘍や外傷，熱傷，敗血症，常位胎盤早期剥離，羊水塞栓などの産科的疾患などにより，過剰な血液凝固反応活性化が生じ，全身の細小血管内で微小血栓が多発して臓器不全を起こし，同時に，血栓を溶かそうと線溶活性化も亢進するため，出血傾向のみられる重篤な疾患である。治療は，基礎疾患の治療および，アンチトロンビン（AT）とヘパリン類による抗凝固療法，補充療法として，新鮮凍結血漿（FFP），濃厚血小板（PC），あるいは濃縮AT製剤（ノイアート®）などを適宜投与して血液成分補充を行う。

第2編

構造と機能

症状と病態生理

診察・検査・治療

疾患と診療

1 症状に対する看護

検査と治療に伴う看護

疾患をもつ患者の看護

事例による看護過程の展開

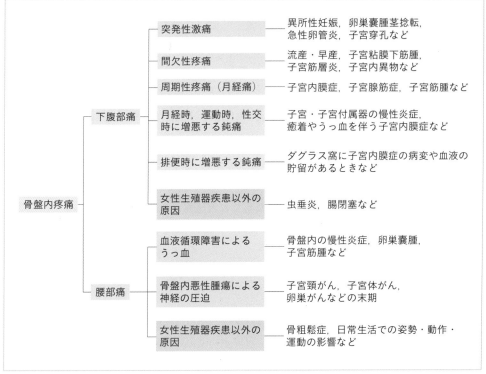

図 1-4　骨盤内疼痛の性状と原因

の整形外科系症状，日常生活における姿勢・動作・運動の影響による腰部痛なども考慮する必要がある。

　疼痛の把握は主観的情報によることがほとんどである。疼痛の閾値（いきち）は特に個人差が大きいことから，スケールを用いて疼痛レベルの評価を行い，疼痛部位と疼痛を誘発している要因を明確にして，的確な援助をする。また，疼痛は患者にとって最も苦痛を伴う自覚症状の一つである。疼痛が強度の場合や長期に及ぶ場合は，患者の闘病意欲を減退させる危険性が高いため，精神的支援を初期段階から実施できるよう看護援助する。

❶月経や妊娠に伴う影響の有無

　下腹部痛・腰部痛は，月経の随伴症状に多くみられるため，月経周期や月経時との関連性，あるいは妊娠に伴い，胎児（たいじ）発育により骨盤内の血液がうっ血し鈍痛を生じている可能性があることを念頭においてアセスメントする。

❷下腹部痛・腰部痛を誘発する要因の把握と既往歴

　排泄（はいせつ）障害，性器出血，食事や体位などとの関係，消化器・整形外科・腎泌尿器疾患，女性生殖器疾患の既往歴や開腹手術歴の有無を確認し，骨盤内疼痛との関連性を把握する（図1-4）。

❸下腹部痛・腰部痛の主訴と女性生殖器疾患の緊急性の把握

　疼痛が出現した時期とその要因，疼痛の部位と性状について情報を収集する。骨盤内疼

表1-1 下腹部痛・腰部痛と考えられる女性生殖器疾患

疼痛の性状	疾患	原因
下腹部激痛	卵巣嚢腫茎捻転	卵巣嚢腫の旋回による
下腹部自発痛・圧痛	子宮筋腫	子宮筋腫核の変性による
下腹部激痛 腰部痛	子宮腺筋症	子宮内膜組織が卵巣ステロイドホルモンの影響を受けて周期的変化を起こす
下腹部激痛 腰部痛	子宮がん	がん性浸潤が骨盤壁に及び，骨盤神経叢を圧迫する
腰部激痛	外性子宮内膜症	骨盤壁と子宮および付属物間に生じる強い癒着による

痛では迅速な対応と生命危機への評価が重要である。女性生殖器疾患との関連を予測し，バイタルサインや疼痛(とうつう)に伴う随伴症状を観察して緊急性の有無を判断する（表1-1）。

2. 看護の視点

1 看護問題

- 突発的な下腹部激痛に伴う生命危機のリスク
- 疼痛に伴う腹膜刺激症状の合併症出現のリスク
- 疼痛出現への恐怖感に伴うADLの低下
- 改善されない難治性の慢性疼痛に伴う精神的ストレス
- 疼痛が原因の前屈姿勢による転倒・転落リスク

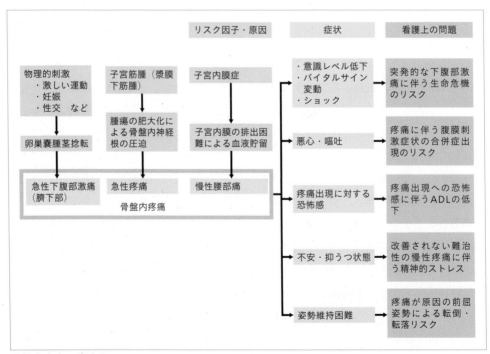

骨盤内疼痛　関連図

2 | 看護目標

- 激痛に対する的確な早期対応ができ，生命危機を回避できる
- 疼痛に伴う異常症状を観察し，早期に発見できる
- 疼痛のコントロールにより恐怖感が軽減し，ADL を維持できる
- 難治性の慢性疼痛への対処法を習得し，ストレスを蓄積しない
- 正しい姿勢が保持でき，転倒・転落を起こさない

3 | 看護の実際

❶ 観察

- 骨盤内疼痛の部位（下腹部，腰部）
- 疼痛の種類（持続痛，間欠痛，疝痛，自発痛，圧痛，移動痛）
- 疼痛の強さ（鈍痛，激痛）
- 腹膜刺激症状の有無（筋性防御，ブルンベルグ徴候*）
- 疼痛の発症様式（突発的・慢性的）
- 疼痛の出現時間，持続時間
- 疼痛の随伴症状の有無（悪心・嘔吐，発熱，悪寒など）
- 女性生殖器に関連する症状の有無（不正出血，帯下異常）
- 排泄障害の有無
- 意識レベルの評価
- 顔色・口唇色（蒼白，チアノーゼ），冷汗の有無
- バイタルサイン
- 疼痛スケールによる評価（VAS など）
- ADL 評価

❷ 援助

- バイタルサインを測定し，全身状態を評価し，異常の早期発見に努める。
- 激痛時は卵巣嚢腫茎捻転による破裂や，異所性妊娠による卵管破裂によるショック状態に留意し，早急に対処する。
- 骨盤内疼痛と女性生殖器疾患との関係について認識し，適切な対処法を実施する。
- 鎮痛薬の効果と持続時間を観察し，疼痛の緩和が図れているか評価する。鎮痛薬の投与回数や投与量による胃部不快感や食欲低下などの副作用を観察する。
- 腹部を弛緩させるシムス位などの体位や姿勢をとり，身体を締めつけない衣服を選択し，苦痛を緩和できる安楽な状態を工夫する。
- 骨盤内疼痛を避けるために患者自身が日常生活範囲を自制し，排泄行動の抑制，食事に

---

* **ブルンベルグ徴候**：腹膜炎の際，腹壁を静かに圧迫し，急に圧迫を除くと強い疼痛を感じる徴候。反跳痛，反動痛ともいう。虫垂炎の場合，マックバーニー点に圧痛を感じる。

対する欲求の低下，安静臥床や活動範囲の縮小などから体力の低下を招く可能性がある。ADLの低下を予防するため，疼痛をコントロールしながら，セルフケア能力を生かした援助を実施する。

• 疼痛の出現時間や疼痛に対する恐怖感から不眠状態となり，抑うつ状態を引き起こす可能性があるため，安心して睡眠がとれる環境への援助をする。

• 疼痛による精神的葛藤や不安を表現する場合が多い。落ち着いた態度で対応し，緊張の緩和を図る。

• 疼痛に伴う転倒・転落の危険性を回避するため，症状に合わせた活動範囲を決定し，安静度を保持することによって症状の緩和を促すよう援助する。

❸教育

• 疼痛の部位や性状の自覚症状が変化したときは，すぐに報告するように指導する。

• 日常生活での注意事項や鎮痛薬の内服方法を理解し，疼痛の自己管理ができるように指導する。

• 疼痛への意識を軽減するため，静かな環境でゆったりと音楽を聴いたり，刺激の少ない照度を保つよう説明する。

Ⓔ 排尿障害のある患者の看護

1. 排尿障害のある患者のアセスメント

　排尿障害（disturbances of urination）とは，生理的な排尿に何らかの異常を伴う症状である。女性生殖器は解剖学的に泌尿器と隣接しているため，女性生殖器疾患をもつ患者は排尿障害を訴える場合が多い。原因としては，子宮や子宮付属器，骨盤内の腫瘤などの圧迫によるもの，泌尿器自体に問題があるもの，女性生殖器疾患の術後や放射線療法によって生じるもの，また，排尿行為による疼痛などの不安や恐怖感から誘発されるものなどがある。女性生殖器領域では，主に子宮筋腫や子宮付属器腫瘍などによる膀胱圧迫に起因した**頻尿**，子宮がんが進行して尿瘻ができた場合の**尿失禁**，そして膀胱炎や尿道炎に伴う**排尿痛**などが生じる。子宮筋腫などで尿道が圧迫されると**排尿困難**（尿閉）が起こることがある（図1-5）。

　排尿障害は女性生殖器疾患の主要症状ではないが，下部尿路症状と，子宮全摘出術や子宮付属器摘出術などの手術において膀胱や尿管を損傷し症状が発生する可能性がある。下部尿路症状では骨盤底筋の脆弱化によって生じる腹圧性尿失禁があり，多産婦や更年期以降に生じる。

　排尿障害によってもたらされる問題としては，まず体液量の過剰あるいは不足があげられる。それらは皮膚粘膜の障害，感染の危険性，倦怠感の増強といった問題の要因としても作用する。さらに，排尿という生理的欲求が満たされないことにより患者は自尊心が傷

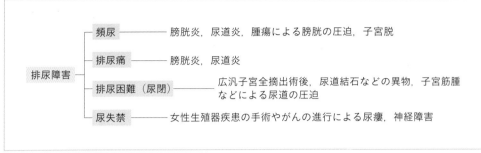

```
            ┌─ 頻尿 ──────── 膀胱炎，尿道炎，腫瘍による膀胱の圧迫，子宮脱
            │
            ├─ 排尿痛 ─────── 膀胱炎，尿道炎
排尿障害 ─┤
            ├─ 排尿困難（尿閉）── 広汎子宮全摘出術後，尿道結石などの異物，子宮筋腫
            │                    などによる尿道の圧迫
            └─ 尿失禁 ─────── 女性生殖器疾患の手術やがんの進行による尿瘻，神経障害
```

図1-5 排尿障害の分類と原因

つけられ，無気力に陥り，闘病意欲の喪失を招く可能性がある。

❶年齢からの把握

　排尿障害はいずれの年齢にも起こり得る症状である。しかし，尿漏れなどの腹圧性尿失禁は更年期以降に発症しやすいことを把握する。

❷過去の排尿障害からの把握

　排尿障害は，原因によっては繰り返し起こる可能性がある。その既往の有無と経過に関する情報を収集し，今回の排尿障害との関係性の有無を把握する。

- 女性生殖器疾患との関連性
- 月経との関連性
- 妊娠・分娩との関連性
- 泌尿器疾患や尿路感染症との関連性
- 神経系疾患との関連性
- 放射線療法などの治療との関連性

❸日常の排尿状態からの把握

　日常生活の状況から排尿状態を把握し，排尿障害の誘因を判断する。

- 便通との関連性
- 姿勢，体位，腹圧との関連性
- 内服薬との関連性
- 性交との関連性
- 飲水やアルコール摂取との関連性
- 認知症の有無と程度
- 住環境との関連性（寝室からトイレまでの距離など）

❹排尿障害の現症状からの把握

　排尿障害は，女性生殖器疾患においても起こる症状であることを念頭に置き，疾患と現症状の関連を把握する。

①どのようなときに症状がみられるか

- 排尿前，排尿中，排尿後

第2編

構造と機能

症状と病態生理

診察・検査・治療

疾患と診療

1 症状に対する看護

検査と治療に伴う看護

疾患をもつ患者の看護

事例による看護過程の展開

- 排尿の有無と無関係に起こる（腹圧上昇を伴う動作など）
- 月経時

②排尿障害の自覚症状とその頻度

- 排尿感がない
- 尿意の切迫感がある
- 排尿時に疼痛がある，など

③排尿時にみられるその他の症状

- 下腹部が絞られる感じがする
- 下腹部が張る，など

2. 看護の視点

1 │ 看護問題

- 排尿欲求が満たされない心因性疲労によるストレス
- 自然排尿できない不安に伴う社会的活動性の低下
- 外陰部や殿部の皮膚粘膜異常のリスク
- 排尿痛への恐怖に伴う尿排出困難
- 頻回の夜間排尿による睡眠障害

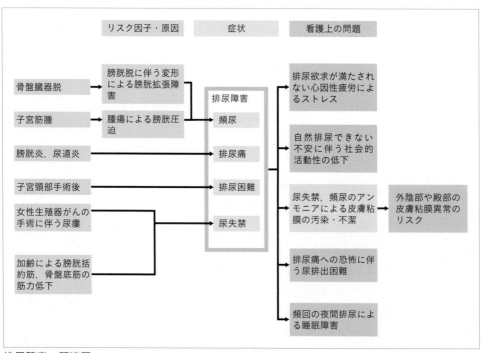

排尿障害　関連図

第
2
編

構造と機能

症状と病態生理

診察・検査・治療

疾患と診療

1
看護

症状に対する看護

検査と治療に伴う看護

疾患をもつ患者の看護

事例による看護過程の展開

2 | 看護目標

- 排尿障害の原因を理解し，ストレス解消方法が実行できる
- 排尿動作を習得し不安を軽減して，活動性を維持できる
- 外陰部や殿部の清潔を保持でき，皮膚粘膜異常を起こさない
- 排尿による疼痛が消失し，スムーズな排尿ができる
- 夜間排尿の誘因を改善し，安楽な睡眠ができる

3 | 看護の実際

❶観察

- 排尿時の障害（尿失禁，尿閉，排尿痛，残尿感など）の有無と状況
- 腟や外陰部の観察から，女性生殖器疾患との関連や排尿障害の程度を把握する。
  ①外陰部の発赤，びらん，瘙痒感の有無
  ②性器脱の有無
  ③腟分泌物の量・性状
  ④腹圧をかけたときの尿道口の可動性や尿漏れの有無
- 排尿量，排尿回数，尿の性状（色や浮遊物，混濁）を観察する。尿を観察することで，排尿障害の程度や感染症の有無，泌尿器系疾患や女性生殖器疾患の状況を把握する。
- 尿失禁の場合は，どのようなときに症状があるか確認する。

❷援助

- 排尿障害時に行う導尿は，尿路感染を起こす誘因となるため，無菌操作で行う。
- トイレは我慢せず，十分な飲水で尿による自浄作用を高め，尿路感染の防止に努める。
- 排尿障害の主症状を観察し，排尿困難がある場合は，腹圧をかけやすい体位を工夫し排尿誘導を行い，排泄を促進させる。必要時は排尿訓練，自己導尿を促す。
- 排尿障害がある場合，水分摂取不足や食欲不振によって排尿行動に悪影響を及ぼす可能性があるため，排尿環境や寝衣の調節などと合わせ，ADLが低下しないように援助する。
- 尿失禁，頻尿による外陰部汚染は，皮膚の抵抗力の低下を招き，感染を引き起こす可能性があるため，局所の清潔保持を援助する。
- 排尿障害によって生活意欲が低下しないように，精神的援助を実施する。
- 排尿障害に関連した患者の言動から，排尿時の不安や恐怖だけでなく，日常生活への影響や社会生活への影響を把握する。また，原因疾患に対する不安や恐怖を把握する。
- 腫瘍による膀胱圧迫に起因する頻尿がある場合は，睡眠不足によって体力の消耗を招く可能性がある。患者の状態を観察し身体状況を把握する。
- 生理的な排尿を行うことができない場合，患者は不安やいらだち，強い羞恥心をもち，社会活動が低下する可能性があるため，患者の自尊感情を傷つけないよう精神的苦痛の軽減に努める。

❸教育

・排尿日誌の記載，排尿訓練や骨盤底筋群の運動の実施など，患者のセルフケア能力に適した指導をする。

・シャワー浴や入浴を行い，下着やパッドをこまめに取り替えるなど外陰部の清潔を保ち，尿路感染を防ぐように指導する。

Ｆ 下腹部膨隆のある患者の看護

1. 下腹部膨隆のある患者のアセスメント

　下腹部膨隆とは下腹部が膨れている状態である。女性生殖器疾患においては，下腹部の中央に起こりやすい症状で，子宮筋腫，卵巣腫瘍などの場合にみられる。下腹部膨隆が臨床的に起こる腫瘤増大，腹水貯留，腹腔内の血液貯留の誘因を理解する必要がある（図1-6）。解剖学的に女性生殖器は膀胱や腸管に隣接しており，便秘や腸管内ガスの充満によってもみられる症状である。下腹部膨隆による排泄障害や消化器症状，局部の重圧感に伴い倦怠感や不快感も出現し，活動動作が衰え ADL への影響を及ぼすなど随伴症状の出現にも留意する。下腹部膨隆の程度は患者の主訴と随伴症状および観察により把握し，症状の緩和ができる具体的な看護援助を実施する。

❶下腹部膨隆の既往症状からの把握

　便秘や腸管内ガスの充満など消化器疾患との関連性，尿閉などの泌尿器疾患との関連性，妊娠や月経周期との関連性など過去の症状の有無を把握する。

❷下腹部膨隆の症状と疾患の把握

　症状の発現時期と女性生殖器疾患の有無を把握する。下腹部膨隆の原因を判断し，下腹部膨隆の増大による臓器圧迫への影響を把握する。また，下腹部が膨隆したことにより，姿勢や容姿などボディイメージの変化を感じ精神的な苦痛をもつ患者もいる。患者の抱いている現在の苦痛の程度を観察し，適切な症状緩和を図れるように把握する。

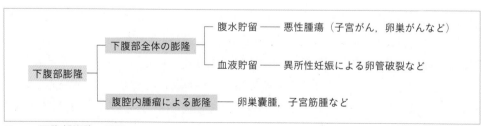

図1-6　下腹部膨隆の原因

第
2
編

構造と機能

症状と病態生理

診察・検査・治療

疾患と診療

1
症状に対する看護

検査と治療に伴う看護

疾患をもつ患者の看護

事例による看護過程の展開

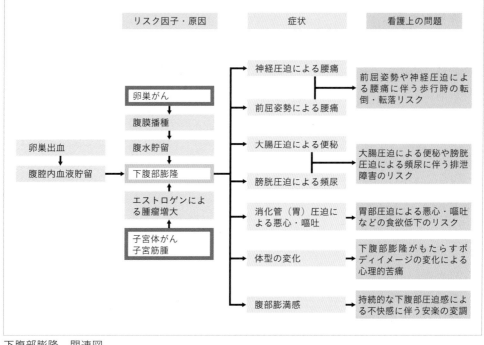

下腹部膨隆　関連図

■ 2. 看護の視点

1 ｜ 看護問題

- 前屈姿勢や神経圧迫による腰痛に伴う歩行時の転倒・転落リスク
- 大腸圧迫による便秘や膀胱圧迫による頻尿に伴う排泄障害のリスク
- 胃部圧迫による悪心・嘔吐（おしん・おうと）などの食欲低下のリスク
- 下腹部膨隆がもたらすボディイメージの変化による心理的苦痛
- 持続的な下腹部圧迫感による不快感に伴う安楽の変調

2 ｜ 看護目標

- 腰痛を軽減し，正しい姿勢で歩行ができ転倒・転落を起こさない
- 排泄障害の症状を悪化させず，症状の改善を図ることができる
- 食事の工夫を行い，栄養状態を維持できる
- ボディイメージの変化を受容し，気分転換できる
- 不快感を軽減する対処法を工夫し，安楽な状態を維持できる

❶観察

- 膨隆部の可動性（移動性，拍動性，波動性）

- 膨隆部の大きさ

- 膨隆表面の性状（膨隆の硬さ，個数）

- 圧痛の有無

- 膨隆による随伴症状の有無（便秘，頻尿，悪心・嘔吐，腰部痛など）

- バイタルサイン

- 食事状況

❷援助

- 下腹部膨隆による前屈姿勢や神経圧迫による腰部痛によって正しい姿勢が保持できない可能性があり，歩行時に転倒しないよう環境調整をする。

- 下腹部膨隆とその原因疾患を把握し，全身への影響と症状の変化を観察する。

- 大腸圧迫による便秘傾向や，膀胱圧迫による頻尿などを招く可能性がある。患者の自覚症状や排泄状態を観察し，適切な排泄促進を援助する。

- 胃部など消化管の圧迫は悪心・嘔吐などの症状を呈し，食欲低下を招く可能性がある。飲水・飲食の摂取量を把握し，水分摂取の工夫や消化の良い食事内容などを検討し，栄養状態を改善できるように管理栄養士と連携をとり，実施する。

- 下腹部膨隆によるボディイメージの変化への苦悩を把握し，心理的援助をする。

- 腹部の温庵法や衣類・寝具による圧迫を回避することで，不快感が軽減できるように援助する。

- 下腹部膨隆に対する違和感はいらだちなどの精神的苦痛を伴うため，不快症状の軽減に努め，精神的安定を図る。

- 頭部を挙上し，クッションや安楽枕の使用により上肢の位置を保持することで筋緊張を緩和し，姿勢を安定させる。

- 腹部を弛緩させる体位（シムス位など）を工夫し，安楽な状態となるよう援助する。

❸教育

- 原因が便秘の場合は，排便習慣の生活リズムが整うように食事や緩下剤などの指導をする。

- 尿閉などで自己導尿が必要な場合は，手技や清潔操作について指導し感染を予防する。

- 膨満感を増強させないため，下腹部に負担をかけない生活行動を指導する。

- 腹部を締めつけない衣服や寝具の選択について説明する。

- 精神的不安に対しては，わかりやすい言葉で説明し不安を緩和する。

第
2
編

構造と機能

症状と病態生理

診察・検査・治療

疾患と診療

1 症状に対する看護

検査と治療に伴う看護

疾患をもつ患者の看護

事例による看護過程の展開

G 外陰部瘙痒感のある患者の看護

1. 外陰部瘙痒感のある患者のアセスメント

外陰部瘙痒感とは，外陰部にかゆみを生じた状態である。外陰部瘙痒感にはかゆみの原因が明確な**症候性**と，原因が特定しにくい**特発性**がある。

症候性の外陰部瘙痒感の原因としては，ホルモンの減少や感染，アレルギーや物理的刺激がある。外陰部瘙痒感が強く出現するトリコモナス腟炎，外陰カンジダ症などの性感染症は，初期段階での感染対策実施が特に重要である。帯下・尿などによる汚染および合成繊維の下着や衣類などによる物理的刺激，コンドームなどのアレルゲンによって起こる外陰部瘙痒感もある。また，閉経期にエストロゲンの低下に伴って外陰部瘙痒感を認める場合や，糖尿病などの全身性疾患に伴う場合もある（図1-7）。不安障害などが要因となり，外陰部瘙痒感が生じている場合もある。

外陰部瘙痒感の生じた経緯から，実態を把握する。掻傷による2次障害を生じる危険性もあるため，瘙痒感に対処できる自己管理への援助も必要である。

❶**発達段階と外陰部瘙痒感の把握**

外陰部瘙痒感はいずれの年齢にも起こり得る症状である。更年期以降にはエストロゲンの分泌が低下し，外陰部周囲の皮膚粘膜が萎縮し，皮脂腺の分泌物が不足することによって外陰部瘙痒感が起こる。また，性感染症が原因の外陰部瘙痒感は，性活動の範囲によって年代的な特徴を示していることに留意する。

❷**過去の外陰部瘙痒感からの把握**

外陰部瘙痒感は，原因によっては繰り返し起こる可能性があるため，既往の有無とその治療経過についての情報を収集する。また，糖尿病のように外陰部などに集中して症状が出現する原因疾患の有無を把握する。

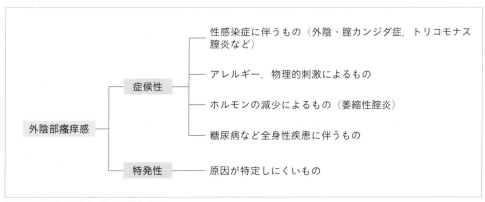

図1-7 外陰部瘙痒感の分類と原因

❸外陰部瘙痒感の現症状からの把握

外陰部瘙痒感（そうようかん）の程度とその原因を把握する。瘙痒感の出現時期を判断し，瘙痒感以外の随伴症状によっては性感染症を疑い，総合的に把握する。月経時，排尿後，入浴後，就寝時，合成繊維の下着や生理用ナプキン，おりものシートなどの使用で起こるなど，詳細な情報から援助に必要な要因を把握する。

2. 看護の視点

1 看護問題

- 掻破（そうは）による皮膚損傷に伴う2次感染リスク
- 外陰部の不快症状に伴う安楽の変調
- 瘙痒感の心理的なストレスに伴う抑うつ状態のリスク
- 瘙痒感の苦痛による集中力や判断力低下に伴う仕事・学業の役割遂行（すいこう）障害
- 粘膜感染についての知識不足による性感染症拡大のリスク

2 看護目標

- 掻破痕（そうはこん）がなく皮膚損傷を予防することができる
- 不快な症状を軽減し，安楽な状態を工夫することができる
- 外陰部瘙痒感の症状を受け止め，ストレス解消方法を実践できる
- 外陰部瘙痒感を自己管理し，安定した状態で役割遂行ができる
- 性感染症の原因や日常生活での感染防止への対処方法を習得できる

3 看護の実際

❶観察

- 外陰部瘙痒感の程度
- 外陰部瘙痒感の部位と範囲（一部に限局か，外陰部全域か）
- 外陰部瘙痒感の出現時期
- 外陰部の皮膚状態（発赤（ほっせき），腫脹（しゅちょう），熱感，表皮剥離（はくり），湿疹（しっしん），肥厚（ひこう），灼熱感（しゃくねつかん），掻破痕）
- 随伴症状の有無（帯下（たいげ）異常，性器出血など）

❷援助

- 外陰部瘙痒感の原因を理解し，増悪（ぞうあく）因子による刺激を除去し，適切な鎮痒薬の管理により症状を緩和する。
- 疾患が原因で生じている外陰部瘙痒感においては，症状の悪化を早期に発見し，薬物療法などの対処を確実に実施する。
- 症状の出現時期が夜間や早朝の場合，睡眠障害による疲労が蓄積されるため，入眠時に外陰部を刺激して瘙痒感を誘発しないよう，温度（20℃）・湿度（50〜70%）を保つなど

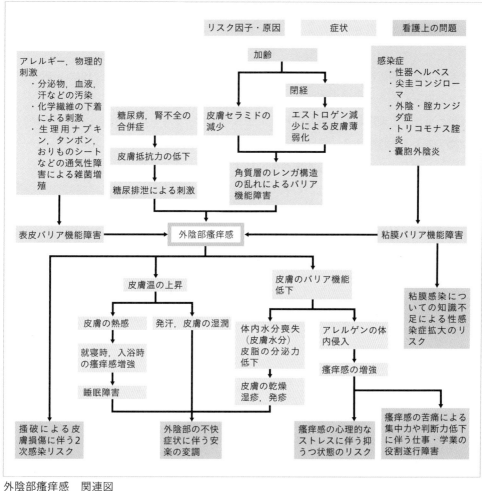

外陰部瘙痒感　関連図

生活環境への配慮をする。

・症状の安定を図り外陰部の皮膚刺激を避けるため，石けんや温水洗浄便座，清浄綿の頻回の使用，内診時の腟洗浄による刺激の有無を確認する。

・灼熱感がある場合は，局所を一時的に冷やしたり，ぬるま湯や少し冷たい洗浄水で流したりして，かゆみを軽減する。

・外陰部での細菌繁殖を防ぐ吸湿性・通気性のある柔らかい素材の下着などを選択しているかを確認する。

・生理用品の選択方法を見直し，無意識に外陰部を掻いて皮膚を傷つけないよう爪は短く切っておくよう促す。

・患者の表情や言動などから症状による精神的ストレスの程度を観察し，ストレスを蓄積しないような解消方法を提示する。

・皮膚が乾燥している場合は，処方された軟膏やクリームなどで外陰部の保湿を促し，症状を緩和する。

• 感染がある場合は，直接外陰部や殿部と接触する便器や入浴用品，タオルなどの使用について感染予防策を徹底する。

❸教育

• 衣類や下着は通気性のあるゆったりしたものを使用し，柔らかく刺激の少ない綿などの素材を選択するように指導する。

• 刺激の少ない生理用品を選択し，月経による刺激やナプキンによる蒸れを防ぐため，適宜交換するように指導する。

• 必要以上の石けんの使用や温水洗浄便座による過度な洗浄は避けるように説明する。

• 感染症の場合は，性行為やほかの人との同一タオルの使用などの感染経路について説明し，注意を払うように指導する。

• 治療のための腟錠や軟膏を使用する際，爪は短く切り，手指は清潔に保つよう指導する。治療中は外陰部からの手指感染を避けるため，できる限り使い捨ての手袋を使用することを提案する。

• 精神的不安に対しては傾聴的な態度をとり，不安の内容を明らかにして，わかりやすい言葉で説明し，不安を緩和する。

• セルフケアができない患者の場合は，パートナーや家族も含めて説明する。

演習課題

1 月経異常の観察ポイントをあげてみよう。
2 性器出血への対応について説明できるようにしよう。
3 骨盤内疼痛の症状軽減に有効な看護について話し合ってみよう。
4 排尿障害のアセスメントの視点についてまとめてみよう。
5 外陰部瘙痒感を訴える患者への援助について話し合ってみよう。

第 **2** 章

主な検査と治療に伴う看護

この章では

- 婦人科外来での問診，外診，内診時の看護について理解する。
- 婦人科検査・処置の方法，検査・処置に伴う看護および留意事項について理解する。
- ホルモン療法，化学療法，放射線療法を受ける患者の看護について理解する。
- 手術を受ける患者の看護について理解する。
- リハビリテーション時の看護について理解する。

Ⅰ 診察時の看護

　婦人科の診察を受ける患者は，とまどいや強い羞恥心（しゅうちしん）などの複雑な思いを抱きながら受診していることを理解する。

　婦人科診察室には，外診・内診移動型施設や同室型施設があり，機能的に診察と治療ができる設計となっている。これらの特徴を把握し，効率的かつ的確な援助を実施する。診察過程は，問診，外診，内診（双合診）および腟鏡診（ちつきょうしん）・経腟超音波検査，直腸診があり，患者が安全に移動できる動線への配慮が必要である。

　婦人科の診察に対する看護援助の視点は，以下のとおりである。
①患者の年代を考慮した診察環境を調整し，身体的苦痛を最小限にできる。
②受診目的を把握し，プライバシーに配慮した診察の援助ができる。
③ホスピタリティをもって患者に対応し，不安や羞恥心を軽減する。

Ⓐ 問診

1 ｜ 問診室の環境と準備

　問診室は患者が最初に診察を受ける場所である。患者は，来院した症状の経過や女性生殖器に関する情報を開示しなければならない。患者が安心して問診を受けられるよう，プライバシーに配慮した環境調整を行う。

2 ｜ 問診時の看護

　患者はまず，婦人科問診票（第1編–図3-1参照）を記入する必要がある。問診票では，受診理由を明確にし，婦人科に関する必要事項を事前に把握する目的がある。

> ・婦人科では，受診の経緯（主訴，現病歴）や月経歴，妊娠歴，性交歴，過去の婦人科疾患歴などについて具体的に質問して情報を収集する。
> ・秘密にしておきたいことやパートナーに関することなど，デリケートな内容にかかわる情報について秘密を厳守することを患者に伝え，情報収集の必要性を説明する。
> ・ドメスティックバイオレンスの疑われる患者は，直ちに医師に報告し対応する。
> ・医師との問診中は看護師が同席し，患者の言動や表情などを観察して心理的援助をする。
> ・婦人科治療に対する患者の思いを把握し，家族などのサポート体制について確認する。

B　外診

1　外診室の環境と準備

　外診室には診察用のベッドが設置されている。外診では外陰部や乳房および腹部，腰部の視診と触診がなされ，腹部超音波検査が実施される。そのため，身体の保温と露出の保護ができる準備をする。

2　外診時の看護

❶外診前

①腹部超音波検査の場合は膀胱を充満させておく必要がある。患者には事前に説明し，排尿について確認する（本章-Ⅱ-G-1「超音波断層検査時の看護」参照）。

②患者に診察用ベッドに仰向けに横になるよう伝える。

❷外診中

①診察体位は仰臥位とし，腹部から恥骨にかけて露出する。

②腹部視診の際は両膝を屈曲させ，腹部を弛緩させるよう指導する。

③腹部超音波検査の際は両膝を伸展させ，恥骨上縁部の下着に使い捨て防水シーツをはさむ。

④超音波用ゼリーは皮膚温に温めておき，使用時は皮膚のかぶれに注意する。

❸外診後

①患者に診察，腹部超音波検査が終了したことを伝える。

②超音波用ゼリーは十分に拭き取る。

C　内診

1　内診室の環境と準備

❶内診室の環境

　内診室は，婦人科では特に重要な部屋である。個室で他人の視線から隔絶できる環境を整える。

- 室温：露出による寒さを感じないように約25℃の室温保持に留意する。
- 採光：診察台の足方向からの照明を調整する。
- 換気：分泌物などによる悪臭を防ぐため，空調設備などで換気をする。

❷内診の準備

内診では検査や治療が同時に実施される。婦人科で使用する器材（第1編-第3章-Ⅰ-B「婦人科診察」参照）や検体などは特殊であるため，事前に準備する。

2 内診（双合診）時の看護

❶内診前

（1）排尿

①内診前に膀胱を空虚にする目的には，検尿と診察がある。

②細菌学的検査での導尿の場合は，事前に膀胱を充満させておくように指導する。

（2）精神的配慮

①内診は婦人科の特殊な診察であり，腟や子宮頸部に刺激を与え不快感や疼痛を伴うため，患者に事前に説明し，緩和方法を指導する。

②婦人科の診察・検査部位は敏感な臓器であるため，看護師は言葉をかけながら診察の介助をする。

③内診に際して，局所の露出や診察行為による医師の接触があることから，年齢や患者の性格などによっては医療スタッフ以外の付き添いが好ましい場合がある。その場合は，患者の要望を確認する。

④範疇を超えた性的医療行為ではないかとの誤解を招かないため，第三者である看護師が立ち会うことで患者と医師の信頼関係に配慮する。

⑤内診台では外陰部のみを露出した状態になり，医師と患者の間はカーテンで仕切られている。患者は診察への恐怖感を抱きやすいため，診察過程を説明し精神的安定を図る。

（3）患者の体位と介助

①内診（双合診）の診察方法は特殊であり，腟内と腹部の恥骨結合上から同時に診察が実施されるため，手順を患者に事前に指導する。

②内診台での体位は砕石位を確保する。上半身は半座位，下半身は両脚を支持台に乗せて開脚することを患者に説明する。

③内診台（婦人科検診台，第1編図3-5参照）は電動式であり，自動で砕石位を確保し微調整

Column　内診台のカーテン

日本ではほとんどの場合，内診台にカーテンが設置されている。カーテンにより患者と医師が内診時に目を合わさずにすむことで，患者の羞恥心を軽減する役割がある。その反面，カーテンの圧迫感，そして診察の様子が見えないことによる，恐怖感やコミュニケーション不足などの悪影響もある。海外では，医師が状況を説明しながら診察を進めるため，内診台にカーテンは設置されておらず，日本でも同様のスタイルを導入する施設もある。

第2編

構造と機能

症状と病態生理

診察・検査・治療

疾患と診療

症状に対する看護

2 検査と治療に伴う看護

疾患をもつ患者の看護

事例による看護過程の展開

できる。患者に内診台に深く腰かけるよう伝え，背もたれと支脚部が自動で動くことを説明する。

④開脚制限や股関節脱臼（こ）（だっきゅう）などの有無を確認し，安楽な体位の工夫をする。

❷内診中

▶ 目的　腟，子宮，卵巣など内性器の状態や形状などを診察する。

▶ 援助

①下着を脱ぎ内診台へ移動するように説明する。

②患者を内診台に誘導し，安楽な砕石位を確保する。

③カーテンを不要とする患者の場合は，局所にバスタオルを使用するなど，臨機応変に対応する。

④双合診中は，疼痛緩和のため下半身の力を抜くように指導する。

- 腹壁を弛緩（しかん）させるため両手を胸の上に置く。
- 口を軽く開いて静かに腹式呼吸をするように伝える。
- なるべく大きく開脚するように説明する。

⑤医師が外指で腹壁を圧迫するときは呼気を促し，閉脚しないように指導する。

⑥双合診中は患者の緊張を解くように適時言葉をかける。

❸内診後

①内診が終了したことを患者に伝える。

②外陰部および殿部（でんぶ）を清拭（せいしき）し乾燥させる。

③内診台が自動で閉脚・下降することを説明する。

④掛け布などを除去し，内診台から安全に移動できるように援助する。

❹感染対策

①腟分泌物（ぶんぴつぶつ）や血液などによる感染に留意し，的確な援助をする。

②殿部に敷いた防水シーツは患者ごとに交換し，内診台は消毒する。

③性感染症やB型肝炎ウイルスなどの感染症患者の場合は，感染経路を理解し標準予防策に準じた援助と使用した器具の処理をする。

3 ｜ 内診台で行うそのほかの診察の看護

内診台では，双合診のほか視診（外陰部の皮膚，粘膜），触診（腹部），腟鏡診，経腟超音波検査，直腸診が実施される。患者の状況によって診察目的が異なる。

❶腟鏡診

▶ 目的　子宮腟部および腟壁の視診，腟分泌物や頸管（けいかん）粘液の量・色・性状などを観察する。

▶ 援助

①腟鏡診は砕石位で行う。体位の援助は双合診に準じる。

②滅菌された腟鏡を外陰部より挿入し（ちつきょう），腟腔（ちつくう）を開いて診察することを説明する。

③患者に合った腟鏡の大きさを確認し準備する。

④腟鏡は不潔にしないようにハンドル部分の先端を持ち，医師に手渡す。

⑤皮膚温に温めたステンレス製のクスコ式腟鏡を使用する。腟口は敏感なため，患者が驚かないように説明する。

⑥診察部位に適切な照明が得られるように診察灯の位置を調整する。

⑦腟鏡挿入時はゆっくり深呼吸をするように促し，腹壁の緊張を解くように声をかける。

⑧腟鏡挿入中はからだを動かさないように指導する。外陰部や腟内の皮膚損傷の危険性や，洗浄液および血液などにより腰部・殿部周囲や外陰部・大腿部の皮膚および衣服を汚染する可能性があることを説明する。

⑨診察終了時，安全に腟鏡が抜去されるまで動かないよう患者に説明する。

❷直腸診

▶ 目的

①子宮とダグラス窩間の癒着・炎症の有無や疼痛の程度を診察する。

②内診ができない場合（性交経験がない，悪性腫瘍などがある）や直腸からの診察が必要な場合に実施する。

▶ 援助

①直腸診は砕石位で行う。体位の援助は双合診に準じる。診察台で行う場合は腰枕を当て，砕石位またはシムス位をとらせる。

②患者に肛門から指を入れて診察することを告げる。

③医師は直腸に挿入する指の先端に潤滑油を塗布する。

④直腸診時の不快感を軽減するため，肛門の力を抜くように指導する。

⑤終了後は肛門周囲を清拭する。

II 主な検査に伴う看護

　女性生殖器疾患の検査を受ける患者は，女性機能の変化に対する強い不安や，デリケートな部分を露出して行う検査への恐怖心などを抱いている。患者のこのような心理的状況を把握し，円滑に検査ができるように配慮することが重要である。

　看護援助の視点は次の4点である。

①短時間で正確に検査が実施され，砕石位などによる患者の苦痛を最小限にできる。

②検査環境を調整し，不安や女性機能の変化に対する患者のストレスを軽減できる。

③患者自身が検査内容を理解し，意欲的・協力的に検査に臨めるよう援助する。

④婦人科特有の検査手順・器材や検査の所要時間などの留意点を習得し，適切な援助ができる。

第
2
編

構造と機能

症状と病態生理

治療・診察・検査・

疾患と診療

看護 症状に対する

2 検査と治療に伴う看護

患者の看護 疾患をもつ

過程の展開 事例による看護

 診査穿刺時の看護

1. ダグラス窩穿刺時の看護

❶目的

ダグラス窩に穿刺針を刺入し，腹腔内貯留液（出血・腹水）の性状および量を確認する検査である。

❷援助ポイント

	検査の手順と援助	留意事項
検査前	①患者の確認 ②検査内容の確認 　● 検査承諾書の有無（検査目的・方法・手順・合併症など） 　● 検査所要時間 ③検査前排尿の確認 ④穿刺時に局所に疼痛があることを患者に説明する ⑤検査準備：桜井式腟鏡またはクスコ式腟鏡，綿球（産婦人科用），カテラン針（21G）	● 腹腔内出血が起こると，ショック症状に陥るため，患者の意識レベルを観察しながら準備をする ➡膀胱を縮小させることで，超音波で正確な臓器の位置確認ができるようにする
検査中	①体位（砕石位）の調整をする ②下腹部に力が入らないように口呼吸を促す ③経腟超音波によりダグラス窩の状態などを確認する ④腟鏡を挿入し，腟腔内の消毒をすることを説明する ⑤子宮腟部をマルチン単鉤鉗子で牽引する ⑥注射器に接続したカテラン針をダグラス窩に刺入する ⑦注射器に陰圧をかけて吸引する ⑧腟内を消毒する ⑨止血のためタンポンが挿入されたことを説明する ⑩腟鏡を抜去することを伝え，不快症状の有無を確認する ⑪検査の終了を伝え，外陰部を清潔にする	➡検査中，砕石位により苦痛を伴わない体位を確保する ➡穿刺時には声をかけ，緊張感を軽減する ➡腟部鉗子挟鉗子時の疼痛，穿刺時の疼痛，腹膜刺激症状（下腹部痛，悪心，血圧下降など）の有無を観察する ● 局所麻酔は基本行わない ● 刺入中に下半身を動かすと組織損傷による出血などを起こすため，安全な体位を保持する
検査後	①砕石位による下肢への負担や穿刺後合併症がないことを確認するため，検査後は10〜15分程度安静にする ②タンポンの抜去時間と抜去方法を説明する ③腟内感染を防ぐため，当日の入浴・性交の禁止を伝える ④出血が持続する場合は連絡し受診するように指導する	➡損傷などがないか出血状態を観察する

2. 腹腔穿刺時の看護

❶目的

腹腔内（腹壁）に穿刺針を刺入し，腹水を採取・排液する検査である。

❷援助ポイント

	検査の手順と援助	留意事項
検査前	①患者の確認 ②検査内容の確認 ③検査前排尿の確認 ④腹腔穿刺時の局所麻酔と疼痛について患者に説明する ⑤検査準備：超音波検査装置，エコーガイド下穿刺用プローブ，腹腔穿刺針，局所麻酔薬（1%キシロカイン），排液ボトル，延長チューブ，三方活栓	• 検査前，検査中はパルスオキシメータ，血圧計を装着し，バイタルサインの変動を観察する
検査中	①体位（仰臥位）の調整：クッションなどを使用し，安楽な仰臥の姿勢を確保する ②穿刺部位の消毒および穿刺部周囲の清潔野の確保：穿刺は清潔操作で実施されることを患者に説明する ③局所麻酔：麻酔針穿刺時，軽度の疼痛を伴うことを患者に説明する ④超音波検査による穿刺部位の確認 ⑤穿刺 • 診断目的の場合（腹水の観察や悪性腫瘍の鑑別）：穿刺したら滅菌注射器を接続する • 治療目的の場合（腹水貯留による腹部膨満感の症状緩和）：長時間排液する場合などは，必要に応じて穿刺部位を絆創膏で固定する ⑥採取・排液 • 定期的に循環動態の変動を観察し，気分不快の有無を患者に確認する • 診断目的の場合：採取された腹水を滅菌スピッツに入れ，検体を提出する • 治療目的の場合：指示された予定排液量および排液時間を確認し，クレンメなどを用いて排液調節をする ⑦穿刺針を抜去し，穿刺部をガーゼ圧迫する	➡腹水貯留の腹部膨満によって同一姿勢困難や胸部圧迫による呼吸困難がある場合は，半座位や側臥位で実施する ➡体位による苦痛の有無を確認し，臓器損傷予防のため穿刺時は動かないように伝える ➡採取および排液中は，患者の一般状態，腹水の量や性状，採取量の経過を記録する • 短時間での急激な排液は，心臓への静脈還流量の減少による血圧低下を招くため，ショック状態の徴候に注意する
検査後	①穿刺部位を観察する ②しばらく安静にし，バイタルサインなどの変動を観察する ③安楽な体位を促し，検査が終了したことを伝える	➡消化管出血・腹腔内出血の観察を行い，急変時の対応ができるよう準備する

Ⓑ 細胞診（スメア）時の看護

❶目的

悪性（異型）細胞の有無を評価するため，細胞を採取して行う検査である。

❷援助ポイント

	検査の手順と援助	留意事項
検査前	①患者の確認 ②検査内容の確認 ③検査前排尿の確認 ④細胞採取時の疼痛について患者に説明する ⑤検査準備	• 子宮体部細胞診は子宮内膜の組織を採取するため，検査対象が限定される（未妊娠，高齢などで子宮口が狭い，または閉じている場合は検査できない）

第
2
編

構造と機能

症状と病態生理

診察・検査・治療

疾患と診療

症状に対する看護

2

検査と治療に伴う看護

疾患をもつ患者の看護

事例による看護過程の展開

	● 塗抹細胞診：スライドガラス（2枚），95％エタノール固定液，サイトピック®（子宮頸部細胞診の場合），エンドサーチ®（子宮体部細胞診の場合） ● 液状検体細胞診（LBC）：採取用ブラシ，固定保存液	➡ 鉛筆でスライドガラスのザラザラした面（表）に患者 ID などの必要事項を記入する
検査中	①体位（砕石位）の調整をする ②腟鏡を挿入する ③細胞を採取することを患者に説明する ④専用器具を使用して子宮頸部や子宮内膜の細胞を採取する 　● 子宮頸部：子宮腟部の扁平円柱上皮境界 　● 子宮体部：子宮内膜 ⑤細胞を保存する 　● 塗抹細胞診の場合：採取した細胞をスライドガラスに塗布し，乾燥しないうちに95％エタノール固定液の入った検体容器に入れる 　● 液状検体細胞診の場合：採取した細胞のブラシの先端を折って保存液に入れる（BD シュアパス法）	➡ 細胞採取はクスコ式腟鏡を固定した状態で実施される ➡ 腟鏡，鑷子などは乾燥したものを用い，採取前に局所の消毒は行わない ➡ 液状検体細胞診で PCR 法による遺伝子検査を実施する
検査後	①採取部位からの出血があることを説明する ②腟内にガーゼやタンポンを挿入したまま帰宅させる場合は，自己抜去時間と方法を指導する ③子宮内膜採取時は，感染防止のため当日の性交・入浴は禁止であることを指導する	

C 組織診（組織学的検査）時の看護

❶目的

子宮頸部・腟部や子宮体部（子宮内膜）に腫瘍や病変があるとき，その一部を切除して行う検査である（生検）。細胞診の結果で悪性が疑われる場合の，確定診断と進行度判定にも用いられる。

❷援助ポイント

● 子宮頸部・腟部の場合：本節-E-1「コルポスコピー（腟拡大鏡検査）時の看護」参照。
● 子宮体部（子宮内膜）の場合：本節-E-2「ヒステロスコピー（子宮鏡検査）時の看護」参照。

D 分泌物の細菌学的検査時の看護

❶目的

腟分泌物を採取し，培養法や PCR 法などを用いて検査する。

❷援助ポイント

	検査の手順と援助	留意事項
検査前	①患者の確認 ②検査内容の確認 ③検査前排尿の確認	● 下腹部痛，帯下異常，外陰部瘙痒感などの症状から感染性疾患の有無を判断し援助する

	検査の手順と援助	留意事項
	④検査実施前の注意点 ・細菌検査の方法と検体採取器具を確認する ・使用する腟鏡は乾燥したものを用いる ・検体採取前は局所の消毒や洗浄を行わない ・介助の際は無菌的に実施する ⑤検査準備：輸送用培地セット，寒天培地など	・顕微鏡検査後に培養検査を実施する場合や，遺伝子検査を実施する場合がある ➡使用前の培地は冷蔵保存し，検体採取後は室温保存でよい
検査中	①体位（砕石位）を調整する ②腟鏡を挿入し固定する ③綿棒で局所をこすり，腟分泌物を採取することを説明する ・細菌性腟症，萎縮性腟炎：滅菌綿棒付き輸送培地（シードスワブ） ・トリコモナス：システンブイヨン血清培地，トリコモナス培地 ・カンジダ：サブロー寒天培地 ・クラミジア：BD プローブテック ET ・淋菌：チョコレート寒天培地かサイヤーーマーチン選択培地	➡トリコモナスやカンジダの場合は直ちに医師が鏡検する ➡淋菌検査では分泌物塗抹後，直ちに検査室に提出する
検査後	①感染が疑われる場合は，性行為や日常生活での注意点について指導する ②発熱，腹痛などの症状がある場合は安静とする ③局所の清潔の保持と，腟坐薬，軟膏の使用法を説明・指導する ④かゆみに対し，手指で局所を刺激して2次感染を起こさないように指導する	・クラミジア感染症や淋菌感染症は遺伝子検査を実施するため，検査結果の連絡は2～3日後になる。パートナーへの指導も必要である

 内視鏡検査時の看護

1. コルポスコピー（腟拡大鏡検査）時の看護

❶目的

子宮頸管の状態を観察し，組織の生検を目的とする検査である。

❷援助ポイント

	検査の手順と援助	留意事項
検査前	①患者の確認 ②検査内容の確認 ③検査前排尿の確認 ④痛みはほとんど感じない検査であることを患者に説明する ⑤検査準備：コルポスコープ，3％酢酸液，ポビドンヨード液，10％ホルマリン液，ブラック腟鏡，コルポスコピー用頸管鑷子，試験的切除鉗子	・子宮頸部細胞診で疑陽性以上であると診断された患者が対象になるため，患者の精神・心理的状況を観察しながら援助する
検査中	①体位（砕石位）を調整する ②ブラック腟鏡を子宮頸部（腟部）まで挿入する ③腟内の粘液を綿球で除去する	

第
2
編

構造と機能

症状と病態生理

治療　診察・検査・

疾患と診療

看護　症状に対する

2　検査と治療に
伴う看護

患者の看護　疾患をもつ

過程の展開　事例による看護

④子宮腟部に 3％酢酸液を産科用綿棒で塗布する	➡酢酸は病変部によってはしみる
⑤コルポスコープで子宮腟部を観察する	場合があることを説明する
⑥酢酸により明らかになった最強病変部位の組織を採取する	
⑦処置後は止血タンポンが挿入される	

検査後	①検査の終了を伝え，外陰部の清拭をする	➡検査後の状態を観察し，異常がないことを確認する
	②検査後数日間は少量の性器出血や下腹部痛が出現することを説明する	➡組織採取部位および挟鉗部位からの出血，下腹部違和感に注意する
	③腟内にタンポンが挿入された場合は，2時間後に抜去することを説明する	➡タンポンのひもが外陰部に出ているか確認する
	④検査当日はシャワーのみにするよう説明する	➡検査組織への刺激や再出血を防止する
	⑤性行為は1週間くらい控えるように説明する	
	⑥抗菌薬の服用法を指導する	

2. ヒステロスコピー（子宮鏡検査）時の看護

❶目的

　子宮内膜の状態を観察し，組織の生検や治療を目的とする検査である。

❷援助ポイント

	検査の手順と援助	留意事項
検査前	①患者の確認 ②検査内容の確認 ③検査前排尿の確認 ④麻酔，点滴，子宮頸管拡張は基本的には必要ないことを患者に伝える ⑤検査準備：ヒステロスコープ，薬用タンポン，滅菌生理食塩水または CO_2 ガス，頸管拡張器 No.1〜10，静脈麻酔またはキシロカイン®・カルボカイン®	• 子宮内膜細胞診で疑陽性以上であると診断された患者が対象になるため，患者の精神・心理的状況を観察しながら援助する • 月経8日目〜排卵2日前までの時期に実施する
検査中	①体位（砕石位）を調整する ②子宮腔を拡張するため，還流液を自然落差圧で流す ③ヒステロスコープで子宮腔内を観察する ④観察後，病変部の生検または子宮内膜搔把診を行う ⑤薬用タンポンが挿入される	➡内子宮口が狭くヒステロスコープ挿入が困難な場合は，頸管拡張器を使用して内子宮口を拡張する ➡頸管拡張器を使用する際は，疼痛緩和のため麻酔を使用することを患者に説明する
検査後	①検査の終了を伝え，外陰部の清拭をする ②安静を促し，異常の有無を確認後に帰宅させる ③検査当日は入浴・性行為は禁止，安静を保つように説明する ④細菌感染の予防に抗菌薬の与薬が行われることを説明する ⑤タンポンの抜去時間と方法を指導する	➡静脈麻酔の場合は麻酔の覚醒状態，悪心・嘔吐，呼吸抑制，脈拍，血圧などを観察する ➡性器出血，下腹部痛の有無を観察する。搔把部位からの出血や下腹部違和感に注意する ➡タンポンのひもが外陰部に出ているか確認する

3. ラパロスコピー（腹腔鏡検査）時の看護

❶目的

腹腔内の状態を観察し，組織の生検や治療を目的とする検査である。

❷援助ポイント

	検査の手順と援助	ポイント
検査前	①患者の確認 ②検査内容の確認 ③検査前の注意点 　• 入院して検査を実施し，検査前は絶食になることを患者に説明する 　• 前処置として腹部の除毛，下剤内服を実施する 　• 検査直前に排尿させる 　• 検査前麻酔が行われ，検査は手術室で実施することを患者に説明する ④検査準備：ラパロスコープ，気腹針，炭酸ガスボンベ，套管針*，頸管拡張器 No.1〜5	➡安定した状態でなければ検査が行えないため，入院時に体調を確認する
検査中	①体位（仰臥位）を調整する ②麻酔を導入する ③気腹針が刺入され，空気または炭酸ガスを 2000〜4000mL 注入して気腹を行う。ラパロスコープが挿入され，腹腔内の観察や治療が行われる ④腹壁を圧迫し，套管針よりガスを排出させる ⑤切開部の縫合を介助する	➡視診をする場合は骨盤高位とする ➡視野を得るため，腹腔内に空気を注入して腹部を膨らませる
検査後	①検査が終了したことを患者に伝える ②患者の全身状態を観察する ③麻酔覚醒後，悪心・嘔吐がなければ飲食，歩行を許可する ④検査切開部の抜糸は 4〜5 日後に実施されることを説明する ⑤検査後の入院生活について説明をする	➡特に腹部膨満，悪心・嘔吐，体温，脈拍，呼吸，血圧，性器出血，下腹部痛，創部痛について観察する

F 卵管疎通性検査時の看護

1. 卵管通気法（ルビンテスト）時の看護

❶目的

女性の不妊症の原因を調べる際，子宮腔に炭酸ガスを注入して卵管の疎通性を評価する検査である。からだへの負担が少なく短時間で行える簡易な検査であり，婦人科外来で行う。

＊套管針：胸腔，腹腔内の貯留物（液体，気体）を排出し，洗浄液，薬物，ガスを注入するために用いる。套管とマンドリン針からなる。穿刺後にマンドリン針を抜き，套管より排出または注入する。

第
2
編

構造と機能

症状と病態生理

診察・検査・治療

疾患と診療

症状に対する看護

2 検査と治療に伴う看護

疾患をもつ患者の看護

事例による看護過程の展開

❷援助ポイント

	検査の手順と援助	留意事項
検査前	①患者の確認 ②検査内容の確認 ③検査前排尿の確認 ④検査当日は禁食とする ⑤検査準備：卵管通気カニューレ，炭酸ガス	● 月経終了後，排卵前に検査する
検査中	①仰臥位で両膝を曲げた体位（背殿位）を調整する ②腟鏡を挿入する ③子宮口から炭酸ガスを注入し，卵管の状態を観察する。その際，腹部膨満感があることを説明する ④炭酸ガス注入後は腰枕をはずし，患者の両下肢をそろえて伸ばす ⑤炭酸ガスの流出音を聴取して記録した後，注入装置を除去し，腟内の炭酸ガスを抜き取る ⑥腟鏡を除去する	
検査後	①検査が終了したことを患者に伝える ②性器出血などがあれば連絡するように説明する	➡ 鉗子挾鉗部からの出血，腹部膨満感，悪心，下腹部痛，起立後の心窩部痛などを観察する

2. 卵管通水法，卵管通色素法時の看護

❶目的

　子宮腔に生理食塩水（通水法）または色素剤（通色素法）を注入して卵管の疎通性を評価する検査である。卵管通過障害の治療目的でも行われる。

❷援助ポイント

	検査の手順と援助	留意事項
検査前	①患者の確認 ②検査内容の確認 ③検査前排尿の確認 ④検査当日は禁食とする ⑤検査中に生理痛様の鈍痛があることを伝える ⑥検査準備 　● 通水法：通水用カニューレ，滅菌生理食塩水，指示薬剤，注射器 　● 通色素法：通水用カニューレ，1％インジゴカルミン，0.01％フェノールスルホンフタレインを生理食塩水で薄めたもの	● 月経終了後，低温相期に検査する ● 検査は婦人科外来で行う
検査中	①体位（砕石位）を調整する ②子宮口からバルーンカテーテルを挿入する 　● 通水法：子宮腔内に挿入したバルーンカテーテルから加温した滅菌生理食塩水を注入し，卵管への流れを観察する 　● 通色素法：色素液を注入し，色素液注入後30分ご	➡ 検査は内診台で行う ➡ 注入液の注入および流出状態，下腹部痛や悪心の有無を観察する

	とに採尿し，色素尿の排泄状態をみる	➡生理食塩水または色素剤の注入
	③卵管がふさがっている場合は，疼痛を伴うことがあることを説明する ④バルーンカテーテルを除去する	終了後，卵管の状態を確認するために経腟超音波検査を実施することがある
検査後	①検査が終了したことを患者に伝える ②少量の性器出血があることを説明する ③排尿状態について説明する	➡カテーテル挿入による細菌感染，鉗子挟鉗部位からの出血などを観察する ➡色素注入による色素尿の排泄を観察する

▌ 3. 子宮卵管造影法時の看護

❶目的

子宮内腔の形状や卵管の疎通性を評価する検査である。X線撮影により左右の卵管の状態や閉鎖部位も確認でき，不妊治療に欠かせない検査である。

❷援助ポイント

	検査の手順と援助	留意事項
検査前	①患者の確認 ②検査内容の確認 ③検査前排尿の確認 ④造影剤注入時は生理痛様の鈍痛があることを伝える ⑤実施前1回のみ禁食とする ⑥検査準備：造影剤注入用カニューレ1本（卵管疎通検査用），造影剤（モリヨドール，リピオドールなど）	➡月経終了後排卵が起こる2日目前の実施とする ➡X線室で実施する
検査中	①体位（背殿位）を調整し，撮影準備をする 　• X線撮影台で背殿位をとらせ，腰枕を当てる 　• 衣服を背部まで上げ，脚袋をはかせる 　• 滅菌処置シーツを腰の下に敷き，股間に膿盆を置く ②子宮内に造影剤注入用カニューレを挿入する ③子宮口から造影剤を注入し，X線で卵管の状態を観察する ④造影剤注入後は腰枕をはずし，患者の両下肢をそろえて伸ばす ⑤20〜30分後に再度X線撮影した後，注入装置を除去し，腟内の造影剤を抜き取る ⑥タンポンを挿入し，腟鏡を除去する	➡X線室での検査による緊張感を軽減できるように言葉をかけ，安心感をもてるよう援助する ➡造影剤注入後の卵管の状態と比較するため，注入時と注入後にX線撮影をする ➡造影剤が漏れて衣服や滅菌処置シーツに付着すると，X線像に現れ判定を誤るため注意する ➡検査中・後に造影剤によるヨード過敏症*の徴候がないか観察する
検査後	①検査が終了したことを患者に伝える ②タンポンの除去時間を確認する ③当日はシャワー浴のみとすることを説明する ④当日は性行為は禁止であることを説明する ⑤発熱，強い腹痛，持続的な性器出血などがある場合は受診するように説明する	

＊ **ヨード過敏症**：ヨードおよびヨード製剤に対する過敏症。症状としては，投与後10分以内に，悪心・嘔吐，頭痛，血圧低下，悪寒，皮膚発疹を生じ，まれにアナフィラキシー様の症状（平滑筋の強い収縮，身体各組織の血管壁の変化，浮腫）を呈する。

第
2
編

構造と機能

症状と病態生理

診察・検査・治療

疾患と診療

症状に対する看護

検査と治療に伴う看護

疾患をもつ患者の看護

事例による看護過程の展開

G 画像検査時の看護

1. 超音波断層検査時の看護

❶目的

子宮や卵巣などの形状，位置，腫瘤の有無などを，超音波の画像により経腹的または経腟的に観察する。

❷援助ポイント

	検査の手順と援助	留意事項
検査前	①患者の確認 ②検査内容の確認 ③膀胱に尿を貯留する目的を説明する ④検査準備：超音波断層装置，超音波用ゼリー，プローブ	➡膀胱が縮小していると，腸管のガスが妨害し，子宮や卵巣などの画像が得られない
検査中	〈経腹的方法（TA-US）〉 ●体位（仰臥位）の調整をする ●下腹部周囲の検査をするため，衣類の準備をする ●下着の汚れを防ぐため，防水シーツを下腹部に使用する ●経腹エコー用プローブに超音波用ゼリーを塗布し，検査をする 〈経腟的方法（TV-US）〉 ●下着を脱ぎ，内診台に上がる ●体位（砕石位）の調整をする ●経腟エコー用プローブを経腟用プローブカバーの中に入れ，超音波用ゼリーを十分に塗布する ●カバーをかぶせた経腟用プローブを腟内に挿入し，検査を実施する ●使い捨てのカバーを使用するため，衛生的であることを説明する	➡上着は胸元まで上げ，下着は恥骨まで下げる ●経腟用プローブカバーは天然ゴム製と合成ゴム製がある。患者のラテックスアレルギーを確認する ➡経腟エコー用プローブは直径1.5cmで疼痛はほとんどないが不快感がある ●性交経験がない場合，肛門からプローブを挿入して経直腸的に検査する場合がある
検査後	①検査が終了したことを伝える ②経腹的方法：腹部を清拭し，排尿を促す ③経腟的方法：外陰部周囲を清拭し，排尿を促す	

2. PET検査時の看護

❶目的

悪性腫瘍をFDG（放射性フッ素を付加したブドウ糖）を用いて描出する検査である。婦人科領域では転移や再発病巣の検出などに用いられる。

❷援助ポイント

	検査の手順と援助	留意事項
検査前	①患者の確認 ②検査内容の確認 ③検査前排尿の確認 ④検査時の注意点 　●検査当日4〜6時間前から禁食にする 　●糖分を含む飲料水は禁止となることを説明する 　●前日から運動は避ける 　●金属類などの禁忌になっているものを装着していないか確認する 　●閉所に対する恐怖感や緊張感を把握し，安定して検査が受けられるように配慮する ⑤検査準備：FDG	●検査前に更衣する ●身長，体重，血圧，血糖値などを測定する場合がある ➡食事を摂取すると，薬剤の体内吸収を阻害し病変を正確に検査できなくなる ➡体内にブドウ糖を蓄積させない ➡核医学検査室で実施する ➡閉所恐怖症の有無を事前に確認する ➡FDGは安全性が高く，重篤な副作用はみられない
検査中	①薬剤を静脈注射する ②検査室で1〜2時間安静にする ③排尿を再確認し，PET装置の撮影台に仰臥位になる ④撮影台がPET装置の筒内に移動し，検査がスタートする	➡薬剤が体内に取り込まれるよう安静にする ➡体位（仰臥位）による苦痛が軽減できる工夫をする
検査後	①検査が終了したことを患者に伝える ②薬剤の排出のため，水分摂取の必要性を説明する	➡検査後，体内のガンマ線が減少するまで30分くらい横になることを促す

 内分泌機能検査時の看護

1. 基礎体温測定時の看護

❶目的

　基礎体温の変化に基づいて月経周期を観察し，ホルモン状態を把握する検査である。

❷援助ポイント

	検査の手順と援助	留意事項
検査前	①患者の確認 ②検査内容の確認 ③検査時の注意点 　●基礎体温計（婦人体温計）の種類（予測式，実測式），記録方法（記入式，アプリ連動式など）を指導する 　●毎朝一定時間に測定をすることを説明する ④検査準備：基礎体温計，基礎体温記録表	➡患者が在宅で基礎体温法を実施できるように，具体的に説明する
検査中	①毎朝覚醒時，寝たままの状態で体温を測定する ②体温計の感温部を舌下の付け根中央にあてる ③体温計を舌下にはさんだまま，口を閉じて測定する	➡起床時すぐに測定できるよう，手の届くところに体温計を準備するように説明する

第
2
編

構造と機能

症状と病態生理

治療　診察・検査・

疾患と診療

看護　症状に対する

2
う看護　検査と治療に

患者の看護　疾患をもつ

過程の展開　事例による看護

| | 検査後 | ①測定終了後，測定値を基礎体温表に記入する
②基礎体温表には，体温以外に特記事項を記入する | ➡性交日，測定忘れ，生理日，内
服薬，睡眠状態などを記入する |

▌2. ホルモン測定時の看護

❶目的

　性ホルモンの分泌状態を把握し，生殖機能の障害部位を明らかにするため，ホルモン薬を投与して血中のホルモン値を測定する。ここでは LH-RH テストを取りあげる。

❷援助ポイント

	検査の手順と援助	留意事項
検査前	①患者の確認 ②検査内容の確認 ③検査時の留意点 　• 月経期間中であることを確認する 　• 指定された時間に採血をすることを説明する ④検査準備：合成 LH-RH 試薬，採血用注射器および試験管	➡LH-RH テストは，LH と FSH が安定している月経開始3日目くらいに実施する
検査中	① LH-RH® 注射前の採血を実施する ② LH-RH®0.1mg を皮下，筋肉，または静脈内に注射する ③注射後 30 分，60 分，90 分，120 分に採血し，LH（黄体形成ホルモン）と FSH（卵胞刺激ホルモン）を測定する	➡血清用試験管に氏名，採取時間を記載し，伝票を添えて提出する ➡採血時間の記載を再確認する
検査後	①患者に検査が終了したことを伝える ②合成 LH-RH 試薬の副作用について説明する	➡副作用（ほてり，頻脈など）を観察する

Ⅲ　主な治療・処置に伴う看護

　女性生殖器疾患をもつ患者は，臓器やホルモンの病変を診断され，女性としての生殖機能の変化に対する治療・処置を受けるという心身の苦痛を抱いている。女性生殖器の特殊な治療・処置の過程は，患者にとって予測できない未知なる療養生活の第一歩である。患者がどのような意識をもち，治療・処置を受けるかを把握し，援助することが重要である。

　女性生殖器疾患の治療・処置に対する看護援助の視点は，以下のとおりである。

①患者のライフステージと性ホルモンや子宮・卵巣などの病期との関連性を理解できる。

②治療・処置に伴う心身の苦痛に対して適切な援助を選択し緩和できる。

③患者や家族が治療・処置について理解し，主体的に闘病生活を過ごせるように支援する。

A 婦人科処置を受ける患者の看護

1 腟洗浄時の看護

腟洗浄の目的は，診察や検査を行う際の腟内の消毒である。細菌検査など検査目的によっては実施しない場合がある。

❶必要物品

洗浄用イリゲーター，洗浄液（0.025％塩化ベンザルコニウム液），クスコ式腟鏡など

❷処置と援助

①検査前に排尿を済ませる。

②内診台で体位は砕石位とし，掛け物を用いて局所のみを露出し，患者の羞恥心の軽減を図る。

③腟鏡挿入時はゆっくり口呼吸を促し，腹壁を弛緩させ，開脚するよう指導する。

④洗浄液は適温（38〜40℃）に調整し，不快感を軽減する。

⑤腟鏡を挿入後，腟内を洗浄することを説明する。

⑥洗浄後，陰部，殿部を清拭する（性器出血時はナプキンをあてる）。

⑦患者が安全に内診台から降りられるように援助する。

⑧診察後は内診台の後片づけを行い，感染防止のため清潔にする。

2 腟タンポン使用時の看護

腟タンポンは，使用目的により薬用タンポンと止血タンポンがある。

❶必要物品

クスコ式腟鏡，長鑷子，綿球タンポンまたは滅菌ガーゼなど

❷処置と援助

①腟洗浄，清拭，または検査後にタンポンが挿入される。

②タンポン挿入時には抜去用の糸（滅菌ガーゼが挿入された場合はガーゼの端の一部）が腟外に出ていることを確かめ，患者にそれを説明する。

③タンポンが挿入されたことを告げ，排尿・排便に支障のないことを説明する。

④患者自身でタンポンを抜去する場合は，抜去時間と方法を指導する。

⑤タンポンの抜去を忘れると感染原因となることを説明し，必要時は家族にも説明する。

3 腟坐薬，腟錠使用時の看護

腟内に薬剤を挿入し治療を行う方法で，体温により薬剤が溶解し局所の粘膜に作用する。

❶必要物品

クスコ式腟鏡，長鑷子，薬剤（腟坐薬，腟錠など）。

❷処置と援助

①腟洗浄を行い，腟坐薬，腟錠を挿入する。

②挿入後 30 〜 60 分は運動を避けるよう説明する。

③患者自身で薬剤を挿入する場合は，手指を清潔にし，薬剤が腟円蓋<rp>（えんがい）</rp>に到達するくらい深く挿入するよう指導する。その際，腟粘膜を傷つけないように注意することを伝える。

④挿入時はリラックスし，なるべく就寝前に挿入するよう指導する。

B ホルモン療法を受ける患者の看護

　女性ホルモンは，女性の健康を維持するために重要な役割を果たしている。視床下部<rp>（ししょうかぶ）</rp>ホルモン，性腺刺激ホルモン，そして女性特有の卵胞ホルモンや黄体ホルモンなどに器質的，機能的および加齢に伴う変化が生じると，何らかの異常症状が出現する。

　ホルモン療法には月経調整，無月経治療，不妊治療，閉経後ホルモン補充療法などがあり，女性のライフサイクル（主に思春期から老年期が対象）に密接にかかわっている。ホルモンのバランスが崩れると，身体面，精神・心理面に大きな影響を及ぼし，さらに家事や育児などの日常生活や仕事など社会面にも支障をきたす可能性がある。また，ホルモン療法は長期にわたって治療を受け続ける必要があり，患者の抱いている疑問や心配事を表出できるような援助が優先される。ホルモン療法を受ける患者の治療目的を理解したうえで，的確な看護を提供する。

1 ｜ 看護援助の視点

①治療前の十分なインフォームドコンセントにより，患者が主体的に治療に参加できるようにする。

②患者の背景（現在の生活環境，既往歴，服薬歴，家族歴，女性性などについての価値観）を把握し，長期治療を受けられる環境を調整する。

③ホルモン療法の効果の発現や時期には個人差があり，悩み事やとまどいなどが生じることが予測される。患者の表情や言動から心情を把握し，安心して治療が受けられる精神・心理的な支援をする。

④多種多様な薬剤が選択されるため，個々のホルモン薬の作用と副作用（悪心<rp>（おしん）</rp>，浮腫<rp>（ふしゅ）</rp>，頭痛など）を熟知し，治療介助および患者に対する指導を実施する。

⑤血液検査（血液一般，生化学，血中ホルモン値），基礎体温測定，超音波検査，CT 検査，MRI 検査など，ホルモン療法の治療効果の指標となる検査結果を把握する。

2 ｜ 看護のポイント

❶治療前の看護

• ホルモン療法を受ける目的，治療期間，治療効果について理解できているか確認する。

- ホルモン薬の作用・副作用，禁忌事項や投与方法について理解できているか確認する。

- ホルモン療法を受けることを納得しているか確認する。治療に同意していない言動などがみられた場合，再度インフォームドコンセントができるように調整する。

- ホルモン療法の副作用や随伴症状の出現によって不安が増大しないように，その対処方法を適宜指導し，治療を継続できるように援助する。

- ミレーナ®（子宮内避妊システム。第1編-第4章-IV-F-3-7-①「ホルモン療法」参照）による治療（月経異常の症状改善）は月経開始7日以内に子宮内にリングを装着する必要があるため，月経周期表を用いて適切な時期に処置できるように指導する。また子宮内膜のみに作用するため，排卵への影響や更年期症状は出現しないことを説明する。

- ホルモン補充療法（hormone replacement therapy；HRT）はエストロゲンを補充するため，骨粗鬆症，高LDLコレステロール血症（脂質異常症），不定愁訴症状（のぼせ・ほてり，発汗，動悸，憂うつなど）が改善される利点があることを説明する。

❷治療中の看護

- 経口避妊薬を常用している患者には定期的に肝機能検査，血液検査を行う。一般的副作用については一時的なもので，徐々に軽減することを説明し，薬の服用方法を指導する。

- 排卵障害に対するゴナドトロピン療法（hMG・hCG療法）の副作用として，下垂体の性腺刺激ホルモンによる卵巣過剰刺激症候群*があり，腹部膨満感，腹痛をみることがある。これらの症状を見逃さないよう，患者の訴えには十分注意する。

- そのほか，治療法により異なる副作用や随伴症状が出現することを説明し，注意を促す。

- 子宮筋腫や子宮腺筋症に伴う月経異常症状の改善を目的とする偽閉経療法では，副作用として更年期障害の症状，骨粗鬆症がある。

- 偽妊娠療法による子宮内膜症治療では，経口避妊薬の服薬初期に悪心，合成黄体ホルモン薬では少量ながら不正出血をきたす。

- 更年期障害に対するホルモン補充療法（HRT）は，治療初期に乳房や下腹部の膨満感，不正出血をきたす場合がある。

- ミレーナ®による治療では子宮入り口を消毒し，子宮内にリングを装着することを説明して内診台での準備を促す。

❸治療後の看護

- ミレーナ®による治療では，子宮内リングを装着後そのまま帰宅できること，1回の装着で最長5年間有効であるが，装着部位の確認のため定期検診（2〜3回／年）が必要であることを指導する。

C 化学療法を受ける患者の看護

　女性生殖器の悪性腫瘍に対する化学療法は，抗がん剤の副作用による悪心・嘔吐や倦怠

＊ **卵巣過剰刺激症候群**：排卵誘発剤による過剰な刺激により，卵巣が多房性の嚢腫状を呈する症候群で，腹部膨満感や下痢，腹痛が主症状である。

表2-1 女性生殖器悪性腫瘍の化学療法による特徴的な副作用

抗がん剤			特徴的な副作用	催吐	血管外漏出による組織障害	子宮頸がんの治療方法				子宮体がん			卵巣がん	
						TC	TP	TP-Bmab	CDDP/NGT	TC	DP	AP	TC	TC-Bmab
殺細胞性抗がん剤	微小管阻害薬	パクリタキセル	末梢神経障害	軽	壊死性	○	○	○		○			○	○
		ドセタキセル	末梢神経障害	軽	壊死性						○			
	白金製剤	シスプラチン	腎機能障害, 聴覚障害	高	炎症性		○	○	○		○	○		
		カルボプラチン	腎機能障害	中等	炎症性	○				○			○	○
	トポイソメラーゼ阻害薬	ノギテカン	骨髄抑制	軽	炎症性				○					
		ドキソルビシン	骨髄抑制, 心障害	高～中等	壊死性							○		
分子標的薬	抗体薬	ベバシズマブ	消化管穿孔	最小	起炎症性			○						○

TC：パクリタキセル＋カルボプラチンの併用療法
TP：パクリタキセル＋シスプラチンの併用療法
TP-Bmab：TP療法＋ベバシズマブの併用
CDDP/NGT：ノギテカン＋シスプラチンの併用療法
DP：ドセタキセル＋シスプラチンの併用療法
AP：ドキソルビシン＋シスプラチンの併用療法
TC-Bmab：TC療法＋ベバシズマブの併用

出典／石原和之，山暗直也：抗癌剤の血管外漏出とその対策，Skin Cancer，7（1）：117-128，1992.
田村研治，他監修：抗がん剤の血管外漏出の予防と対応ガイド，キッセイ薬品工業，2019. を参考に作成.

感などの身体的苦痛だけでなく，生殖機能の喪失など精神的にも患者に大きな影響を与える。がんの部位，組織型，病期，薬剤の種類と投与期間（治療計画，プロトコール＊），全身状態などによって，多剤併用療法，動脈内注入療法など方法も異なるため，治療の目的や薬剤の作用・副作用を理解することが重要である（表2-1）。

女性生殖器の悪性腫瘍に対する化学療法は，術前化学療法，術後補助化学療法，手術ができない場合や再発の場合に行う緩和的化学療法がある。抗がん剤の副作用は，脱毛などボディイメージに与える影響が大きいため，患者の心理的変容も見逃さないよう援助する。また副作用の徴候に注意し，迅速な医師への報告と早急な対応が求められる。

患者の疾患と使用される薬剤，副作用の出現部位，症状，発現時期を理解し（図2-1），副作用を観察する際は，注射薬の血管外漏出の有無，服薬による胃部不快症状，食欲不振，骨髄抑制や脱毛の有無などに注意する。

抗がん剤治療のプロトコールには，子宮頸がんに対するTP療法（パクリタキセル，シスプラチン），TC療法（パクリタキセル，カルボプラチン），TP-Bmab療法（パクリタキセル，シスプラチン，ベバシズマブ），子宮体がんに対するAP療法（ドキソルビシン，シスプラチン），DP療法（ドセタキセル，シスプラチン），卵巣がんに対するTC療法，絨毛性疾患に対するEMA療法（エトポシド，メトトレキサート，アクチノマイシンD）などがある。治療の目的が根治治療か緩和治療かを認識し，個別的な看護援助計画を展開する。

1 看護援助の視点

①抗がん剤治療を安全かつ確実に実施するために，治療目的と薬剤の投与方法を理解する。

＊プロトコール：protocol。あらかじめ定められている規定，手順，実施計画のこと。

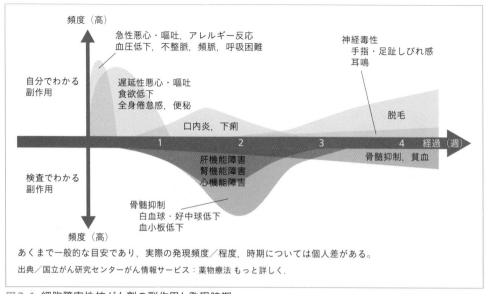

図2-1 細胞障害性抗がん剤の副作用と発現時期

②がん性疼痛や抗がん剤治療の副作用による苦痛を増強しないように対処し看護する。

③疾患や抗がん剤治療に対する患者の理解度を把握し，がんや予定されている治療内容からの脅威などの精神的な苦痛の軽減を図る。

④療養生活へのサポート体制を把握し，安心して通院治療ができる医療体制を調整する。

⑤身体的・精神的・心理的・社会的な背景から治療に影響を及ぼす要因を把握し，患者のセルフケア能力を低下させない支援をする。

> ●アセスメントに必要な情報収集と観察のポイント
>
> - 疾患名，疾患の状態（病期，初発か再発かなど）
> - 年齢，既往歴，併存疾患
> - 各臓器の予備能（心機能，呼吸機能，腎機能，肝機能など）
> - ADL 評価，パフォーマンスステータス（performance status；PS，日常生活の制限の程度）
> - 不安，恐怖感，心配，悲嘆状態，ストレスなどの精神的・心理的状態
> - 家族背景，経済的問題，仕事や学業への影響，サポート体制，など

2 看護のポイント

❶治療前の看護

- 抗がん剤治療を受ける目的，種類，治療期間，治療効果への患者の理解度を確認する。
- 抗がん剤治療の作用・副作用，禁忌事項，投与方法についての患者の認識を把握する。
- がんの病期と抗がん剤治療を患者や家族が理解し納得しているか確認する。必要時，再度インフォームドコンセントができるように治療環境を調整する。

第2編

構造と機能

症状と病態生理

診察・検査・治療

疾患と診療

症状に対する看護

2 検査と治療に伴う看護

疾患をもつ患者の看護

事例による看護過程の展開

- 自覚症状や他覚症状，バイタルサイン，検査データ，心機能，呼吸機能，腎機能などから患者の全身状態を把握する。
- 抗がん剤治療における不安や，副作用の出現への苦痛を伴う恐怖感などの患者の思いを傾聴し，軽減できるように努める。

❷治療中の看護

- 抗がん剤投与中の自覚症状（消化器症状，胸部症状，呼吸器症状など），バイタルサイン，点滴刺入部の異常の有無（発赤，腫脹，疼痛），検査データ，排泄の状態などを観察し，異常の早期発見に努める。
- 抗がん剤投与の早期に現れる副作用として，アレルギー反応，アナフィラキシー，インフュージョンリアクション*がある。抗がん剤投与開始直後にショック状態になることもあるため注意が必要である。また，比較的早期に現れる副作用として悪心・嘔吐がある（投与後24時間以上たってからの悪心・嘔吐は遅延性嘔吐という）。点滴刺入部を観察して，抗がん剤が血管外に漏出していないか確認することも重要である。
- 抗がん剤によっては特定の臓器に副作用が現れることがあるため，特徴を理解して観察する。ドキソルビシンは投与量が増えると心障害を，ブレオマイシンは肺障害を起こしやすい。シスプラチンなどの白金製剤は腎機能障害を起こしやすい（表2-1参照）。シスプラチン投与時は，腎機能障害予防のため大量の点滴（補液）をするため，心不全を起こすこともある。急変に対応できるように，救急カートの確認や人員確保などの体制の調整をする。

❸治療後の看護

- 自覚症状，他覚症状，バイタルサイン，検査データ，食欲，排泄の状態，脱毛の観察をする。約1週間後から骨髄抑制が始まる。好中球が減少すると感染症を発症しやすくなるため，発熱など感染徴候の有無を観察する。必要なら抗菌薬やG-CSF製剤を投与する。また，その時期は口内炎，下痢，便秘などが出現しやすいため，自覚症状の確認をする。
- 化学療法は長期間にわたり，副作用による身体的苦痛を伴うことが多い。患者は治療や症状，抗がん剤の副作用について不安をもっている。治療の必要性や副作用について十分な理解を得ることが必要である。患者の理解度を確認し，治療に納得していない場合や理解が不十分であれば，理解できるようにわかりやすい言葉で説明する。
- 化学療法を受けるためには，全身状態が良く，安全に治療が行われなければならない。そのためには，日常生活での指導が重要であり，栄養や睡眠状態などを整え，患者の体力が維持できるようにする。

Ⓓ 放射線療法を受ける患者の看護

X線，ラジウム，コバルト60などを用いた放射線療法は，女性生殖器の悪性腫瘍の治

＊インフュージョンリアクション：分子標的治療薬による過敏反応で，頭痛，発熱，寒気，発疹，かゆみなどの有害事象が投与後24時間以内に現れることが多い。アレルギーと異なり，投与回数を重ねると症状が軽減する。

療法として重要である。女性生殖器疾患の放射線療法は，化学療法や手術療法と併用して行われることが多い。

　子宮頸がんでは，IA2期以上で手術適応がない場合に放射線療法が行われる。放射線療法のみの場合と，化学療法と放射線療法を併用する場合（同時化学放射線療法）がある。子宮体がんでは手術が標準治療であるため，手術ができない場合に化学療法または放射線療法が選択され，外部照射と腔内照射が併用される場合もある。絨毛性疾患では抗がん剤が効きやすいため，放射線療法は行われない。卵巣がんでは再発した場合に行われる。

　放射線療法がどれほど進歩しても，がん組織に隣接する正常組織への照射を完全に避けることができない限り，様々な有害事象が生じる可能性がある。このことを考慮して十分な観察を行うことが必要である。がんの部位，組織型，病期，放射線の照射部位と照射量，放射線療法実施時の全身状態などを把握する必要がある。

　放射線療法の有害事象には，悪心・嘔吐や倦怠感などがある。それらを見逃さず，苦痛を軽減する援助をしなければならない。また，放射線療法は長い治療期間を要するため，患者が闘病意欲を失わないよう働きかけていく必要がある。

1 ｜ 看護援助の視点

①放射線療法を安全かつ確実に実施するために，治療目的と放射線の照射方法を理解する。
②放射線療法による有害事象について把握し，早期に苦痛の緩和ができるよう対処する。
③放射線療法によるがん細胞の縮小・消失への患者の認識度を把握し，精神的な苦痛の軽減を図る。
④患者のセルフケアを維持できる療養生活を調整し，安心して治療を受けられるように配慮する。
⑤患者の背景を把握し，放射線治療を安全かつ確実に受けることができるように支援する。
本節－C－1「●アセスメントに必要な情報収集と観察のポイント」参照。

2 ｜ 看護のポイント

❶治療前の看護

• 放射線療法を受ける目的（疾患名，病期），種類，治療期間，治療効果，方法（体位，回数，時間など）について，十分理解しているか確認する。
• 放射線療法の作用や有害事象について，患者が理解できているか確認する。
• 放射線療法を受けることを患者や家族が理解し納得しているかを確認する。
• 放射線療法を受ける患者は，悪性腫瘍患者であり症状や治療に不安をもっている。患者の話や訴えに耳を傾けて精神面への援助をし，治療を積極的に受けられるよう支援していく必要がある。
• 自覚症状，他覚症状，バイタルサイン，検査データなどを把握し，全身状態の評価をする。
• 放射線の照射自体は痛みを伴うものではないことを説明する。

第2編

構造と機能

症状と病態生理

診察・検査・治療

疾患と診療

症状に対する看護

2 検査と治療に伴う看護

疾患をもつ患者の看護

事例による看護過程の展開

- 治療部位の清潔保持，朝の排便が習慣化されているかを確認する。
- 照射前には必ず排尿を促し確認する。

❷治療中の看護

- 治療中は技師がモニターで観察していることなどを説明し，不安の軽減に努める。
- 自覚症状，照射野の皮膚の状態（発赤，腫脹，疼痛），倦怠感，食欲不振，悪心・嘔吐，発熱，頭痛，直腸障害（下痢，裏急後重*，粘液便），膀胱障害（頻尿，乏尿，血尿），帯下の性状や量，性器出血の有無とその量などを観察するとともに，バイタルサインの変動や血液一般検査の値に注意する。
- 女性生殖器の照射部位は腸管，膀胱が近いため，腸管粘膜炎（下痢），膀胱炎が生じることを説明する。
- 腸管粘膜に炎症が起こると下痢が生じる。下痢の回数，便の正常，腹痛の有無などを観察して栄養状態が悪化しないように水分摂取を促し，食事内容を工夫する。粘膜障害から感染症が起こることもあるため，肛門周囲の保清を指導する。
- 膀胱炎が生じると，排尿回数の増加，排尿時痛，尿意切迫，失禁などが起こる。水分摂取を自己制限しないように説明する。
- 腔内照射の場合は線源を挿入するときに痛みを伴うため，鎮痛薬を使用し，精神的に安定するように援助する。
- 全身症状として倦怠感，放射線宿酔が生じる。放射線療法開始後数日で始まり，1週間程度で改善する。症状が長期になると心理的影響を及ぼすため，患者の自覚症状の観察を継続する。
- 腰椎や腸骨は造血が盛んなため，照射野に含まれると骨髄抑制が生じる。特に化学療法と併用の場合は骨髄抑制が強く現れる。検査データの変化に注意して，白血球減少に伴う感染症の徴候を見逃さないようにする。
- 放射線療法中は体力の消耗を防ぐため，食事や水分を十分に摂取できるように援助する。排便を順調にするために脂肪が多い食品や刺激物を避け，適度な運動や質の高い睡眠の確保を促す。

❸治療後の看護

- 放射線療法中の局所症状，全身症状が遷延することがあるため，治療後も観察を継続する。
- 腸管粘膜の炎症による腸管狭窄や腸閉塞，膀胱粘膜からの出血，リンパ浮腫が生じることがあるため注意して観察する。
- 治療に伴う倦怠感をきっかけに ADL が低下することもあるため，注意して観察する。
- 皮膚の保護のために，常に清潔を保ち，照射部位をこすらないように伝える。
- 照射中は，金属が含まれた薬剤の塗布や，亜鉛華絆創膏などを使用しないように説明する。
- 照射により皮膚に紅斑を生じたときは，クロマイP軟膏®を塗布するが，照射中はでき

＊ **裏急後重**：頻繁に便意があるにもかかわらず，便は少量しか出ずすっきりしない状態をいう。しぶり腹ともいう。

る限り使用しないことを伝える。

- 照射部位のマークを消さないように注意を促す。
- 衣類は皮膚に刺激の少ない柔らかいものを用いるように説明する。
- 治療は長期にわたるため，疾患を治す自信と意欲をもたせるように働きかける。

Ⓔ 手術を受ける患者の看護

　女性生殖器疾患の手術療法には，腹式手術，腹腔鏡下手術のほか，腟式，子宮鏡下という特有の手術法がある。近年は低侵襲で負担の少ない腹腔鏡下手術や高度なロボット支援下手術が選択されることも増えており，各術式の特色を理解した援助が求められる。女性生殖器疾患の手術を受ける患者は，生殖機能の低下や臓器の摘出に伴う妊孕性への影響，女性性の喪失感，妊娠・出産への苦悩，性生活への不安を強く感じるため，それらを踏まえて患者の治療生活の調整を図る支援をする。女性特有の臓器障害であることから，他者に相談するには勇気がいるため，苦悩や不安を表出できる心理的看護援助は特に重要である。

1. 女性生殖器の手術に共通する看護

1 ｜ 看護援助の視点

①患者およびパートナーや家族が手術に関連したインフォームドコンセントを十分に受容し，納得して手術を受けられる環境調整をする。デリケートな臓器に関する説明のため，看護師が同席し，患者のプライバシーに配慮した援助をする。

②疾患の病理的診断（良性か悪性か，がんの進行度など）により手術方法や麻酔法が異なる。合併症や患者の既往歴への影響も熟知し，身体的苦痛の緩和を図る。

③手術侵襲による身体的リスクを予測し，安全な手術や麻酔ができるように，危険因子を回避するための援助をする。

④術前検査データや患者の自覚症状から女性生殖器疾患に伴う随伴症状（貧血，下腹部痛，膨満感など）を把握し，それらの症状が増悪しないように対処する。

⑤患者の表情や言動から手術・麻酔に対する恐怖感を把握し，安心して治療が受けられるよう精神的な支援をする。

⑥患者の発達段階や女性としてのライフスタイルへの影響を理解し，女性性喪失感に対する悲嘆状態を受容した心理的援助をする。

⑦患者の社会的役割（女性・妻・母親および仕事・余暇生活など）遂行困難から生活が変化し，社会的・経済的な苦痛や家族との関係性のアンバランスが生じる可能性があるため，退院支援の必要性を考慮した医療サポート体制を構築する。

⑧ボディイメージの変化に伴い女性としての自信が損なわれ，性生活への意欲の減退や拒否が起こる可能性がある。パートナーの協力を促し，性生活への助言および指導をする。

第2編

構造と機能

症状と病態生理

診察・検査・治療

疾患と診療

症状に対する看護

2 検査と治療に伴う看護

患者の看護

事例による看護過程の展開

⑨女性生殖器の術式別クリニカルパス（表2-9～12参照）などを活用し，患者に処置・検査や日常生活への看護援助を具体的に提示し，患者の状態に合った個別看護計画を立案する。

2 看護のポイント

❶手術前日の看護

（1）オリエンテーション

▶ 病棟オリエンテーション

- 安心した入院生活が過ごせるように，クリニカルパスなどを活用し，手術前から退院までの療養生活への援助や治療などについて説明する。
- 手術時の必要物品（病衣，腹帯，Ｔ字帯，生理用ナプキンなど）を確認する。

▶ 術前オリエンテーション

- 麻酔科医による術前診察：安全な麻酔管理をするために，麻酔法や鎮痛法の選択などについて説明がある。
- 手術室看護師による術前訪問：最良の状態で手術が受けられるように，手術室看護師の役割や特殊な手術体位などの説明を行い，不安の軽減を図る。安全安楽な体位の工夫をするため，患者の年齢や既往歴（整形外科疾患，リハビリテーションなど）を確認する。

（2）情報収集

▶ 外来看護師からの情報提供

受診から入院・手術に至る患者の一連の思いを把握するため，手術への受容の程度や身体的な特記事項などについて情報提供を受ける。

▶ 女性生殖器疾患に関する入院時情報の収集

- 月経歴，結婚歴，妊娠・分娩歴，性行為の有無
- 妊孕性温存の希望の有無（希望の有無により診察方法や術式が異なる）
- 術前検査結果：患者の確定診断や病期の診断に関連する特殊検査の結果から，患者の予後について把握する。女性生殖器疾患をもつ患者の多くは貧血傾向である。特に子宮内膜症や子宮筋腫などの患者は月経過多の症状があるため，自覚症状と検査データの確認をする。
- アレルギーの有無：呼吸困難やアナフィラキシーショックなどの重篤な症状を起こす可能性があるため，詳細な情報が必要である（表2-2）。
- 感染症の有無：感染症がある場合は使用する手術室や器具などを検討する必要がある。

表2-2 主なアレルギーと禁忌物質

アレルギー名	アレルゲン	主な禁忌物質
ラテックスアレルギー	天然ゴム製品	ゴム手袋，ゴム製カテーテル，駆血帯
ラテックス・フルーツ症候群	ラテックスアレルギーの症状を誘発させる果物	バナナ，アボカド，キウイフルーツ，栗
ヨードアレルギー	ヨウ素系製剤	イソジン®液（ポビドンヨード），海草類
アルコールアレルギー	アルコール製剤	消毒用アルコール

患者の人権を侵害しないように，また医療従事者が感染曝露しないよう，事前に手術室看護師と連携をとり対策を実施する。

• 気管支喘息の有無：全身麻酔時に喘息発作を誘発する可能性があるため，喘息の有無，程度や頻度，治療薬を確認する。

• 脊柱変形や出血傾向，抗血小板薬・抗凝固薬の服用の有無：脊髄クモ膜下麻酔や硬膜外麻酔を実施する場合は，整形外科的な疾患および血液凝固系疾患の既往歴を確認する。

• 喫煙の有無：術後肺炎を併発するリスクがあるため，禁煙指導の必要性を確認する。

• ケロイド体質の有無：術後，手術創の炎症症状として，軽度の瘙痒感や疼痛が生じる可能性があるため，そのような体質の有無を確認する。

（3）入院時書類の確認とインフォームドコンセント

①入院診療計画書の確認（医療法第6条の4で規定）

②手術同意書，麻酔同意書，輸血同意書の確認

③手術前のインフォームドコンセント：妊孕性にかかわる臓器のため意思決定を再度確認する

（4）全身状態の観察と健康評価

①バイタルサイン（体温，脈拍，呼吸，SpO_2，血圧，意識レベル）

②女性生殖器疾患に伴う主症状や随伴症状の有無と程度（性器出血，帯下異常など）

③皮膚状態（浮腫，チアノーゼ，発赤，発疹，乾燥）

④栄養状態（TP，Alb，Hb，RBC，Ht，BMI，食事摂取量）

⑤排泄状態（排尿障害，便秘・下痢）

⑥精神認知機能状態（うつ，認知機能障害，不眠）

⑦ADL評価（身体障害の有無）

⑧術前検査データ（血液検査，生理機能検査，X線検査，CT検査，呼吸機能検査，病理学検査）

（5）術前訓練および指導

▶ 呼吸訓練　全身麻酔下では背部に痰が貯留するため，誤嚥性肺炎や無気肺を併発しやすくなる。指導内容は本節−F−2−❶「呼吸訓練」参照。

▶ 含嗽訓練　術後は仰臥位や側臥位などの安静保持をした状態で口腔内ケアを促すため，誤嚥を起こさないように，うがいなどの訓練を行う。

▶ 口腔機能指導　気管挿管時の突発的事故（歯が抜ける）や術後の口腔内の免疫力低下による誤嚥性肺炎を予防するため，口腔ケアを指導する。

（6）術前処置

▶ 体毛処理　手術部位の感染予防や手術操作に影響しないように除毛をする。除毛範囲は術式によって異なる（図2-2）。現在は，カミソリによる剃毛*ではなく，体毛を短くカッ

---

* **カミソリによる剃毛**：CDC（Centers for Disease Control and Prevention，アメリカ疾病予防センター）のガイドラインでは，カミソリで剃毛を行うと，皮膚に細かい傷がついて感染巣になり，手術部位感染（surgical site infection；SSI）のリスクがあると勧告している。

トし，除毛クリームやサージカルクリッパー（医療用の電気バリカン）を使用する。

除毛の手順

①必要物品の確認をする（サージカルクリッパー，ディスポシーツ［使い捨ての吸水・防水シーツ］，バスタオル，清拭用のタオル）

②手術術式に必要な除毛範囲（図 2-2）を確認する。

③患者に手術部位の体毛処理の必要性および範囲を説明する。

④患者のプライバシーに配慮し，カーテンを閉めた状態で実施する。外陰部の除毛は内診台で実施する場合もある。

⑤保温に注意し，バスタオルなどを使用して不必要な露出を避ける。

⑥処理部位の下にディスポシーツを敷き，ベッド周囲を不潔にしないよう配慮する。

⑦除毛中は危険なため動かないように患者に指導する。

⑧サージカルクリッパーを体毛の生えている方向と逆向きに動かし，少しずつ除毛する。

⑨体毛処理部分を確認し，清拭をする。

⑩患者に終了したことを伝える。

除毛時の看護

• 除毛は，手術部位の皮膚感染率が低い手術直前の実施が CDC により推奨されている。

• 外陰部は柔らかく複雑な構造のため，皮膚損傷を起こさないように注意する。

• 実施中は，羞恥心や恐怖感から患者は緊張しているため，表情を確認しながら実施する。

• サージカルクリッパーは十分充電されていることを確認し，専用のブレードを装着する。

▶ 臍処置　感染予防のために臍部の垢を除去する。臍処置を患者が拒否する場合は，患者の思いを受け止めながら，臍処置の必要性が理解できるように説明する。

臍処置の手順

①必要物品を準備する（綿棒，オリーブ油，清拭用タオル）

②患者に臍処置の必要性と方法を説明する。

③綿棒にオリーブ油を十分つけて拭き取る。臍部の汚れが取れないときは，綿棒に含ませたオリーブ油で臍部の垢を軟らかくしながら，時間をかけて拭き取る。

④臍周囲を清拭し，患者に終了したことを伝える。

(7) 日常生活に伴う援助・指導

▶ 飲水・食事摂取時間および服薬の確認　麻酔法により最終の飲水・食事摂取時間が異なる。全身麻酔では前日 21 時以降から絶飲食になる。定時内服薬や精神安定薬，睡眠薬などが

第2編

構造と機能

症状と病態生理

診察・検査・治療

疾患と診療

症状に対する看護

2 検査と治療に伴う看護

疾患をもつ患者の看護

事例による看護過程の展開

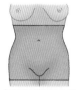
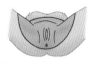

腟式非開腹術
（外陰部，大腿内側，
肛門周囲）

一般開腹手術および腟式開腹術（腹部および外陰部）

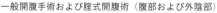

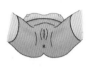

腹式広汎子宮全摘出術（腹部および外陰部：広範囲）　　▨ 除毛の範囲

図2-2　術式による除毛の範囲

指示された場合は，確実に服薬できるように最終飲水時間を確認する。また，禁飲食について患者が十分理解しているかを必ず確認する。

▶ 排泄

• 排便コントロール：女性生殖器の手術では，腸管，特に直腸を空虚にすることが必要である。麻酔導入時に腸が弛緩して排便が起こったり，術中に腸管が傷つき便が腹腔内を汚染したりする可能性や，麻酔や手術の侵襲により，術後に腸蠕動が減弱したり排ガスが消失したりして腸閉塞を起こす可能性が高いため，排便のコントロールを行う。術式によって，就寝前の緩下剤の内服や手術当日の浣腸の実施があるため，使用の日時および反応便を確認する。

• 排尿状態の把握：腫瘍による膀胱の圧迫や手術操作による膀胱の損傷で排尿障害を起こす可能性がある。また，年齢や悪性腫瘍，合併症の影響で水分代謝のバランスが崩れ，排尿障害をきたす可能性もあるため，入院時から排尿状態の観察をする。

▶ 活動　運動機能評価を実施し，障害の有無や体力の程度を観察する。運動機能の低下は術後の機能回復を遅延させる可能性があるため，術前からリハビリテーションを導入する。

▶ 睡眠　手術に対する不安から入眠できない場合がある。患者の睡眠パターンや睡眠の質・睡眠時間などを把握し，安眠しやすい環境を配慮する。

▶ 精神的・心理的配慮　患者は入院時から複雑な思いを抱いている。手術に対する恐怖感，疾患の予後や術後疼痛に対する不安，心配事などを表出できるような雰囲気づくりをする。

❷ 手術当日の看護

（1）患者確認と医療事故防止

▶ リストバンドの確認　きちんと装着されているか確認する。医療事故防止のため，現在はバーコード入り患者リストバンドが使用されている。

▶ 輸血用自己血確保　女性生殖器疾患の手術では大量出血の可能性があり，輸血時の副作

用（感染症・蕁麻疹など）を防止するため，輸血用の自己血を保存する。

▶ **貴金属類の除去**　術中・術後は指部の浮腫を起こす可能性があるため，指輪ははずしておく。ネックレス，ピアス，時計などそのほかの貴金属類も，電気メス使用時に電流がからだに流れ熱傷を起こす恐れがあるため除去する。

▶ **手術室への移動の準備と確認**　手術患者チェックリストに沿って，引き継ぎ内容の確認および手術開始時間・麻酔方法・手術室番号，必要物品を再度確認する。

（2）全身状態の観察と健康評価

術前検査データ（血液検査，生理機能検査，X線検査，CT検査，呼吸機能検査，病理学検査）を確認する。

（3）日常生活に伴う援助・指導

▶ **絶飲食時間と輸液・与薬の確認**　術前の飲食可能な最終時間を確認する。脊髄クモ膜下麻酔や硬膜外麻酔では，最終水分摂取時間の制限が手術当日朝になることがある。輸液および抗菌薬については，絶飲食に伴う水分・電解質補給や手術中の緊急時の補液・輸血，抗菌薬投与のため，血管を確保（20G以上）する。

▶ **排泄**　排便調整では前日に緩下剤投与，当日にグリセリン浣腸をし，反応便の有無や残便感を確認する。排尿は手術室に移動する直前に済ませるように指導する。

▶ **からだの準備**

• 手術着に着替え，下着はディスポショーツ（使い捨てショーツ）またはT字帯などにはき替える。性器出血や帯下がある場合はナプキンを使用するよう説明する。

• 弾性ストッキングを着用する。

• 頭髪：ヘアピンやかつらなど装飾品は取り除き，長髪の場合はヘアゴムでまとめ，髪が乱れないように整える。

• 口腔内：義歯は取りはずして容器に入れる。口腔内の雑菌の繁殖を最小限にとどめるため，歯磨きやうがいを済ませておくように説明する。その際，飲水しないよう注意する。

• 爪：爪部の観察やパルスオキシメータによる酸素飽和度測定のため，マニキュア，ジェルネイル，ネイルアート，つけ爪（手・足）は除去する。ジェルネイルは専用のリムーバーを使用し除去するように指導する。長い爪は雑菌が繁殖しやすく，皮膚損傷や感染の危険があるため，短く切るように説明する。

• 眼，耳：まつ毛エクステンションは角膜損傷，コンタクトレンズは眼球損傷を起こす可能性があるため除去するように説明する。眼鏡や補聴器をはずした場合は，歩行やコミュニケーションへの弊害の有無を確認し，必要時は手術室看護師に情報提供をする。

• 化粧：顔色や口唇色を正確に観察する必要があるため，化粧は除去することを説明する。洗顔を済ませた後は，化粧品類を使用しないように指導する。

▶ **活動**　手術当日の活動制限はないが，輸液管理をしていることや体力の消耗を最小限にとどめるため，ベッドサイドやトイレ，洗面所の範囲で過ごすように説明する。手術室へは歩いて移動するが，貧血症状や性器出血，腫瘍，疼痛により歩行困難が生じている場合

は，患者の状態に応じてストレッチャーまたは車椅子を選択する。手術予定時間の30分前に手術室前に到着するように移動する。

▶ 睡眠　前日の睡眠薬服用の有無や熟睡の程度，当日の覚醒状態を観察する。

▶ 精神・心理面　患者の不安や恐怖感は様々である。手術を受ける臓器（子宮，卵管など）によって，女性性の喪失感に伴う心理的ストレスは異なる。手術前の不安や動揺は術後せん妄を引き起こす誘因となるため，安心できるような心理的援助をする。

❸ 手術室入室時の看護

（1）患者確認と看護師間の連携

▶ 患者確認　名前（フルネーム）とリストバンドをダブルチェックする。

▶ 手術室看護師と患者の対面　術前訪問した手術室看護師との対面で患者の緊張を緩和する。手術室内への患者の移動は，麻酔科医と器械出し看護師が実施する。

▶ 病棟看護師から手術室看護師への引き継ぎ　引き継ぎは外回り看護師が担当し，手術患者チェックリストに沿って申し送りをする（患者IDカード，感染症の有無，血液型，バイタルサイン，手術への受容状態，承諾書，ナプキンなどの必要物品の確認）。

（2）手術準備

▶ 患者準備　手術着を脱ぎ清潔野を作成するまでは，バスタオルをかけて露出を最小限にする。

▶ 手術器械の装着と処置の介助

• フットポンプの装着：女性生殖器の手術では，骨盤内の血管が豊富であるため，麻酔の影響で深部静脈血栓症（deep vein thrombosis：DVT）の発生リスクが高いことを認識する。Dダイマー値の確認，静脈血栓塞栓症のリスク評価（表2-8参照）を行う。

• 膀胱留置カテーテルの挿入：腎機能や膀胱損傷による血尿などの観察をするためにカテーテルを挿入し，大腿部にテープで固定する。

❹ 手術中の看護

手術が安全に実施できるよう，執刀医，麻酔医，看護師が手を止め，全員で患者氏名，手術部位，術式などの確認を行う（タイムアウト）。

（1）器械出し看護師

血管損傷などによる出血や，隣接する膀胱や腸管の損傷の可能性があるため，手術の進行度を確認し，緊急時は早期に対処できるよう観察する。手術創を閉じる前に，器械の確認およびガーゼカウントを実施する。ガーゼカウントは，外回り看護師と共に使用枚数を正確に確認し，医療事故防止に努める。術中開腹時に腸管圧迫や腟内の止血目的でガーゼを挿入する場合があるため，執刀医と共に除去を必ず確認する。

（2）外回り看護師

環境調整を実施し，不安や恐怖感を抱いている患者に配慮した安楽への援助をする。麻酔導入の介助では，患者に確認しながら麻酔体位を確保し，急激な呼吸状態の悪化や血圧低下，不整脈など循環動態の変化に十分注意する。手術体位の介助では，局所の圧迫によ

表2-3 女性生殖器手術の体位と主な神経障害

体位	神経障害の部位と主な神経障害
仰臥位	上腕 腕神経叢麻痺 橈骨神経麻痺 尺骨神経麻痺
砕石位 開脚位	股関節，大腿，下腿 下肢コンパートメント症候群* 腓骨神経麻痺 坐骨神経麻痺

*筋膜・骨・筋間中隔などの内圧が上昇し，神経・血管・筋肉が圧迫され，循環不全による壊死や神経障害を起こした状態。筋区画症候群ともよばれる。

る循環障害や女性生殖器手術の特殊体位による神経障害を回避できる安全な体位の工夫をする（表2-3）。女性生殖器の手術は血管分布が多い骨盤内を操作するため，大量出血を起こす可能性があり，バイタルサイン，尿量および血尿の有無，出血量（ガーゼカウント，吸引びん）などの観察をする。

❺手術終了時の看護

（1）麻酔回復室（postanesthesia care unit：PACU）での管理

①全身状態を観察し，手術侵襲や麻酔，気管挿管抜管後の影響，手術による随伴症状などの異常を早期発見する。腟断端（切断面）からの再出血などにも注意する。

②手術直後に起こり得る合併症（悪心・嘔吐，呼吸抑制など）を観察し迅速に対処する。

③安定した状態で病棟へ帰室できるよう，術後ケアを早期に実施する。

（2）病棟看護師への引き継ぎ

▶ 患者確認　患者の名前（フルネーム）を確認し，手術室看護師と病棟看護師間でリストバンドを確認する。

▶ 病棟看護師への引き継ぎ　看護師手術記録および麻酔手術記録などを用いて申し送りをする。手術の経過や術式，手術時間，出血量，麻酔方法，麻酔薬，意識レベル，病理検体提出や術中検査，ドレーン挿入の目的および部位の確認（SBバックの管理），術後の疼痛コントロール方法，輸血の有無やガーゼ挿入の有無など詳細に情報を提供する。病棟看護師は，必要物品を確認し，酸素ボンベ，酸素マスク，パルスオキシメータなどを持参する。

❻手術後当日の看護

（1）帰室の準備

▶ 術後のベッドと患者移動　ベッドの汚染を防ぐため，手術部位から殿部にかけて防水シー

ツを準備する。術後は低体温や高熱の可能性があるため, 電気毛布で適宜温度を調節する。患者の移動時は危険防止のため必ずベッドのストッパーを確認し, ベッドの高さを調整し, スライディングシートを使用して安全に実施する。移動時は, ドレーンや酸素チューブ, 膀胱留置カテーテル, 点滴ルートの長さや屈折を確認する。

▶ 病室の環境整備　病室の室温 (夏：25～27℃, 冬：20～22℃), 湿度 (50%前後) を調整する。病室のスクリーンやパーティションなどは換気の妨げにならないように設置位置を工夫し, 効果的な空調設備での換気や外気との換気ができるよう定期的に調整する。

▶ 必要物品　体温計, 3点誘導心電図モニター (パルスオキシメータ, マンシェット, ECG パッド), フットポンプなど

▶ 患者への配慮　手術が終了し病室に帰室したことを伝え, 安心感をもたせる。ナースコールの位置を確認し, 患者が使用しやすい場所に設置する。

（2）全身状態の観察と健康評価

　　全身状態は, 表 2-4 のような項目を観察し, 健康評価を行う。

（3）術後合併症の観察と予防

▶ 手術および麻酔による合併症

• 術後は低酸素状態を引き起こす可能性があるため, 酸素療法を行う。

• 悪寒・戦慄時の対応：筋弛緩薬や麻酔薬の影響で体温調節機能に変化が生じ, 麻酔覚醒後に悪寒・戦慄が生じる可能性がある。悪寒・戦慄時は酸素消費量が増加して低酸素状態に陥りやすいため, 呼吸状態の観察を継続的に実施する。

• 低体温の防止：環境調整 (室温), 皮膚露出部分の保温 (電気毛布, 電気あんか, バスタオル, 毛布) を行い, 加温された輸液・輸血などを使用する。

• 術後の不整脈は, 手術侵襲や精神的なストレス, 循環障害による合併症か否かを判断する。

• 血圧は, 疼痛レベルや輸液量などの要因による変動を観察する。

▶ 手術方法による合併症の観察

　　女性生殖器の手術に伴う主な術後合併症は, 表 2-5 のとおりである。

▶ 術後出血　開腹手術での縫合部は創感染の予防のため, 術後48時間はドレッシング材で保護する。出血や滲出液が多いときは, 医師に報告し創処置をする。

▶ ドレーン管理　ドレナージ (ドレーン挿入) の目的 (表 2-6) を確認し, 効果的な排液ができるように工夫する。

▶ 褥瘡の予防　弾性ストッキングのゴム部の圧迫, ドレーンおよびチューブ固定部の圧迫, 同一体位による皮膚圧迫に伴う循環不全などによって褥瘡が発生する可能性がある。体圧分散を促すため, エアーマットやクッションなどの使用を工夫する。

▶ 麻酔の副作用と疼痛コントロール

• 手術中の麻酔法や麻酔薬による副作用のリスクを含めた麻酔の特徴を理解し, 観察する。

• 全身麻酔の場合は, 誤嚥性肺炎, 嗄声 (反回神経麻痺), 悪性高熱症, 咽頭痛, 悪心・嘔

第
2
編

構造と機能

症状と病態生理

診察・検査・治療

疾患と診療

症状に対する看護

検査と治療に伴う看護

疾患をもつ患者の看護

事例による看護過程の展開

表2-4 全身状態の観察項目

バイタルサイン	● 呼吸：呼吸数，肺音，呼吸リズム，咳嗽・喀痰の有無，SpO_2 ● 体温：低体温，発熱 ● 脈拍：脈拍数，不整脈，3点誘導心電図モニター上の異常波形の有無 ● 血圧：中心静脈圧，動脈圧の変動のモニタリング ● 意識：意識レベル
麻酔覚醒の状態と副作用	● 呼名反応，瞳孔反射，痛覚反応 ● 頭痛，下肢のしびれ，感覚異常
創部の状態	● ドレッシング材からの出血（性状，色） ● 創部の発赤，腫脹，皮下出血，熱感，創部離開の有無
創部痛と疼痛コントロール	● 疼痛の有無と程度 ● 鎮痛薬の持続注入の速度および残量 ● 硬膜外チューブ挿入・固定部の状態
性器出血	出血量，色，性状
ドレーン管理	● 排液の色，性状，量 ● ドレーンの閉塞・屈曲，自然抜去の確認 ● ドレーン挿入部位の皮膚状態の観察 ● 閉鎖式陰圧吸引バック（J-VAC，SBバックなど）の吸引圧や排液漏れの確認 ● 合併症の有無（感染・血管損傷など）
酸素投与の管理	● 投与器具の確認（酸素マスクなど） ● 酸素流量，酸素投与時間の確認
輸液管理	● 輸液の種類と量の確認，滴下速度の確認 ● 抗菌薬などの確認 ● 口渇の有無 ● 針入部の固定および血管外漏出の有無
皮膚状態	● 浮腫，チアノーゼ，発赤 ● 圧迫痕，顔色，四肢冷感・悪寒の有無
排泄状態	● 尿量，尿性状（血尿・凝血の有無） ● 膀胱留置カテーテルの固定部位の確認 ● 自然排ガス，腸蠕動音の有無
消化器症状	● 悪心・嘔吐の有無 ● 胃部不快感，腹部膨満感の有無
術後検査データ	● 血液検査，血液ガス分析データ ● 胸部X線検査　など
精神・認知機能状態	せん妄の有無
ADL評価状態	身体障害の有無

表2-5 主な術後合併症と女性生殖器の手術

主な合併症	手術の術式とリスク内容
性器出血	腟式手術に伴う腟創部からの出血リスク
腹腔内出血	腹腔鏡下の卵巣腫瘍核出術に伴う核出部からの出血リスク
排尿障害	広汎子宮全摘術における膀胱と尿管剝離に伴う膀胱機能麻痺による尿閉リスク
麻痺性イレウス	開腹手術時の腸管圧迫に伴う腸管麻痺による腸蠕動の遅延のリスク
皮下気腫	腹腔鏡下手術後の皮下組織へのガス貯留による握雪感状態出現のリスク
水中毒	子宮鏡下手術での還流液の体内吸収による低ナトリウム血症と全身浮腫および血圧低下のリスク
顔面浮腫	ロボット支援下手術に伴う長時間頭低位による顔面浮腫のリスク
リンパ浮腫	リンパ節郭清術後のリンパ流入障害による下肢浮腫のリスク

表2-6 術後ドレナージの種類と目的

ドレナージの種類	ドレナージの目的
予防的ドレナージ	血液や滲出液などの貯留の可能性がある場合の感染や縫合不全を防止する
治療的ドレナージ	貯留した膿瘍や滲出液を排出する
情報ドレナージ	出血や体液の貯留などを観察する

表2-7 術後疼痛コントロールの麻酔方法と合併症

麻酔方法	合併症
末梢神経ブロック（TAP）	嘔吐，腸蠕動の低下
硬膜外麻酔	下肢のしびれ，血圧低下，悪心
患者管理鎮痛法（PCA）	呼吸抑制，悪心・嘔吐

吐，歯牙損傷，気管支痙攣（喘息発作），低体温などの出現に注意する。

・女性生殖器疾患の手術での区域麻酔は，脊髄クモ膜下麻酔や硬膜外麻酔が行われることが多い。脳脊髄液の漏出による穿刺後頭痛の出現，神経障害の有無（下肢），排尿困難の有無などを観察する。

・鎮痛方法と疼痛レベルの評価（VAS，フェイススケールなど）を行い，術後疼痛コントロールの状態を把握する。疼痛コントロールが不十分な場合はバイタルサインを確認し，鎮痛薬の追加投与指示を担当医または麻酔科医に依頼する。各麻酔法の合併症の特徴を理解し，注意して観察する（表2-7）。

▶ 静脈血栓塞栓症の予防　長時間にわたり骨盤内の手術操作を行うため，下大静脈への圧迫や手術時の砕石位による影響で静脈血栓塞栓症（VTE）*の発症リスクがある。徴候を観察し，リスクレベルを評価して，早期対応することが重要である（表2-8）。

▶ 膀胱留置カテーテルの管理　腟創部の安静を保持するとともに，膀胱損傷による排尿障害の可能性があるため，カテーテルを留置して術後の排尿状態を観察する。女性は尿道が短く肛門に近いため会陰部の菌が侵入しやすく，膀胱留置カテーテル挿入中は尿路感染のリスクから，外陰部・尿道口・肛門周囲の清潔に留意する。尿の流出が悪い場合はミルキングやカテーテルの固定部位，屈折の有無などを確認する。

▶ 輸液および抗菌薬の確認　輸液は水分電解質や栄養補給，抗菌薬は感染予防のため，数日間点滴が投与される。

▶ 患者の体液量の把握　出血量が多くなる可能性があるため，水分出納モニタリングを継続的に観察し，患者の体内水分の過剰状態や不足状態を評価する。

▶ 排痰と体位ドレナージ　術後の誤嚥性肺炎防止のため体位ドレナージを実施し，痰の排出を促す必要がある。肺野の聴診をして排痰しやすい体位を工夫する。治療的に有効な排痰の体位は60°程度の側臥位とされている。創部痛や身体的苦痛に留意し，安楽な体位を確保する。

---

* **静脈血栓塞栓症（VTE）**：venous thromboembolism。深部静脈血栓症（DVT）および肺血栓塞栓症（pulmonary thromboembolism；PTE）の総称。

第
2
編

構造と機能

症状と病態生理

診察・検査・治療

疾患と診療

症状に対する看護

2 検査と治療に伴う看護

疾患をもつ患者の看護

事例による看護過程の展開

表 2-8 女性生殖器の手術における静脈血栓塞栓症の予防

静脈血栓塞栓症の リスクレベル	女性生殖器手術の内容	予防法
低リスク	30 分以内の小手術	早期離床および積極的な運動
中リスク	良性疾患手術（開腹，経腟，腹腔鏡） 悪性腫瘍で良性疾患に準ずる手術 ホルモン療法中の患者に対する手術	弾性ストッキング　あるいは 間欠的空気圧迫法
高リスク	骨盤内悪性腫瘍根治術 （静脈血栓塞栓症の既往あるいは血栓性素因のある）良性疾患手術	間欠的空気圧迫法　あるいは 低用量未分画ヘパリン
最高リスク	（静脈血栓塞栓症の既往あるいは血栓性素因のある）悪性腫瘍根治術	低用量未分画ヘパリンと間欠的空気圧迫法の併用　あるいは 低用量未分画ヘパリンと弾性ストッキングの併用

出典／日本循環器学会，ほか：肺血栓塞栓症／深部静脈血栓症（静脈血栓塞栓症）予防ガイドラインダイジェスト版，2004. をもとに作成.

▶ **体位変換**　患者の疼痛緩和に有効な体位変換を 2 時間ごとに行う。呼吸器合併症の予防，血液循環の促進による褥瘡予防，そして静脈血栓塞栓症の発症予防のため，床上での体位変換を早期から積極的に実施する。患者に体位変換の必要性を説明し，不安や恐怖感を抱かないように声かけをしながら徐々に行う。女性生殖器の手術では，全身もしくは腹部から下肢にかけて麻酔（腰麻，静麻）を導入するため，体位変換時は麻酔の覚醒状況を確認しながら，ポジショニングにおける良肢位をとり，安楽枕やクッションなどを活用した安楽な体位を工夫する。

❼ **術後 1 日目以降の看護**

手術の侵襲による体力や筋肉量の低下があり，精神的にも不安定な時期である。身体機能の回復を図る初期段階であり，合併症の予防や身体的苦痛をコントロールし，ADL を拡大できる援助をする

(1) 全身状態の観察と健康評価

表 2-4 の各項目にくわえ，飲水量・経口摂取量の確認，膀胱留置カテーテルの抜去後の自然排尿の有無や排尿障害の有無を観察する。

(2) 治療・処置

▶ **創部処置**　腹式手術では，創部を埋没縫合しドレッシング材（クリアヘッシブ®など）で覆う方法と，ステープラー（金属製ホチキス）を使用し抜針後にテーピング（ステリストリップ™）する方法がある。創部の炎症が安定する治癒過程の時期（術直後〜 3 日目頃）までは創部処置を実施しない。創部出血や創部離開などの異常が生じた場合は医師に報告し，ドレッシング材の交換を確認する。

腹腔鏡下手術では，皮膚用接着剤（リキバンド）やハイドロコロイド創傷被覆材（クリアヘッシブ®）を貼用し経過観察する。腟壁，外陰部に創がある場合は，吸収糸単純結節縫合などが行われる。感染防止のため局所の清潔を指導する。

▶ **経腟ドレーンの管理**　子宮頸がん根治手術後，腹膜窩に血液，リンパ液，そのほかの滲

出液が貯留する。これを体外に排出することにより，その部位の感染を予防する。骨盤内死腔より経腟的にドレーンを引き出し，ドレナージをする。1日の排液量・性状を観察，記録し，排液びんは定時に交換する。排液がなくなればドレーンは抜去される。

▶ **呼吸器合併症の予防**　ネブライザーによる吸入（ビソルボン®，アレベール®などの去痰薬）を実施する。

▶ **輸液および抗菌薬の管理**　栄養補給目的の輸液は，食事が開始されると終了となる。抗菌薬の点滴は術後4日目ごろに終了となる（表2-11参照）。

(3)日常生活に伴う援助

①食事

　食事開始時期は手術経過，麻酔法などによって異なる。手術侵襲による腸閉塞を回避するため，悪心・嘔吐，腹部膨満などの症状を観察し，腸蠕動の回復を確認することが重要である。女性生殖器疾患の手術では，女性生殖器に隣接している腸管への影響や手術の麻酔による消化機能への影響があるため，段階的に食事形態を上げる。低侵襲の腹腔鏡下手術の普及に伴い，経口摂取開始時期が早まっているため，十分な観察が必要である。初回は水分（番茶）摂取を少量ずつ開始し，消化器症状の有無を確認する（悪心のある場合は水分摂取を中止し含嗽のみとする）。食事形態は術後1日目から流動食→五分粥→全粥→常食へと進められる。

②排泄

▶ **排尿**　尿路感染予防のため早期に膀胱留置カテーテルを抜去し，抜去後は自己排尿ができるように援助する。術後の初回自然排尿時での排尿障害の有無は重要である。広汎子宮全摘出術では，膀胱や尿路にかかわる神経損傷を起こすことがあるため，隣接した神経の代償機能ができるまで，膀胱留置カテーテルを治療目的で数日間挿入する。この手術では排尿障害を合併するため，積極的に排尿誘導（トイレ誘導）を行い，排尿習慣を改善できるよう指導する。患者には，排尿のメカニズムや術後の排尿障害（尿閉，尿意喪失など）について説明し，必要に応じて自己導尿が行えるように援助する。

- **術後1日目**：トイレ歩行が可能であれば膀胱留置カテーテルを抜去する。初回のトイレ歩行は安全のため見守り介助する。自然排尿時は軽度の排尿痛を伴うことを説明し，下腹部を圧迫する排尿誘導法を指導する。残尿感がある場合や自然排尿がないときは無菌的操作で導尿を実施し，尿量を測定する。定期的な自然排尿を促すために水分を摂取するように指導する。

- **術後2日目以降**：患者の排尿状態に合わせた排尿への援助を継続的に実施する。患者の排尿セルフケアを評価し，自立排尿に向けた指導をする。排尿回数，尿量減少の有無，排尿痛，排尿障害の観察を継続的に実施する。

▶ **排便**　術後の排便コントロールを積極的に実施する。卵巣腫瘍核出術などで腸管の癒着が生じ腸閉塞を起こす可能性があるため，悪心・嘔吐に伴う腹痛の観察をする。排便後は大腸菌による感染を防ぐため清潔にするよう指導する。便秘予防策として食事や適度な運

動を促し，状況に応じて下剤や浣腸を使用する。

③活動と安静

廃用症候群の予防，肺胞換気の促進などの目的のほか，術後は深部静脈血栓症（DVT）や腸閉塞を起こしやすいため，術後の早期離床の必要性を患者に説明し，積極的に援助する。

▶ **術後の離床介助時のポイント**　初回離床を促すときは，起立性低血圧の予防，麻酔からの覚醒の確認と創部痛コントロール，姿勢の観察と転倒・転落の予防，ドレーンなどの医療器具に留意し援助する。

▶ **離床の手順**

　• **離床初期段階**：トイレまでの介助歩行を行い，患者の循環動態が安定していればステップアップする。息切れやめまいなどの症状が出現した場合は一時中止し，経過観察する。開腹手術の場合，歩行時に腹部をかばう前屈姿勢になりがちなため，正しい姿勢で歩行できるように，激励の言葉をかけながら姿勢を調整する。

　• **離床拡大手順**：術後1日目は創部痛のコントロールを図り，患者のセルフケア能力を生かした体位変換を促す。ベッドを段階的にギャッチアップする。仰臥位→半座位，半座位→起座位，起座位→端座位，端座位→立位（足踏み訓練を促し下肢筋力や平衡感覚を確認），立位→歩行（歩行器などの補助具を使用してトイレ歩行）のように段階を踏んで離床を進める。術後2日目は見守りの段階であり，トイレ・洗面を自力で行う。術後3日目は病棟内歩行へ行動範囲を拡大する。

④そのほかの援助

▶ **睡眠**　疼痛など睡眠を妨げる因子をコントロールし，安楽に入眠できる環境を調整する。

▶ **清潔**　腟分泌物による外陰部の不快感を軽減し，手術創への感染を予防するため，排尿・排便後の外陰部の清潔を指導する（図2-3）。術後数日は全身清拭の介助を実施し，その後は創部の状態によりシャワー浴が可能になる。また，術後1日目より起座位での口腔ケアができるように準備し，2日目以降は患者の状態を観察しながらセルフケアを促す。

▶ **精神・心理状態**　臓器の機能低下や喪失感，切開部の様子や疼痛などから悲嘆状態に陥

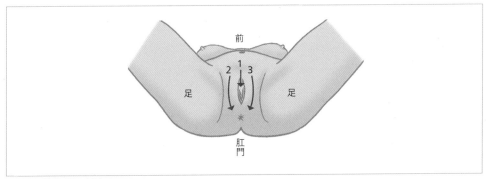

図2-3　外陰部の拭き方

る。精神的苦痛の表出を促し，患者自身が現状を受容できるよう支援する。

❽退院時の指導

①手術後の回復期の食事は，消化の良いバランスのとれた献立にするよう指導する。

②退院後1週間程度はなるべく安静にし，その後は疲労しない程度に身の回りのことから始め，徐々に活動量を増やしていくように指導する。開腹手術を受けた患者には，腹圧がかかる動作を控えるように説明する。

③退院時に外来受診日を患者に知らせ，必ず受診するように説明する。

④家事や仕事に本格的に戻る時期や労働量については，外来受診時に指導する。

⑤入浴は，外来受診時に医師の許可が出れば可能になることを説明する。

⑥性生活については医師の許可後になるため，パートナーの協力を得るよう指導する。

⑦下肢の浮腫，尿の量・性状の変化，排尿困難，性器出血，直腸出血，発熱，強度の下痢，下腹部痛，腰部痛などの異常症状が起こった場合は，直ちに連絡し受診するように指導する。

▌2. 各種手術を受ける患者の看護

1 ▏子宮鏡下手術，腟式手術を受ける患者の看護

　子宮鏡下手術は，子宮内膜ポリープ，子宮粘膜下筋腫などの良性疾患に適応される経腟的手術方法である。子宮頸管拡張処理を前日に行うため，疼痛緩和への援助が必要である。術後は還流液の影響で水中毒（表2-5参照）を起こす可能性があるため，バイタルサインや全身浮腫などの観察をする（表2-9）。

　女性生殖器疾患特有の術式である腟式手術は，腟の一部を切開し子宮を引き出して摘出や縫合などの処置を行う術式で，子宮筋腫，子宮脱，子宮下垂などが主な適応となる（表2-10）。

2 ▏腹式広汎子宮全摘出術を受ける患者の看護

　主に子宮頸がんに対して施行され，子宮と子宮靱帯（基靱帯），多くの場合子宮付属器まで広範囲に切除し，骨盤リンパ節郭清を行う手術方法である。術中に，隣接している膀胱や尿管の剝離を行うため，排尿障害に対する援助をする。術後に放射線療法を実施する場合は，下肢リンパ浮腫の観察に特に留意する。長期の療養生活や排尿障害に伴う自己導尿指導など患者の負担は多大であり，適切な看護介入が重要である（表2-11）。

3 ▏腹腔鏡下手術を受ける患者の看護

　良性腫瘍や子宮付属器腫瘍の多くに施行されている手術方法である。炭酸ガスを使用することによる術後合併症に留意し看護する。手術の侵襲度が低く，創部が小さいため美容性が高く，疼痛も少ないため，術後は早期に社会復帰できる（表2-12）。

表2-9 子宮鏡下手術クリニカルパス例

		手術前日	手術当日 術前	手術当日 術後	術後1日目／退院
達成目標		・入院生活について理解できる ・手術や麻酔について理解できる ・手術後合併症予防の準備ができる ・子宮頸管拡張処置後の疼痛を我慢できる ・身体的，精神的に安定した状態である	・手術前後の経過を理解できる ・安心して手術を迎える ・バイタルサインが安定している ・残便感がなく排便がある	・循環動態が安定している ・バイタルサインが安定している ・性器出血が少ない ・感染徴候がない ・深部静脈血栓症を起こさない ・疼痛コントロールができる ・皮膚損傷を起こさない ・せん妄状態が出現せず安定する ・水中毒を起こさない	・バイタルサインが安定している ・異常出血がない ・感染徴候がない ・疼痛コントロールができる ・麻酔合併症がない ・歩行時に転倒・転落を起こさない ・安全にトイレ歩行ができる ・退院後不安なく生活できる
治療・処置		・身長・体重の測定 ・弾性ストッキングのサイズ測定 ・外陰部の除毛 ・内診 ・子宮頸管拡張処置（ラミナリア桿，ダイラパン®の本数とガーゼ枚数の確認）	・朝__：__時グリセリン浣腸 ・血管確保（サーフロー針留置，20G以上） ・手術着に更衣，弾性ストッキング装着	・酸素吸入 流量確認　帰室3時間後__：__で中止 ・3点誘導心電図モニター装着 ・フットポンプ装着	・酸素吸入中止 ・3点誘導心電図モニター中止 ・フットポンプ中止 ・退院診察
薬剤		・常備薬の確認（病棟薬剤師） ・就寝前：下剤内服 ・頓用：睡眠薬の内服	・点滴開始 ・手術前抗菌薬投与	・点滴 ・帰室後抗菌薬投与	・硬膜外カテーテルによる鎮痛薬投与 ・疼痛時鎮痛薬追加 ・退院処方についての説明（病棟薬剤師）
検査		検尿		必要時採血	採血
栄養		常食または治療食 __：__時以降絶飲食	絶飲食	帰室3時間後から水分摂取可 夕方：常食	朝：常食
看護介入（援助）	活動・安静度	病院内	病棟内	・ベッド上安静 ・下肢運動	病棟内
	清潔	（除毛後）シャワー	手術前に歯磨き	・含嗽，口腔ケア，洗面介助 ・外陰部清拭	シャワー
	排泄	制限なし	手術室で膀胱留置カテーテル挿入	排便時便器介助	膀胱留置カテーテル抜去 排泄時トイレ歩行
	観察	バイタルサイン測定（入院時・19時）	バイタルサイン測定（6時・手術室移動前）	・バイタルサイン測定（帰室直後・15分・30分・1時間・2時間・3時間後・それ以後4時間ごと） ・SpO₂のモニタリング ・次の各症状の有無 悪寒，創部痛，性器出血，咽頭不快，悪心・嘔吐，頭痛，皮膚トラブル，下肢しびれ ・腸蠕動音 ・睡眠状態	・バイタルサイン測定（6・10・14・19時） ・性器出血の有無 ・腸蠕動音 ・皮膚トラブルの有無 ・睡眠状態
教育・説明・指導・その他（書類，必要物品，リハビリテーション）		・患者認識リストバンドの装着 ・入院オリエンテーション ・術前オリエンテーション（クリニカルパスの説明，手術必要物品の確認など） ・担当医から術前説明 ・麻酔科医術前診察 ・手術室看護師術前訪問 ・書類確認（手術承諾書，麻酔同意書，抑制同意書，特定生物由来製剤同意書） ・静脈血栓症リスク評価		・担当医より手術の説明 ・性器出血することを説明 ・術後2～3時間から寝返り可能であることを説明	・早期離床の必要性の説明 ・退院指導 ・今後の外来受診についての説明

表2-10 腟式子宮全摘出術クリニカルパス例

		手術前日	手術当日 術前	手術当日 術後
達成目標		• 入院生活について理解できる • 手術や麻酔について理解できる • 手術後の合併症について理解できる • 身体的・精神的に安定した状態である	• 手術前後の経過を理解できる • 身体的,精神的に安定した状態で手術に臨むことができる • 残便感がなく排便がある	• バイタルサイン(呼吸・循環動態)が安定している • 創部異常出血がない • 感染徴候がない • 深部静脈血栓症を起こさない • 疼痛コントロールができる • 皮膚損傷を起こさない • せん妄状態が出現せず安定する
治療・処置		• 弾性ストッキングのサイズ測定 • 手術部位の除毛,臍処置	• 朝(6時)グリセリン浣腸 • 血管確保(サーフロー針留置,20G以上) • 手術着に更衣,弾性ストッキング装着	• 酸素吸入 • 3点誘導心電図モニター装着 • フットポンプ装着 • ドレーン挿入中
薬剤		• 常備薬の確認(病棟薬剤師) • 就寝前:下剤内服 • 頓用:睡眠薬の内服	• 点滴 • 手術室入室後に抗菌薬投与	• 点滴 • 帰室後に抗菌薬投与 • 硬膜外カテーテルによる鎮痛薬投与
検査				必要時実施
栄養		常食	禁食	帰室3時間後から飲水可
看護介入(援助)	活動安静度	制限なし	手術前まで制限なし	帰室後2時間ベッド上安静
	清潔	シャワー浴	手術前まで制限なし	更衣介助
	排泄		手術室で膀胱留置カテーテル挿入	
	観察	• 身長・体重測定 • バイタルサイン測定(入院時・19時)	• バイタルサイン測定(6時・手術前)	• バイタルサイン測定(帰室直後・15分・30分・1時間・2時間・3時間・6時間以降翌日6時まで4時間ごと) • SpO₂のモニタリング • 次の各症状の有無 悪寒,創部痛,性器出血,悪心・嘔吐,頭痛,皮膚トラブル,下肢のしびれ • 腸蠕動音 • 睡眠状態
教育・説明・指導・その他(書類,必要物品,リハビリテーション)		• 患者認識リストバンドの装着 • 入院オリエンテーション • 術前オリエンテーション(クリニカルパスの説明・手術必要物品の確認など) • 担当医による術前説明 • 麻酔科医による術前診察 • 手術室看護師の術前訪問 • 書類確認(手術承諾書,麻酔同意書,抑制同意書,輸血同意書,特定生物由来製剤同意書) • 静脈血栓症リスク評価	• 担当医より手術の説明	• 術後2～3時間から寝返り可能であることを説明 • 足背運動の実施や,側臥位になることが静脈血栓の予防になることを説明

術後1日目	術後2〜4日目	術後5日目以降
• バイタルサインが安定している • 創部異常出血がない • 感染徴候がない • 疼痛コントロールができる • 腸閉塞の徴候がない • 歩行時に転倒・転落を起こさない	• バイタルサインが安定している • 感染徴候がない • 疼痛コントロールができる	• 退院後の生活について理解する • 外来受診の必要性が理解できる
• 酸素吸入中止 • 3点誘導心電図モニター中止 • フットポンプ中止 • 診察（創部観察・腟洗浄）	2日目：弾性ストッキングの着用中止	5日目：退院診察
• 抗菌薬投与 • 硬膜外カテーテルによる鎮痛薬投与 • 内服薬開始（常備薬）————————————————————————————→	• 疼痛時に鎮痛薬	
採血		5日目：採血・検尿
朝全粥　昼より常食	常食 ————————————————————————————→	
午前中に歩行開始	病院内フリー ————————————→	
全身清拭 寝衣交換	シャワー浴 ————————————————————————→	
• 膀胱留置カテーテル抜去 • 初回トイレは付き添い歩行		
• バイタルサイン測定（4検：6・10・14・19時） • 次の各症状の有無 　創部痛，性器出血，悪心・嘔吐，頭痛，皮膚トラブル • 腸蠕動音 • 睡眠状態	• バイタルサイン測定 　2日目：4検（6・10・14・19時） 　3日目：2検（6・14時） 　4日目：1検（14時） • 性器出血の有無	• バイタルサイン測定（1検：6時） • 性器出血の有無
• 執刀医から手術・術後の説明をする • 早期離床の必要性を説明する • 性器出血することを説明する	• 出血多量時や血塊があるときは報告するよう説明する • 担当医による深部静脈血栓症のリスク評価	• 退院後の生活について説明する • 今後の外来受診，服薬について説明する

構造と機能

症状と病態生理

診察・検査・治療

疾患と診療

症状に対する看護

検査と治療に伴う看護　2

疾患をもつ患者の看護

事例による看護過程の展開

表2-11 腹式広汎子宮全摘出術クリニカルパス例

		手術前日	手術当日 術前	手術当日 術後
達成目標		● 入院生活について理解できる ● 手術や麻酔について理解できる ● 手術後の合併症について理解できる ● 身体的，精神的に安定した状態である	● 手術前後の経過を理解できる ● 身体的・精神的に安定した状態で手術に臨むことができる ● バイタルサインが安定している ● 残便感がなく排便がある	● バイタルサインが安定している ● 創部異常出血がない ● 感染徴候がない ● 深部静脈血栓症を起こさない ● 疼痛コントロールができる ● 皮膚損傷を起こさない ● せん妄状態が出現せず安定する
治療・処置		● 身長・体重測定 ● 弾性ストッキングのサイズ測定 ● 手術部位の除毛・臍処置	● 朝＿：＿時にグリセリン浣腸 ● 血管確保（サーフロー針留置，20G以上） ● 手術着に更衣 ● 弾性ストッキング装着	● 酸素吸入　流量確認＿：＿時まで継続 ● 3点誘導心電図モニター装着 ● フットポンプ装着 ● ドレーン挿入中
薬剤		● 常備薬の確認（病棟薬剤師） ● 就寝前：下剤内服 ● 頓用：睡眠薬の内服	● 点滴開始 ● 手術前の抗菌薬投与	● 点滴 ● 帰室後抗菌薬投与 ● 硬膜外カテーテルによる鎮痛薬投与 ● 疼痛時の鎮痛薬追加
検査		検尿，必要時採血	必要時実施	術後採血
栄養		常食または治療食 ＿：＿時以降絶飲食	絶飲食	絶飲食
看護介入（援助）	活動安静度	病院内可	病棟内	ベッド上安静 体位変換2時間ごと
	清潔	（除毛・臍処置後）シャワー	手術前に歯磨き	含嗽・口腔ケア・洗面介助 外陰部清拭
	排泄	制限なし	手術室で膀胱留置カテーテル挿入	膀胱留置カテーテル挿入中 排便時便器介助
	観察	バイタルサイン測定（入院時・19時）	バイタルサイン測定（6時・手術室移動前）	● バイタルサイン測定 （帰室直後・15分・30分・1時間・2時間・3時間後・それ以後4時間ごと） ● SpO₂のモニタリング ● 次の各症状の有無 悪寒，創部痛，性器出血，咽頭不快，悪心・嘔吐，頭痛，皮膚トラブル，下肢のしびれ ● 腸蠕動音 ● 睡眠状態
教育・説明・指導・その他（書類・必要物品・リハビリテーション）		● 患者認識リストバンドの装着 ● 入院オリエンテーション ● 術前オリエンテーション（クリニカルパスの説明，手術必要物品の確認など） ● 担当医による術前説明 ● 麻酔科医による術前診察 ● 手術室看護師の術前訪問 ● 書類確認（手術承諾書，麻酔同意書，抑制同意書，輸血同意書，特定生物由来製剤同意書） ● 静脈血栓症リスク評価 ● 呼吸訓練，排泄訓練，リハビリテーションの説明および実施	担当医より手術の説明	● 性器出血があることの説明 ● 術後2～3時間から寝返り可能であることを説明 ● 足背運動の実施や，側臥位になることが，静脈血栓の予防になることを説明

第2編

構造と機能

症状と病態生理

診察・検査・治療

疾患と診療

症状に対する看護

検査と治療に伴う看護

患者をもつ疾患の看護

事例による看護過程の展開

2

術後1日目	術後2日目	術後3〜5日目	術後6〜8日目	術後9日目
• バイタルサインが安定している • 創部異常出血がない • 感染徴候がない • 疼痛コントロールができる • 腸閉塞の徴候がない • 転倒・転落を起こさない	• バイタルサインが安定している • 感染徴候がない • 疼痛コントロールができる • 腸閉塞の徴候がない • 歩行時に転倒・転落を起こさない • 病室内歩行ができる	• バイタルサインが安定している • 疼痛コントロールができる • 排ガス・排便がある	• バイタルサインが安定している • 残尿測定ができる • 創痛が軽減する • 残尿がなく正常な排尿ができる • 退院後の生活について理解ができる	• バイタルサインが安定している • 残尿がなく正常な排尿ができる • 退院後不安なく生活できる • 外来受診の必要性が理解できる
• 酸素吸入中止 • 3点誘導心電図モニター中止 • フットポンプ中止 • 診察(創部観察・膣洗浄)	• 弾性ストッキングの着用中止	• ドレーン抜去(排液がなければ)	7日目:抜鈎,ステリストリップ™貼付 8日目:退院診察	退院
• 抗菌薬の点滴 • 硬膜外カテーテルによる鎮痛薬投与 • 疼痛時の鎮痛薬追加 • 内服薬開始(整腸薬・緩下剤)	• 抗菌薬の点滴 • 硬膜外カテーテルによる鎮痛薬投与 • 疼痛時の鎮痛剤追加	3日目:抗菌薬の点滴,硬膜外カテーテル抜去 4日目:点滴終了 5日目:排便がなければ浣腸		退院処方について説明 (薬剤師)
		採血・検尿	採血・検尿	
朝:水分摂取 昼:流動食	昼:五分粥食	3日目昼:全粥食 4日目昼:常食または治療食 5日目:常食または治療食	常食または治療食	常食または治療食
トイレ歩行可	病室内	病棟内	病院内フリー	病院内フリー
全身清拭 寝衣交換	全身清拭 寝衣交換	シャワー可(ドレーン抜去後)	シャワー可	シャワー可
排便時トイレ歩行		→	膀胱留置カテーテル抜去 抜去後残尿測定(50mL以下/回まで継続)	
• バイタルサイン測定 (6時・10時・14時・19時) • 次の各症状の有無 創部痛,性器出血,咽頭不快,悪心・嘔吐,頭痛,皮膚トラブル • 腸蠕動音 • 睡眠状態	バイタルサイン測定 (6時・10時・14時・19時)	バイタルサイン測定	バイタルサイン測定	バイタルサイン測定
• 執刀医から手術・術後の説明をする • 早期離床の必要性の説明	担当医による深部静脈血栓症のリスク評価	3日目:シャワー方法の説明 4日目:リンパ浮腫についての説明	6日目:残尿の測定方法の説明 8日目:退院指導	今後の外来受診,服薬についての説明

表2-12 腹腔鏡下子宮筋腫核出術クリニカルパス例

		手術前日	手術当日	
			手術前	手術後
達成目標		・入院生活について理解できる ・手術や麻酔について理解できる ・手術後合併症予防の準備ができる ・身体的，精神的に安定した状態で手術に臨むことができる	・手術前後の経過を理解できる ・バイタルサインが安定している ・身体的，精神的に安定した状態で手術に臨むことができる	・バイタルサイン（呼吸・循環動態）が安定している ・創部異常出血がない ・感染徴候がない ・深部静脈血栓症を起こさない ・疼痛コントロールができる ・皮膚損傷を起こさない ・せん妄状態が出現せず安定する
治療・処置		・内診 ・手術部位の除毛・臍処置 ・弾性ストッキングのサイズ測定	・朝__：__時グリセリン浣腸 ・血管確保（サーフロー針留置，20G以上） ・手術着に更衣 ・弾性ストッキング装着	・酸素吸入：流量確認__：__時まで継続 ・3点誘導心電図モニター装着 ・弾性ストッキング装着 ・フットポンプ装着
薬剤		・服薬歴・常備薬確認（病棟薬剤師） ・就寝前：下剤・抗菌薬の内服 ・頓用：睡眠薬の内服	・点滴開始 ・手術室入室直後に抗菌薬投与	・点滴 ・帰室後に抗菌薬投与 ・疼痛時，鎮痛薬の投与
検査		必要時検尿・採血実施	必要時実施	必要時実施
栄養		常食または治療食 21時以降絶食 飲水可	手術3時間前までは飲水可 その後禁飲食 口渇時含嗽	帰室後2時間で水分摂取可
看護介入（援助）	**活動安静度**	病院内フリー	病棟内フリー	帰室後2時間ベッド上安静（側臥位可），その後長座位まで可
	清潔	（除毛・臍処置後）シャワー	口腔ケア	含嗽，口腔ケア，洗面介助 外陰部清拭
	排泄	制限なし	手術室で膀胱留置カテーテル挿入	
	観察	・身長・体重測定 ・バイタルサイン測定（入院時）	・バイタルサイン測定（6時・手術室移動前）	・バイタルサイン測定（帰室直後・15分・30分・1時間・2時間・3時間後・それ以後4時間ごと） ・SpO$_2$のモニタリング ・次の各症状の有無 悪寒，創部痛，性器出血，頭痛，悪心・嘔吐，下肢のしびれ ・腸蠕動音 ・睡眠状態
教育・説明・指導・その他（書類，必要物品，リハビリテーション）		・入院オリエンテーション ・術前オリエンテーション（クリニカルパスの説明） ・患者認識リストバンドの装着 ・担当医・執刀医から術前説明 ・麻酔科医，手術室看護師の術前訪問 ・手術の必要物品の準備 ・書類確認 （手術承諾書，麻酔同意書，抑制同意書，輸血同意書，特定生物由来製剤同意書など） ・静脈血栓症リスク評価 ・呼吸訓練，排泄訓練，リハビリテーションの説明および実施	・家族は手術1時間前に来院 ・担当医より手術の説明	・執刀医から術後の説明 ・体動時，性器出血することを説明 ・術後2〜3時間から寝返り可能であることを説明 ・手術後に足背運動の実施や，側臥位になることで静脈血栓の予防となることを説明

292　　第2編／第2章　主な検査と治療に伴う看護

術後 1 日目	術後 2 日目	術後 3 日目
• バイタルサインが安定している • 創部異常出血がない • 感染徴候がない • 疼痛コントロールができる • 排ガス・排便がある • 歩行時に転倒・転落を起こさない	• バイタルサインが安定している • 感染徴候がない • 創部痛が軽減する • 病棟内歩行ができる	• バイタルサインが安定している • 術前と同様に日常生活が送れる • 退院後の生活が理解できる
• 酸素吸入中止 • 3 点誘導心電図モニター中止 • フットポンプ中止 • 診察（創部観察・腟洗浄）	• 弾性ストッキングの着用中止 • 内診	
• 抗菌薬投与 • 疼痛時, 鎮痛薬の投与 • 頓用：睡眠薬の内服 • 内服薬開始（常備薬）	• 内服（常備薬）	• 内服（常備薬）
必要時実施	必要時実施	必要時実施
流動食→五分粥食→全粥食	常食または治療食	常食または治療食
歩行開始	病院内フリー	病院内フリー
全身清拭 寝衣交換	シャワー可	シャワー可
膀胱留置カテーテル抜去 初回トイレは付き添い歩行		
• バイタルサイン測定（6・10・14・19 時） • 次の各症状の有無 　創部痛, 性器出血, 頭痛, 悪心・嘔吐 • 腸蠕動音 • 睡眠状態	• バイタルサイン測定（6・10・19 時） • 性器出血の有無	• バイタルサイン測定 • 性器出血の有無
• 早期離床の必要性の説明 • 出血多量時や血塊があるときは報告するよう説明 • 担当医による深部静脈血栓症のリスク評価	• 出血多量時や血塊がある時は報告するよう説明 • シャワー時の注意事項の説明 • 退院日決定時に, 手術後の経過と今後の外来受診について説明	• 診断書・入院証明書の必要時は, 外来に依頼

Ⅲ　主な治療・処置に伴う看護　293

第2編

構造と機能

症状と病態生理

診察・検査・治療

疾患と診療

症状に対する看護

2 検査と治療に伴う看護

疾患をもつ患者の看護

事例による看護過程の展開

F リハビリテーション時の看護

1 リハビリテーションと医療職の連携

リハビリテーション（以下，リハビリ）医療は，患者の治療に伴う合併症予防および後遺症に対しての QOL の維持・向上を促す目的がある。

患者は，周術期から化学療法，放射線療法，緩和療法まで継続的なリハビリ介入を要するため，残存機能の温存と治療の侵襲に伴う呼吸機能や運動機能などの障害に焦点を当て，ADL 評価を早期に実施する。女性生殖器疾患をもつ患者では，複数の疾患の併発，手術などによるストレス，長期就床が誘因での寝たきりや認知症の発症など，あらゆる可能性を見据えたリハビリを提供する。患者の状態を把握し，配偶者や家族による参加型リハビリなどの効果的なサポート体制の充実を図るため，各部門と連携し，総合的なリハビリ医療を展開する。

2 周術期のリハビリテーション

❶呼吸訓練

全身麻酔は呼吸器合併症を起こす可能性があるため，術前の呼吸訓練で発症を防ぐ必要がある。麻酔や鎮静薬の影響で肺胞が虚脱する術後無気肺や，痰の貯留による誤嚥性肺炎，術後疼痛に伴う呼吸筋の抑制が原因となる呼吸器障害などがある。

援助のポイントは，患者の呼吸状態に適した呼吸訓練の指導である。術前呼吸訓練の必要性を説明し，深呼吸，腹式呼吸，排痰訓練，体位ドレナージなど，有効な方法を選択する。開腹手術には縦切開や横切開があることを把握し，創部に負担をかけないようなゆっくりとした深呼吸や腹式呼吸を促す。自己排痰訓練は安楽な体位を工夫し，排痰を妨げないように，創部の保護とハッフィングを併用する。体位ドレナージでは，呼吸音から痰が貯留している肺区域を確認し，スクイージングを併用するなど有効な方法を実施する。吸入療法には超音波ネブライザーや呼吸訓練器具（フリーフロー）などがある。しかし，過度な呼吸訓練は呼吸筋を疲労させ，かえって呼吸機能が低下する可能性もあるため，慎重な指導が必要である。

❷排尿訓練

女性生殖器疾患の手術では，脊髄クモ膜下麻酔などによる仙骨部の副交感神経の遮断で一時的な排尿障害が起こり得る。また，骨盤内腫瘍の術後に神経因性膀胱が起こる可能性がある。広汎子宮全摘出術では，手術操作による骨盤神経の損傷による膀胱機能麻痺で，尿意鈍麻や排尿困難が起こり得る。膀胱の充満は，膀胱筋を過度に伸展させるとともに，創部を牽引して創部痛を誘発し，創の治癒を遅延させる可能性がある。

援助のポイントは，女性生殖器疾患の術後に生じる尿閉や尿量減少などの要因を理解し，

排尿を促す援助の提供である。患者の排尿パターンの把握，現在の尿意や残尿感の有無，尿路感染の有無などが指標となる。患者には定期的な自然排尿や排尿を促す下腹部圧迫法を指導する。尿閉時は，膀胱破裂を起こさないように定期的な導尿をする。残尿が 50mL 以下になった場合は，残尿測定を中止する。排尿障害が改善されない場合は，患者に自己導尿指導を実施する。尿排出障害に対する α1 ブロッカー系薬剤，蓄尿障害に対する抗コリン薬などが投与された場合は効果を評価する。長期に排尿障害がある場合は，退院後も患者の QOL に影響を及ぼし心理的苦痛を伴うため，配偶者や家族の理解と協力が必須である。

❸ 廃用症候群の予防

　急性期リハビリでは手術前から早期離床の必要性を説明し，術後の廃用症候群を予防する。筋萎縮および筋力低下などは，手術から 48 時間以内に始まるといわれており，早期床上リハビリの開始が必要である。広汎子宮全摘出術では，長時間の手術や術後の膀胱留置カテーテルの長期挿入により，呼吸機能低下（沈下性肺炎）や循環障害（起立性低血圧，深部静脈血栓症，褥瘡），精神・認知機能低下（抑うつ状態，認知症）などを併発する可能性がある。

　援助のポイントは，早期離床を阻害する因子や廃用症候群を発症するリスク因子の抽出，および患者の機能障害の有無や残存機能の程度を評価し，適切なリハビリ導入時期を検討することである。患者に疲労感を及ぼさない筋力維持の方法を具体的に説明する。さらに，女性ホルモンのバランスの乱れや廃用症候群の影響で，術後に突然，抑うつ状態が出現する場合があることも認識して援助する。

3 ┃ がんに対するリハビリテーション

　がんの手術後のリハビリは，予測される合併症や後遺症を予防する目的で実施される。がんの進行状態によっては，症状緩和のためのリハビリへと移行する。患者が安心して安楽な生活を送れるようなリハビリ支援が重要である。

▶ 骨盤内リンパ節郭清術後のリハビリ　リンパ液の滲出障害が起こりリンパ浮腫を発症しやすいため，スキンケアや用手的リンパドレナージ，圧迫療法（弾性包帯，弾性ストッキング），圧迫下での運動療法（足関節運動）など早期にリハビリ訓練をすることで，下肢リンパ浮腫の悪化に伴う苦痛を軽減することができる。

▶ 広汎子宮全摘出術後のリハビリ　骨盤神経の損傷による膀胱機能麻痺から，排尿障害が起こる。術後は尿失禁の改善や悪化防止のため骨盤底筋体操や間欠的自己導尿の指導が重要である。長期にわたり排尿障害がみられるため，自己導尿が円滑に行えるよう，清潔操作や導尿時の姿勢などを指導する。

▶ 卵巣摘出後のリハビリ　卵巣機能の低下あるいは喪失により，のぼせや発汗異常など更年期障害の症状を招く可能性がある。また，卵巣がんの患者の多くは高齢者であり，予備力や身体機能の低下から化学療法や放射線療法の侵襲が強く現れやすく，認知機能の低下に伴い，セルフケア能力の維持が困難な場合も多い。廃用症候群を起こさないよう，ベッ

ドサイドでの立位訓練や歩行訓練などの筋力トレーニング，バランス保持訓練など早期に
リハビリ支援を開始し，家族を含めた指導が必要である。

　看護援助の視点として，がんの治療に伴う身体的苦痛や，精神・心理的な障害がもたら
す患者の QOL への大きな影響を考え，次のようなことが重要になる。

①患者のがんの病期や身体機能による活動制限の程度，セルフケア能力を的確に把握
する。
②日常生活援助では栄養状態の評価をしながら，有酸素運動やストレッチなどの運動
療法への援助をする。
③浮腫に対しては，長時間の同一姿勢での圧迫を防ぎ，リンパ液の流れを改善する習
慣などを指導する。
④緩和ケアリハビリでは，患者と家族の要望に沿った日常生活活動が可能になるよう，
限られた期間の中で援助する。

演習課題

1 女性生殖器疾患をもつ患者の診察時の看護（問診・外診・内診）のポイントをまとめ
てみよう。
2 女性生殖器疾患をもつ患者に対する代表的な検査について，その目的と看護上の
留意点をまとめてみよう。
3 化学療法を受けている患者の観察ポイントについて整理してみよう。
4 放射線療法を受けている患者の観察ポイントについて整理してみよう。
5 女性生殖器の手術を受ける患者の不安軽減のための看護についてまとめてみよう。
6 女性生殖器の手術を受けた患者の術後の観察ポイントについて話し合ってみよう。
7 女性生殖器の手術を受けた患者の退院時の指導について整理してみよう。

第 3 章

女性生殖器疾患をもつ患者の看護

女性生殖器疾患をもつ患者の看護を実践するためには，その女性が罹患[りかん]している疾患の病態生理と主症状，ライフステージやライフコースとの関連から特徴を十分に理解したうえで援助することが必要となってくる。本章では，主な女性生殖器疾患をもつ患者のアセスメントの視点と看護問題および看護目標，看護の実際につながる看護展開をあげて解説する。また，包括的な看護を展開することを目的とし，患者が疾患をもちながら日常生活を再構築するための QOL に着目し解説する。

　本章で取り上げる主な女性生殖器疾患の概要と問題抽出の視点を，表3-1 にまとめた。

表3-1　主な女性生殖器疾患の概要と問題抽出の視点

疾患名	病理	解剖生理	主な症状	医療機能の分類	特徴と問題抽出の視点
子宮筋腫	良性	子宮	● 粘膜下筋腫：過多月経，月経困難症（主に月経時の下腹部痛），不正出血，不妊症 ● 漿膜下筋腫：下腹部圧迫感 ● 筋層内筋腫：過多月経，月経困難症，下腹部圧迫感	急性期	〈特徴〉 ①好発年齢は 30 歳代以降である ②女性生殖器の腫瘍のなかで最も罹患率が高い ③治療は多様な選択肢があり，子宮温存療法を選択できる ④挙児が可能である 〈問題抽出の視点〉 ①過多月経により鉄欠乏性貧血となり，身体的苦痛がある ②子宮病変における心理的な悲嘆状態がある ③月経困難症により社会的な役割遂行が困難となり，QOL の低下を招く可能性がある
子宮がん	悪性	子宮頸部	不正出血（性交時出血），帯下増加，下腹部痛，発熱 ※上皮内がん（0期），微小浸潤がん（IA期）は無症状	急性期およびターミナル期	〈特徴〉 ①子宮頸がんは 30〜40 歳代，子宮体がんは 50 歳代に好発する ②子宮体がんと子宮頸がんの比率はほぼ 6：4 である ③子宮がんが限局性の場合，5 年相対生存率は子宮頸部 76.5％，子宮体部 81.3％（2009〜2011 年）＊である ④子宮頸がんは，ヒトパピローマウイルス（HPV）感染が主原因であり，予防として HPV ワクチンがある ⑤骨盤腔内へのがん浸潤により，遠隔転移を起こす ⑥早期の子宮頸がんであれば子宮を温存できる ⑦子宮頸がんは手術療法＋放射線療法が有効である ⑧子宮体がんは手術による子宮摘出が基本となる 〈問題抽出の視点〉 ①不正出血や帯下異常，がん浸潤の進行による骨盤内疼痛，排尿障害などの身体的苦痛がある ②子宮がんに伴う不安や恐怖感が生じ，精神的に不安定な状態がある ③家族のサポート体制での精神的，社会的負担がある
		子宮体部	不正出血（閉経後出血），帯下増加		

第2編

構造と機能

症状と病態生理

診察・検査・治療

疾患と診療

症状に対する看護

検査と治療に伴う看護

3 疾患をもつ患者の看護

事例による看護過程の展開

子宮内膜症	良性	子宮内膜	月経困難症	慢性期

〈特徴〉
①成熟期に好発する
②増加している女性生殖器疾患であり，不妊症との関連が深い
③再発しやすい疾患である
④症状や不妊症の有無によって治療方針が異なる
⑤長期的な治療を必要とする

〈問題抽出の視点〉
①月経困難症により日常生活への支障を生じる可能性が大きい
②長期治療に伴うストレスや完治への不安による精神的苦痛がある
③不妊症や妊孕性の問題が，性活動におけるパートナーとの関係性やライフスタイルを変化させる可能性がある

卵巣腫瘍	良性〜悪性	卵巣	腹部膨満感，下腹部痛，圧迫症状（頻尿など）	急性期および回復期，終末期

〈特徴〉
①良性，境界悪性，悪性がある
②腫瘍が小さい場合は無症状であり，症状が出現した時点でがんの進行が認められる
③基本は手術療法で，良性の場合は腹腔鏡下手術により腫瘍のみ摘出し，卵巣実質を温存できる
④卵巣がんの5年相対生存率は60.0%（2009〜2011年）*で，女性生殖器がんで最も予後不良とされている

〈問題抽出の視点〉
①悪性腫瘍の場合，腹水貯留や遠隔転移によるがん性疼痛など身体的苦痛が強い
②卵巣機能の低下に伴う妊孕性への精神的不安がある
③女性役割への喪失感に伴いパートナーとの関係性の低下が生じる可能性がある

腟炎	良性	腟	帯下異常（量の増加，性状の変化），外陰部瘙痒感，疼痛など	急性期および慢性期

〈特徴〉
①年齢や発達段階，機械的刺激，性感染症，糖尿病などの疾患との関連など様々な原因がある
②腟炎は治療によりほぼ完治する
③腟炎は薬物療法が中心である
④腟炎の原因によっては予防が可能である
⑤性感染症（STD）は，パートナーにも感染する

〈問題抽出の視点〉
①腟炎の症状に伴う様々な身体的苦痛がある
②治癒（完治）や再発に対する不安がある
③性感染症により，パートナーとの不仲や性行為への抵抗感が生じる可能性がある

*国立がん研究センター：がん情報サービス；がん種別統計情報より.

I 子宮筋腫（子宮平滑筋腫）患者の看護

　子宮筋腫は子宮筋層内の平滑筋から発生する腫瘍であり，女性生殖器疾患の代表的な良性腫瘍である。特にエストロゲンの分泌が盛んな30歳以降の成熟期に好発する。子宮筋

腫は無症状であることが多いが，発生部位によって過多月経などの症状が出現する。

　治療においては，妊孕性温存の希望の有無によって，対症療法による経過観察，ホルモン療法，子宮を温存する腹腔鏡下での手術療法の選択も可能であり，患者の負担が最小限となるような看護援助が求められる。

　看護の視点として，次のような点に着目する。

①性生活が活発な時期であり，妊娠・出産期間として重大な役割を担う。

②子宮に障害をもつことで女性としての喪失感に苛まれ，精神的な混乱状態に陥る。

③良性腫瘍であっても，検査・治療への不安や疾患の罹患に伴う悲嘆が大きい。

④社会復帰に伴う自己役割の変化に対する心配がある。

　ここでは，**腹腔鏡下子宮筋腫核出術**を受ける患者の看護を展開する。

アセスメントの視点

1 発症年齢

　卵巣ホルモン（エストロゲン）が子宮筋腫の発生に関与しているため，発症年齢は30歳代以降の成熟期に多い。

2 生殖活動（性活動）

　子宮筋腫の治療の際，待機療法（経過観察のみ），外科的療法や保存的療法を決定するうえで，妊孕性や子宮温存の希望の有無を把握することが重要である。

①今後の妊娠への希望の有無（妊孕性温存の希望の有無）

②現在の妊娠の可能性の有無

③未婚か既婚か

④不妊症の有無

3 月経状態

　過多月経，過長月経，不正出血は子宮筋腫の主症状であり，不正出血に伴う小球性低色素性の鉄欠乏性貧血を起こす。貧血が悪化すると筋腫心を呈する。また，貧血が進むと酸素供給不足による体力の低下や疲労を招き，手術後の経過に影響する。そのため，月経および貧血の状態を把握することが必要である。

①月経周期と月経持続日数

②経血量と性状

③月経痛および月経随伴症状の有無と部位および対処法

④月経異常の有無

⑤最終月経の時期

第2編

構造と機能

症状と病態生理

診察・検査・治療

疾患と診療

症状に対する看護

検査と治療に伴う看護

3 疾患をもつ患者の看護

事例による看護過程の展開

⑥貧血状態および貧血の随伴症状の有無

⑦心筋障害（筋腫心：心不全の状態まで進行する）

4　検査・治療に対する不安

子宮筋腫，特に子宮粘膜下筋腫の場合，子宮鏡検査（ヒステロスコピー）を実施する。この検査では麻酔を行わないため，軽度の疼痛に対する不安や抵抗感があることを把握する。また，腹腔鏡下子宮筋腫核出術の前には，偽閉経療法を行って月経を止めるため，とまどいを感じることがある。さらに，手術そのものへの不安もあるため，その経過や影響を正しく理解する。

5　既往歴

不正出血などの原因が，子宮筋腫以外の女性生殖器疾患や血液疾患などの他疾患との合併によるものかなど，身体的な影響の範囲を把握する。

6　現疾患の進行状態と治療方針

子宮筋腫が増大すると，不正出血が多くなり，月経時には下腹部痛の増強や腹部膨満感などの自覚症状が強くなる。また，骨盤内臓器への圧迫症状によって疼痛が生じる。疼痛は身体局所の苦痛や不眠，情緒的に不安定な状態をもたらす要因となり，日常生活に支障を及ぼすことを把握する。

治療方針は，年齢，子宮筋腫の発生部位や大きさ・数，症状の程度，妊孕性温存の希望の有無や不妊症の有無などによって決定される。

子宮筋腫核出術は，子宮を温存し筋腫部分のみを切除する治療法であり，子宮の切開と子宮筋腫の核出を行う。その場合，出血量が多くなり，手術後に血腫の形成や妊娠・出産時の子宮破裂が起こる可能性があることを理解する。

7　疾患に対する認識

良性腫瘍であること，筋腫の発生部位や大きさによって腫瘍症状や圧迫症状が異なること，妊孕性温存の希望の有無などを考慮した治療の選択であることを認識しているかを把握する。

8　社会的・精神的サポート状態

子宮筋腫の不正出血によって貧血がある場合や入院治療によって，女性として，母親としての役割や仕事上の役割の遂行が困難となる。そのため，患者の職業や家族構成などから，社会的サポート（経済面，生活面，仕事面），精神的サポートの状態を把握していく。

❶精神的サポート
• 夫（パートナー）

- 子ども
- 親や兄弟姉妹
- 友人，職場の上司や同僚など

❷社会的サポート

- 経済面（入院・検査・治療にかかわる費用など）
- 生活面（貧血症状出現による家事・育児への影響など）
- 仕事面（月経時の休業や入院・検査・治療時の休業による影響など）

Ⓑ 生じやすい看護上の問題

1. 手術前

- 過多月経，過長月経，不正出血に関連した貧血の悪化
- 子宮筋腫（きんしゅ）増大に伴う圧迫症状による苦痛
- 子宮筋腫の症状悪化や治療・手術に伴う不安

2. 手術当日

- 貧血に関連した身体的変化が生じる可能性
- 手術や麻酔に対する不安

3. 手術後

- 術後の創部痛やドレーン・カテーテル類挿入による疼痛（とうつう）の出現
- 手術や麻酔による術後合併症が生じる可能性
- 手術や術後の経過に対する不安

4. 在宅療養移行中

- 術後の2次的な合併症が生じる可能性
- 手術による子宮の変化や子宮筋腫の再発による今後の妊娠・出産への不安
- 手術による役割遂行の中断に伴う社会的変化

第
2
編

構造と機能

症状と病態生理

診察・検査・治療

疾患と診療

症状に対する看護

検査と治療に伴う看護

3
疾患をもつ患者の看護

事例による看護過程の展開

C 看護目標と看護の実際

1. 手術前の看護（入院から手術前日まで）

看護目標
- 貧血が改善され，手術に向けて身体を整えることができる
- 圧迫症状に伴う苦痛が軽減し，安楽な状態になれる
- 症状の悪化がなく，治療・手術の環境が整えられて，不安が軽減できる

1 | 貧血が改善され，手術に向けて身体を整えることができる

　子宮筋腫による貧血を改善することで，手術中の出血による貧血の悪化によって，酸素運搬能力が低下するのを防ぎ，虚血リスクを起こさない。また，術後の ADL 拡大および創部の治癒改善を促す。

❶観察
- 性器の出血状態と随伴症状：出血量，出血の性状，出血時の随伴症状（下腹部痛，腰部痛）
- 貧血の症状：皮膚や粘膜（眼球結膜，口腔粘膜）の色
- 貧血の随伴症状の有無（易疲労感，倦怠感，めまい，立ちくらみ，動悸，息切れ，四肢冷感，収縮期機能性心雑音など）と自覚症状およびその訴え
- 睡眠状態
- セルフケア（清潔，活動状況）に対する意欲低下の有無
- 貧血の検査データ（RBC，WBC，Hb，Ht，TP，Alb）
- 栄養補給の状態：食欲の有無，食事摂取量の確認
- 貧血の治療による効果と副作用（悪心，下痢，便秘，黒色便）の有無および程度

❷援助
①性器出血量の増加や持続性出血が生じた場合は，バイタルサインを測定し，直ちに医師に報告する。

②食欲の低下があるときはその原因を明らかにし，食欲を増進できるような食育の環境づくりや献立の工夫を図る。

③管理栄養士に相談し，鉄分の多い食品の摂取ができ，鉄剤の吸収を良くするビタミンCを含む食品を同時に摂取するなどで，貧血が改善できるようにする。

④末梢血管が収縮して起こる四肢の冷感に対しては，室温の調節や湯たんぽ，毛布，靴下などの活用や足浴などによって保温に努め，下肢の血液循環を促す。

⑤貧血による体力低下に備えるため，不必要な活動を避けて安静を保つ。

⑥歩行時・起立時のふらつきやめまいがあるときは看護師が付き添い，転倒に注意し危険防止を図る。

⑦易疲労感や倦怠感によって清潔や活動に対する意欲が低下している場合は，患者の思い

を傾聴し，必要な援助を行う。

⑧処方された鉄剤（内服薬・注射薬）を確実に投与し，副作用を確認する。また，薬剤師に相談して，鉄剤の正しい服薬ができるようにする。また，成分にタンニンが入っている緑茶で服薬していないことを確認する。

❸教育

①子宮筋腫と貧血についてパンフレットを用いて説明し，自覚症状の変化を把握できるよう指導する。

②性器出血の持続または貧血の随伴症状が悪化した場合は，すぐに医師に報告するよう指導する。

③貧血を改善するためにできるセルフケアについて指導する。

• 酸素供給不足で活動時の疲労度が増すため，安静にする必要性について説明する。

• ベッドやトイレなどで急に起立した際の立ちくらみやめまい，歩行時のふらつきで転倒を起こす危険性があるため，ゆっくり行動するよう説明する。

• 四肢末梢の冷感が生じている場合は，毛布，靴下などを活用して保温に努め，四肢の屈伸運動などを行って循環を促すよう指導する。

• 鉄分の多い食品や鉄分の吸収を促すビタミンCの取り込みが貧血改善につながることを説明し，十分な栄養を摂取するよう指導する。

④貧血により創傷の組織に十分酸素が供給されず，創傷の治癒遅延が生じる可能性を説明する。

⑤ヘモグロビン（Hb）量が改善しても，貯蔵鉄（血清フェリチン）が満たされるまで服薬を続ける必要があるため，指示された服薬はきちんと守ることを説明する。

⑥鉄剤の服用で便の色が黒くなり，便秘傾向を伴うことを説明する。

⑦睡眠不足は鉄分の吸収を妨げるため，貧血の原因になることを説明し，睡眠を十分とるように指導する。

2 │ 圧迫症状に伴う苦痛が軽減し，安楽な状態になれる

子宮筋腫の圧迫症状に伴い，身体的苦痛が生じているため，苦痛緩和の優先度を把握し，安楽な状況で過ごせるように援助する。

❶観察

• 腹部膨満感の有無

• 排尿障害（頻尿，尿閉）の有無

• 便秘（硬便）の有無

• 腰部痛，下腹部痛，仙骨痛，坐骨神経痛，下肢牽引痛の有無

• 下肢浮腫，静脈瘤の有無

• 帯下の増加の有無

• 発熱の有無

第
2
編

構造と機能

症状と病態生理

診察・検査・治療

疾患と診療

症状に対する看護

検査と治療に伴う看護

3

疾患をもつ患者の看護

事例による看護過程の展開

・心機能障害（筋腫心）の有無

❷援助

①圧迫症状の悪化や出血を認めるときは，バイタルサインを測定し，すぐ医師に報告する。

②頻尿によって外陰部が浸潤し皮膚粘膜の抵抗力が低下しているため，局所の清潔を促す。

③尿閉時は定期的に排尿誘導を行い，腹圧のかかりやすい体位の工夫をしたり，下腹部を圧迫したりして排尿を促す。

④便秘や硬便にならないように，十分な水分や食物繊維（せんい）の多い食事の摂取を促す。また，必要時，下剤などを利用し排便のコントロールを促す。

⑤腰部痛，下腹部痛，仙骨痛，坐骨神経痛，下肢牽引痛に対しては，姿勢や体位の工夫による軽減を図る。

⑥下肢に浮腫（ふしゅ）や静脈瘤がみられるときは，静脈還流を促すために下肢を挙上する。

⑦心機能の負担状況を評価し，必要な日常生活の援助を行う。

⑧診察や検査時は付き添い，不必要な露出を避けて声かけを行う。

❸教育

①圧迫症状の原因や続発性の徴候（筋腫部位の圧痛や腰部の激痛，心機能障害，大量の性器出血）について説明し，苦痛を緩和できる方法（安静，体位，歩行，姿勢，排泄（はいせつ）など）を指導する。

②圧迫症状の悪化を認めるときは，すぐに症状を報告するよう指導する。

③痛みが強いときは，医師の指示のもとで疼痛（とうつう）コントロールが図れることを説明し，我慢しないでよいことを伝える。

④検査の方法や検査後の身体的影響について説明する。

3 │ 症状の悪化がなく，治療・手術の環境が整えられて，不安が軽減できる

　子宮筋腫をもつ女性は，子宮に障害があることで女性としての喪失感に苛まれ，精神的な混乱状態に陥る患者も少なくない。また，症状の悪化に伴う不安や悲嘆は大きい。さらに，子宮筋腫の治療や手術・麻酔に対する精神的不安は術後の経過に大きく影響するため，安心できる環境を提供するように援助する。

❶観察

・子宮筋腫の悪化症状（子宮筋腫部位の圧痛，腰部の激痛，心機能障害［筋腫心］，大量の性器出血）

・不安を表す言動や表情

・不安症状（動悸（どうき），息切れ，手足のしびれ，胸の痛み，冷汗など）の有無

・睡眠状態（不眠など）

・手術に対する反応（受け入れ状態など）

・夫（パートナー）や家族の理解度

❷援助

①不安因子を理解し，受容した姿勢で患者の訴えをよく聴く。

②術前検査や診察時は不必要な露出を避け，声かけを行い，付き添うことで，安心・安楽

な状態で検査や診察を受けられるようにする。

③術前検査や手術，疾患について医師が説明するときは必ず立ち会い，患者の不安症状を観察して援助する。

④患者が自己を振り返り，安心・安楽な精神状態になれるように，プライバシーの守られた環境を配慮する。

❸教育

①夫（パートナー）や家族に説明し，患者の精神的支えとなるように協力を得る。

②子宮筋腫について理解し，その症状と治療が及ぼす影響について正しく認識できるように説明する。

③術前検査の方法や検査による身体的影響が理解できるように説明する。

④術前処置（臍処置，除毛，マニキュアやジェルネイルの除去）や術後の弾性ストッキング装着などの必要性を説明し，具体的な状況がイメージができるように説明する。

⑤適度な運動を楽しんだり，自分のからだと向き合う時間をつくり，心身がリラックスできるよう指導する。

2. 手術当日の看護（手術室入室まで）

看護目標 ・身体の状態が整い，安全に手術を受けることができる
・手術や麻酔への不安が軽減し，安心して手術を受けることができる

1 身体の状態が整い，安全に手術を受けることができる

手術前の貧血は，手術中の出血などに大きく影響する可能性がある。そのため，手術を受ける身体的準備が整い，安全に手術が受けられるように援助する。

❶観察

• バイタルサイン（体温，脈拍，呼吸，血圧，SpO_2，意識レベル）

• 性器出血の状態（量・性状）

• 一般状態（顔色，チアノーゼ，四肢冷感，口渇，腹部膨満感，腸蠕動音など）

• 尿の状態（量，性状）

• 睡眠の状態

• 排便の有無

• 点滴の滴下状態（量，滴下数）

❷援助

①出血状態や発熱，感冒症状などの異常がある場合には，直ちに医師に報告する。

②入浴やシャワー浴，清拭により，手術部位を清潔に保つ。必要時，除毛を行う。

③義歯やコンタクトレンズの有無を確認し，装着していたら取りはずす。

④貴重品の有無を確認し，必要時は家族に預けるか鍵付きの引き出しなどに保管する。

⑤手術着に着替え，弾性ストッキングを着用する。

第
2
編

構造と機能

症状と病態生理

治療　診察・検査・

疾患と診療

看護　症状に対する

検査と治療に伴う看護

3　疾患をもつ患者の看護

事例による看護過程の展開

⑥点滴を開始し，滴下数や漏れがないことを確認する。

⑦貧血症状があるため，トイレ歩行時は付き添い，転倒を予防する。

⑧ヘモグロビン（Hb）値を確認し，値によって輸血用自己血の確認，準備を行う。

❸教育

①手術開始時間や終了予定時間を伝える。

②症状に伴う変化が生じたときは，すぐに知らせるように指導する。

2 ｜ 手術や麻酔への不安が軽減し，安心して手術を受けることができる

　良性腫瘍であっても，手術や麻酔に対する不安はあるため，不安が軽減するよう援助する。

❶観察

• 全身麻酔前の不安を表す言動や表情

❷援助

　不安が表出でき，精神的に落ち着けるよう傾聴したり，声かけを行う。

❸教育

①手術中，長時間の同一体位による四肢のしびれ感などが生じた場合は，体位を工夫して，手を握るなど安心・安楽な精神状態になれるよう配慮してもらえることを説明する。

②手術や術後の経過，術後の合併症について説明する。

③術後の安静度や日常生活の過ごし方について説明する。

3. 手術後の看護（手術直後から離床まで）

看護目標 • 術後の創部痛やドレーン・カテーテル類挿入による疼痛のコントロールができる
• 術後合併症の早期発見ができ，対処できる
• 手術や術後の経過に対する不安が軽減できる

1 ｜ 術後の創部痛やドレーン・カテーテル類挿入による疼痛のコントロールができる

　手術後は創部痛やドレーンなどによる苦痛を伴うため，疼痛コントロールが重要である。患者の身体的苦痛の程度を把握し，体位変換時などに偶発的な苦痛を起こさないよう援助する。

❶観察

• バイタルサイン（体温，脈拍，呼吸，血圧，SPO$_2$，意識レベル）

• 疼痛の部位，程度（ビジュアル・アナログ・スケール［VAS］などの活用）

• 鎮痛薬の効果（薬剤の種類，投与時間）

• 創部の状態（出血，発赤，腫脹，トロッカー挿入部位の皮下気腫の有無）

• ドレーン（腹腔内）やカテーテル類（硬膜外カテーテル，膀胱留置カテーテル）挿入の状況

- 睡眠状態
- 表情や言動
- 離床の程度

❷援助

①バイタルサインや創部の異常を認めるときは，直ちに医師に報告する。

②点滴やドレーンなどのチューブ・カテーテル類の屈曲や自然抜去がないように気をつけ，環境に配慮する。

③鎮痛薬が効果的に作用しているかを評価し，ケアが苦痛なく受けられるように疼痛をコントロールする。

④必要時は睡眠薬を使用し，休息や十分な睡眠がとれるような環境を整える。

⑤創部痛やドレーン挿入部痛を軽減するために，姿勢や体位の工夫をする。

❸教育

①疼痛のコントロールを図るため，創部痛が強いときは我慢せずに報告するよう指導する。

②体動時に，点滴やドレーンなどチューブ・カテーテル類を抜去しないように指導する。

③疼痛コントロールをして早期離床する必要性について説明する。

2 | 術後合併症の早期発見ができ，対処できる

　手術や麻酔の影響により，出血や感染，腸管麻痺や深部静脈血栓症・肺静脈塞栓症，無気肺などの術後合併症の出現を予測・判断し，対処する。

❶観察

- バイタルサイン（体温，脈拍，呼吸，血圧，SpO₂，意識レベル）
- 呼吸抑制や横隔膜の挙上，気道閉塞の有無
- 無気肺や肺静脈塞栓症の徴候の有無（胸部 X 線写真など）
- 肺雑音の有無や痰の喀出状況（量・性状）
- 咳嗽の有無，呼吸苦や息切れ，チアノーゼの有無，顔色
- 麻酔の覚醒状態と酸素投与の方法および口腔内の乾燥状態
- 縫合部からの出血（ガーゼ汚染の量・性状）や腹腔内出血の有無
- 子宮筋腫核出部からの出血の有無（性器出血の量・性状）
- 排尿の状態（尿の量・性状）
- 腹部膨満感や腸蠕動音，排ガスの有無
- 悪心・嘔吐，吃逆の有無
- ショック徴候の有無
- 腹痛（部位・程度）の有無
- 下肢コンパートメント症候群（疼痛・腫張，圧痛，硬結，神経麻痺）の徴候の有無
- 四肢のしびれ感の有無
- 足背動脈の触知

第2編

構造と機能

症状と病態生理

診察・検査・治療

疾患と診療

症状に対する看護

検査と治療に伴う看護

3 疾患をもつ患者の看護

事例による看護過程の展開

- 肩痛の有無
- 血液検査データ（Hb, Ht, プロトロンビン時間, WBC, CRP, 血液ガス値, Dダイマー値）
- intake と output のバランス

❷援助

①異常徴候（特に呼吸抑制や気道の閉塞）が現れた場合は, 直ちに医師に報告する。

②痰の喀出を促し, 必要時はタッピングやバイブレーション, 吸引を行う。

③腹腔内への送気により横隔膜が挙上され, 呼吸苦が生じやすいため, 呼吸状態を観察し, 深呼吸を促す。また, 医師の指示に基づく酸素投与や鎮痛薬の投与を行う。

④ベッド上での四肢の運動や体位変換を促し, 早期離床を進める。

⑤部屋の加湿を行い, 口腔（こうくう）ケアを実施する。

⑥意識状態を確認し, 出血性ショックの徴候がみられた場合は必要な援助（気道の確保, 酸素投与, 静脈確保, 輸液投与, 出血源の確認と止血など）を早急に行う。

⑦発熱時はクーリングを行う。

⑧ドレーン挿入部の観察を行い, 汚染しないようにドレーン挿入部周囲の清潔を保ち, 感染を予防する。

⑨適宜, 清潔なパッドや下着に交換し, 陰部洗浄を行い, 陰部の清潔を保つ。

⑩深部静脈血栓症予防のため, 離床までは継続して弾性ストッキングを着用する。また, 必要に応じて間欠的空気圧迫装置を装着する。

❸教育

①息苦しさや胸の苦しさがあるときは, 我慢せずに報告するよう説明する。

②創部を押さえて, 深呼吸や痰（たん）の喀出をする必要性を説明する。

③痰の喀出を促すために, 加湿や口腔ケアの必要性を説明する。

④創部の痛みが強くなる場合は鎮痛薬を使用できることを説明する。

⑤ドレーンや膀胱（ぼうこう）留置カテーテル挿入時は, 挿入の必要性を説明する。

⑥合併症予防のために, 体位変換や早期離床の必要性を説明する。

⑦感染を予防するためにも, 陰部・尿道口を清潔にする必要性があることを説明する。

⑧腰部痛, 下肢牽引（けんいん）痛, 仙骨痛の原因について説明し, 苦痛を緩和する方法（安静, 体位, 歩行, 姿勢, 排泄（はいせつ）など）について指導する。

⑨睡眠障害がある場合は, 医師から睡眠薬が処方されるため, 我慢せずに報告するよう指導する。

⑩異常の徴候や続発性の徴候について患者に説明し, 自覚症状がある場合は受診して報告するように指導する。

3 | 手術や術後の経過に対する不安が軽減できる

　術後は子宮の機能が喪失または低下するため, 治療や手術を受けたことへの罪悪感や失望などの複雑な思いを抱くため, 繊細な精神的援助を行う。

❶観察

- 不安やストレスを表す言動や表情
- 不安症状（動悸，息切れ，手足のしびれ，胸の痛み，冷汗など）の有無
- 睡眠状態（不眠など）
- 食欲や食事摂取状況
- 手術に対する反応（受け入れ状態など）
- 夫（パートナー）や家族の協力度
- 経済的状況の問題

❷援助

①不安因子を理解し，受容した姿勢で患者の訴えをよく聴く。

②術後の処置や診察時は不必要な露出を避け，声かけを行い，付き添うことで安心・安楽な状態で処置や診察を受けられるようにする。

③術後の経過について医師が説明するときは必ず立ち会い，患者の不安症状を観察して援助する。

④つらい気持ちを表出してもよいことを伝え，患者が自己を振り返り，安心・安楽な精神状態になれるように環境を配慮する。

⑤自立度に合わせて清潔ケアを行い，爽快感が得られ，活動意欲が増すように援助する。

❸教育

①夫（パートナー）や家族に説明し，患者の精神的支援となるように協力を得る。

②子宮筋腫核出術後の経過や身体的影響について理解し，その手術が及ぼす影響について正しく認識できるように説明する。

③不眠は精神状態に悪影響を及ぼしやすいため，眠れないときは我慢せずに医師に相談するよう説明する。

④適度な運動を楽しんだり，自分のからだと向き合う時間をつくったりして，心身がリラックスできるよう指導する。

⑤ストレスがある場合はコミュニケーションを図り，どのようにすれば軽減できるかを話し合う。

⑥必要に応じて社会資源の活用方法について説明する。

- 医療ソーシャルワーカーへの相談
- 高額医療費制度の利用
- 生活保護の申請
- 患者会の紹介　など

第
2
編

構造と機能

症状と病態生理

治療・検査・診察・

疾患と診療

症状に対する看護

検査と治療に伴う看護

3
疾患をもつ患者の看護

事例による看護過程の展開

4. 在宅療養移行の看護

看護目標
- 術後の2次的な合併症を予防できる
- 今後の妊娠・出産への不安が軽減する
- 術後の回復状況に合わせて自己役割を調整できる

1 | 術後の2次的な合併症を予防できる

術後合併症を2次的に生じる可能性があるため，退院後の身体的な異常を理解し，予防的に対処する。

❶観察

- 排尿の状態（残尿感，排尿時痛の有無）
- 便秘の有無
- 日常生活（活動，家事，清潔，食事，性生活）の状態
- 貧血症状（めまい，ふらつき，動悸など）の有無
- 感染徴候（発熱，帯下の悪臭や瘙痒感）の有無
- 倦怠感の有無
- 更年期症状の有無
- 頭痛・悪心の有無

❷援助

①手術による骨盤内臓器の癒着や損傷の有無を確認するためにも，残尿感や排尿時痛，下腹部の不快感などの出現時は，水分摂取を勧めて，受診を促す。

②便秘になりやすいため，自然排便ができるように，排便時間を決めて定期的にトイレに座る習慣をつけ，便秘を予防する。排便時は無理に腹圧をかけないようにし，出にくいときは早めに医師に相談する。

③術後の再出血の有無を確認するためにも，貧血症状を確認し，異常がある場合は早めに医師に相談する。

④感染徴候などの異常がある場合は，子宮内や腹腔内感染を起こして膿がたまらないよう早めに医師に報告する。

⑤消化の良い食事を摂取し，消化管の損傷（消化管出血）の有無を確認する。

⑥退院後1週間は家の中で過ごし，長時間の立ち仕事や腹部に負担のかかる動作（重い荷物を持つなど）を避け，骨盤内うっ血を予防する。

⑦初回の外来受診まではシャワー浴で過ごし，入浴は避ける。

⑧性生活は医師の許可があるまで避ける。

⑨硬膜外麻酔による影響（頭痛，悪心など）に対しては，安静を保ち，水分補給を促す。

❸教育

①排尿の異常（残尿感や排尿時痛など）について指導し，症状の出現があるときは受診する

よう指導する。

②下腹部に負担のかかる長時間の立ち仕事や重い荷物を持つような動作は避けるよう指導する。

③身体的負担を伴う長期の旅行や職場復帰については，医師と相談するよう指導する。

④性交時の違和感や痛みが生じた場合は，医師に相談するよう指導する。

⑤貧血症状や感染徴候について説明し，症状の出現がある場合は受診するよう指導する。

⑥偽閉経療法の影響により，更年期症状が出現する可能性を説明する。

2 | 今後の妊娠・出産への不安が軽減する

　妊娠・出産を希望する女性にとって，子宮筋腫核出術後は，良性腫瘍であっても女性としてのボディイメージの変化は避けられず，継続して子宮に障害をもつことへの不安に陥りやすいため，精神的支援を行う。

❶観察

- 不安を表す言動や表情
- 不安症状（動悸，息切れ，手足のしびれ，胸の痛み，冷汗など）の有無
- 睡眠状態（不眠など）
- 食欲や食事摂取状況
- 夫（パートナー）や家族の協力度
- 退院後の経過に対する反応

❷援助

①子宮筋腫再発や今後の妊娠・出産への不安な思いを表出できるよう，不安因子を理解して受け止め，患者の訴えをよく聴く。

②患者が自己を振り返り，安心・安楽な精神状態で過ごせるように，退院に向けて環境に配慮する。

③睡眠障害がある場合は，その要因を除去し，睡眠がとれるように援助する。

④適度な運動を楽しんだり，自分のからだと向き合ったりする時間をつくり，心身がリラックスできるよう支援する。

❸教育

①夫（パートナー）や家族に手術後の経過や今後の生活について説明し，患者の精神的な支えとなるように協力を得る。

②職場への配慮より，退院後の健康管理や受診を優先するよう指導する。

③今後の妊娠希望の有無の確認や，妊娠・分娩に対する影響（子宮創部妊娠や癒着胎盤）について説明する。

④悩みがあるときは，患者会や性の健康カウンセラーの支援の活用や，スマート保健室などの健康相談支援サイトの利用ができること，看護師の支援があることを説明する。

3 | 術後の回復状況に合わせて自己役割を調整できる

　手術によって患者の自己役割は変化し，定期受診に伴う身体的・精神的苦痛や経済的負担は大きい。そのため，できるだけ早く手術前の状況に戻れるよう支援し，自己役割が果たせるようにしていく。

❶観察
①自己役割を表す言動や表情
②手術や退院後の生活に対する反応（受け入れ状態など）
③ADL，IADL（手段的日常生活活動）の状況やセルフケア能力
④家族関係（家族の支援状況）の状態
⑤経済的状況の問題
⑥仕事上の問題
⑦社会資源の活用の有無

❷援助
①退院後の生活を患者がどのように理解し，自己の役割を整理しているかを把握し，必要であれば精神的な援助を行う。
②社会的役割の問題に関しては，仕事面や経済面など，患者の置かれている状況を把握し，問題解決できるようなサポート体制を整えて援助する。
③家事や買い物など，自己の役割を少しずつ果たしていけるように家族と調整し，支援する。
④問題解決に向けて工夫や努力をしていることを称賛し，自己肯定感を強化する。
⑤地域医療連携室と連携を図り，必要な指導内容を確認して指導する。

❸教育
①夫（パートナー）や家族に患者の置かれている状況を説明し，社会的役割のサポート体制がとれるように協力を得る。
②術後の体調が戻れば，以前と同じように家庭での役割を果たせることを説明する。
③退院後の生活や仕事への復帰の時期などについて指導を行う。
④患者や家族での問題解決が難しい場合は，退院支援や在宅療養支援のサポートシステムを利用できることを説明し，必要時，心理相談や医療ソーシャルワーカーなどの支援も受けられることを説明する。

第2編

構造と機能

症状と病態生理

診察・検査・治療

疾患と診療

症状に対する看護

検査と治療に伴う看護

3 疾患をもつ患者の看護

4 事例による看護過程の展開

Ⅱ 子宮がん（子宮頸がん）患者の看護

　子宮がんは女性生殖器において最も発生頻度が高い悪性腫瘍であり，子宮頸がんと子宮体がんに分類される。子宮頸がんと子宮体がんの発症割合はほぼ4:6となっている（2019［平成31／令和元]年）。子宮頸がんの発生原因は性交によるヒトパピローマウイルス（HPV-16・18型）への感染である。また，子宮頸がんは妊娠・出産経験の多い女性や性交渉開始時期が早い女性などに発症するといわれ，30～40歳代の女性に最も多いことを理解しておく必要がある（表3-2）。

　看護の視点として，次のような点に着眼する。
①悪性腫瘍によって生命が脅かされていることへの恐怖感がある。
②女性のシンボル的存在である子宮を失うかもしれないことへの抵抗感をもつことが多い。
③発症年齢が生殖活動の重要な時期であり，精神的葛藤がある。
④子宮頸がんの進行や術後の合併症による身体的苦痛がある。
⑤患者の生活背景を含めた社会的・経済的な負担が大きい。

　本節では，**広汎子宮全摘出術**を受ける子宮頸がん患者の看護展開をする（入院から退院までの看護の流れは本編表 2-11 参照）。

A アセスメントの視点

1 発症年齢

　子宮頸がんは，30歳代以降で，若年齢から性交経験のある女性や妊娠・出産経験の多い女性に発生する傾向がある。近年，セクシュアルデビューが若年化し，10歳代後半～20歳代の罹患率が増加していることを把握する。

2 既往歴

　産婦人科既往歴の有無と治癒歴，子宮がん検診歴について把握する。

表3-2　子宮頸がんと子宮体がんの比較

	子宮頸がん	子宮体がん
発症率（子宮がん中）	約40％	約60％
組織	主に扁平上皮がん	主に腺がん
発生のリスク	ヒトパピローマウイルス（HPV）	エストロゲン依存型の有無
好発年齢	30～40歳代	50歳代
疫学	若年初交，妊娠・出産回数が多い	未妊娠，未産，30歳以降月経不規則，閉経後

第
2
編

構造と機能

症状と病態生理

診察・検査・治療

疾患と診断

症状に対する看護

検査と治療に伴う看護

3
疾患をもつ患者の看護

事例による看護過程の展開

3 月経歴

　子宮頸がんは進行すると，不正出血や月経不順を生じる。月経痛や月経異常の有無，閉経について把握する。

4 生殖活動

　子宮頸がんは若年齢からの性交経験のある女性や妊娠・出産経験の多い女性に多くみられるため，生殖活動（性活動）について把握する。

- セクシュアルデビューの年齢
- 結婚歴，妊娠・出産歴
- 現在の妊娠の可能性
- 今後の妊娠への希望の有無

5 社会的・経済的サポート状態

　患者の職業から経済状況を把握し，医療保険や介護保険などの公的資源の活用を検討する。また，家族構成や職場の福利厚生などから，患者の療養生活や社会復帰におけるサポートの状態を把握する。

- キーパーソン
- 仕事面（職業の有無，職種，雇用形態など）
- 経済面（高額医療費制度，医療保険，介護保険の活用など）
- 生活面のサポート

6 精神・心理面

　入院，手術，その後の治療継続や在宅療養，再発など患者の様々な不安を受け止め，サポートするための人的資源について把握する。

- 夫（パートナー）
- 親や子ども，兄弟姉妹
- 友人，職場の上司や同僚など

7 現病歴と治療方針

❶現病歴の経過

　症状出現の経過（発病様式，持続期間，部位，症状の内容と影響する因子，随伴症状，治療の有無とその内容）を把握する。

❷治療方針

　子宮頸がんの進行度，年齢，合併症の有無と，患者の希望を考慮して治療方法が決められる（第1編-第4章-Ⅳ-G-1-8「治療方針」参照）。

①手術療法：子宮円錐切除術，単純子宮全摘出術，準広汎子宮全摘出術，広汎子宮全摘出術
②放射線療法：進行がん，高齢者または合併症があり手術適応にならない場合
③化学療法：抗がん剤による補助療法

　準広汎子宮全摘出術，広汎子宮全摘出術においてはリンパ節郭清が行われる。また，卵巣も合わせて摘出する場合もある。子宮や卵巣という女性特有の臓器の摘出により，自尊感情の低下や女性性の喪失感を抱きやすく，心理的援助が必要となる。

8 　疾患・治療に対する認識および理解度

　患者や家族が，子宮頸がんの現在の進行状態や必要な治療についてどの程度理解しているか，次のような視点から情報を得て，患者へのサポート体制を調整する。
①悪性腫瘍であること
②治療はがんの進行度や転移の有無によって選択されること
③患者の支援には家族のサポート体制が重要になってくること
④妊孕性を温存する治療法もあること
⑤妊孕性を温存する治療の場合，がんの再発リスクがあること

Ⓑ 生じやすい看護上の問題

1. 手術前

- 子宮頸がんの進行状態に伴う治療・手術への予期悲嘆が生じる
- 手術や術後合併症，予後に対する不安がある
- 症状に伴う身体的苦痛が生じる可能性がある

2. 手術当日

- 手術や麻酔に対する不安がある
- 術後の合併症に対する不安がある

3. 手術直後

- 手術や麻酔による術後合併症が生じる可能性がある
- 術後の痛みがある
- 術後せん妄を起こすおそれがある

4. 手術後

- 骨盤内広範囲手術の影響による排尿・排便障害が起こる
- ボディイメージの変化が受容できない

第2編

構造と機能

症状と病態生理

診察・検査・治療

疾患と診療

症状に対する看護

検査と治療に伴う看護

3 疾患をもつ患者の看護

事例による看護過程の展開

5. 在宅療養移行中

- リンパ浮腫や卵巣欠落症状が生じる
- 再発への不安がある
- 定期受診に伴う身体的・精神的苦痛が生じる
- 入院や治療による社会的な役割や生活の変化に適応できない

C 看護目標と看護の実際

1. 手術前の看護

看護目標 ・ 子宮頸がんの進行状態に伴う治療・手術への予期悲嘆が緩和される
・ 手術や術後合併症，予後に対する不安が軽減する
・ 進行症状を早期発見し，苦痛が軽減できる

1 子宮頸がんの進行状態に伴う治療・手術への予期悲嘆が緩和される

悲しみを素直に表出し，段階的に現状を受容できるように，子宮頸がんの進行状態や治療について患者自身が正しく認識することで，予期悲嘆を乗り越えられるよう精神的援助を行う。

❶観察
- 子宮の喪失に対する悲嘆を示す徴候（表情，態度，言動）
- 疾患（子宮頸がん）に対する悲嘆を示す徴候（表情，態度，言動）
- ADL の変化（表情，態度，言動）
- 子宮の喪失や疾患に対する夫（パートナー）の認識と協力度

❷援助
①子宮の喪失に対する思いを表出しやすい環境を配慮する。
②恐怖や不安の訴えに対し，信頼できる情報を提供する。
③夫（パートナー）の協力を得られる環境や機会を調整する。

❸教育
①疾患や治療に対して納得できるように，患者の反応を確認しながら説明を行う。
②夫（パートナー）や家族に，身体面についての否定的な言葉を避けるよう指導する。
③現状の悲嘆状態を表出することも必要であることを説明する。

2 手術や術後合併症，予後に対する不安が軽減する

入院への不安や身体の不調への不安，手術や麻酔への不安など，術前の不安は様々である。不安は睡眠障害や食欲低下の誘因となり，体力の低下を招き，手術にも種々の影響を及ぼすため，精神的援助が必要となる。

- 患者の理解度（手術, 術後合併症など）
- 不安を表す表情や言動
- 麻酔や手術に対する疑問

❷援助

①麻酔や手術に対する疑問や不安が表出しやすいようにかかわる。

②精神的に落ち着けるように環境を整える。

③術前オリエンテーションやインフォームドコンセントを受けられる場を設定し, 不安を軽減できるように促す。

❸教育

①手術方法, 麻酔についての説明を行い, 理解したうえで手術を受けられるようにする。

②術前の処置や術後の経過についてわかりやすく説明する。

3 | 進行症状を早期発見し, 苦痛が軽減できる

❶観察

　子宮頸がんの初期は無症状であるが, がんの進行により不正出血, 下腹部痛, 腰部痛を伴うことがある。患者の自覚症状を把握し, 症状に合った援助をする。

- 不正出血の有無および出血量
- 帯下の量・性状（血性帯下など）
- 下腹部痛・腰部痛の有無

❷援助

①がんの進行に伴う症状を観察し, 異常がある場合は医師に報告する。

②下腹部痛・腰部痛などの疼痛に対しては, 薬物療法によるコントロールや温罨法, 体位の工夫などにより, 苦痛の軽減を図る。

③不正出血や帯下による不快症状が軽減できるよう, 清潔ケアを援助する。

❸教育

　自覚症状の変化があるときは, すぐに看護師に報告するよう指導する。

▌ 2. 手術当日の看護

看護目標
- 身体の状態が整い, 安全に手術が受けられる
- 手術や術後合併症への不安が軽減され, 安心して手術が受けられる

1 | 身体の状態が整い, 安全に手術が受けられる

　不正出血による貧血傾向や悪性腫瘍のため抵抗力や体力が低下する可能性や, 呼吸苦や疲労感などの身体的な苦痛を伴う可能性があるため, 手術を受けるための身体的準備ができるように援助する。

❶観察

- バイタルサイン（体温，脈拍，呼吸，血圧，SpO₂）

- がんの進行に伴う症状出現の有無（不正出血など）

- 一般状態（顔色，チアノーゼの有無，四肢冷感，悪寒，悪心・嘔吐の有無，咳嗽，喀痰，口渇，腹部膨満，腸蠕動音）

- 睡眠状態
- 排泄の状況

❷援助

①発熱や感冒症状など異常のある場合には，直ちに医師に報告する。

②入浴やシャワー，清拭により手術部位を清潔に保ち，除毛を行う。

③指示がある場合は手術前与薬を確認し，実施する

④義歯やコンタクトレンズの有無を確認する。

⑤手術着に着替え，弾性ストッキングを着用する。

❸教育

手術開始時間，終了予定時間などを伝える。

2 | 手術や術後合併症への不安が軽減され，安心して手術が受けられる

手術方法，麻酔法についての説明を理解して手術に臨めるように援助する。また，術前の処置や術後の経過について不安を抱くことも多く，心理的援助が必要となる（本節-C-1-2「手術や術後合併症，予後に対する不安が軽減する」参照）。

3. 手術直後の看護

看護目標 ・ 循環動態が安定し，異常が早期に発見できる
・ 術後合併症が起こらない
・ 創部痛が緩和され苦痛が軽減される
・ 術後せん妄が予防できる

1 | 循環動態が安定し，異常が早期に発見できる

手術直後は，手術による侵襲の影響が最も現れやすい時期である。そのため，患者の全身状態を観察し，異常の早期発見，合併症の予防に努める必要がある。

❶観察

- バイタルサイン（体温，脈拍，呼吸，血圧，SpO₂）

- 一般状態（顔色，チアノーゼの有無，四肢冷感，悪寒，悪心・嘔吐の有無，咳嗽，喀痰，口渇，腹部膨満，腸蠕動音）

- 麻酔の覚醒状態（呼名反応，知覚鈍麻の有無）

- 創部からの出血の有無

- 性器出血の有無，量と性状
- 点滴とドレーンの状態（排液の量や性状，挿入部位の出血やガーゼ汚染の有無，発赤(ほっせき)・疼痛(とうつう)の有無，チューブ類の屈曲・自然抜去の有無）
- 排尿の状態（量・性状），排便の有無と性状
- 下肢のしびれの有無

❷援助

①医師の指示により，経鼻またはフェイスマスクによる酸素吸入を行う。

②食事が摂取可能となるまでは，医師の指示どおり輸液を行う。

③点滴・ドレーンの管理（指示どおりの時間・量，排液の状態・性状・量）を行う。

④膀胱(ぼうこう)留置カテーテルを清潔に管理し，排尿状態を確認する。

⑤保温のために電気毛布を使用する。

❸教育

①手術が終了したことを伝え，がんばったことをねぎらう。

②性器出血の観察方法について説明する。

2 　術後合併症が起こらない

　広汎(こうはん)子宮全摘出術では手術操作が骨盤内全体に及ぶため，術後の障害や合併症が発症しやすく，予防的に対応する必要がある。

❶観察

- バイタルサイン（体温，脈拍，呼吸，血圧，SpO_2）
- 一般状態（顔色，チアノーゼの有無，四肢冷感，悪寒(おかん)，悪心(おしん)・嘔吐(おうと)の有無，咳嗽(がいそう)，喀痰(かくたん)，口渇(こうかつ)，腹部膨満(ぼうまん)，腸蠕動音(ぜんどう)）
- 胸痛，下肢疼痛の有無
- 呼吸困難感，ホーマンズ徴候*の有無
- 排尿の状態（量・性状），排便の有無と性状

❷援助

①肺合併症予防のため深呼吸を促す。

②間欠式空気圧迫装置や弾性ストッキングの着用により下肢静脈血栓症を予防する。

③尿路感染を予防するため外陰部の洗浄やナプキンの交換を適宜行い，清潔保持の援助を行う。

④定期的な体位変換を援助する。

⑤下肢のリンパ浮腫(ふしゅ)に対しては，マッサージや下肢挙上などにより緩和・予防を図る。

❸教育

①合併症や感染を予防するために体位変換が必要であることを説明する。

＊ **ホーマンズ徴候**：深部静脈血栓症による下肢静脈炎の徴候を調べるもの。足関節（足首）を背屈して腓腹部（ふくらはぎ）に痛みを感じたら「徴候あり」とされる。

②感染を予防するために清潔の必要性を説明する。
③痰の喀出方法など，術前指導で練習したことが実施できるように促す。

3 創部痛が緩和され苦痛が軽減される

　術後は，手術中の同一体位（砕石位）による腰背部痛や創部痛，ドレーン挿入による牽引痛などが生じるため，適切な援助を行う。

❶観察
- 疼痛の部位，程度，性質（創部痛，腰背部痛，ドレーン挿入による牽引痛）
- 疼痛に対する表情，言動，態度
- 鎮痛薬の投与の効果（除痛の程度・持続性など）と副作用の有無
- 疼痛による睡眠障害の有無
- 安静時における疼痛の消失の程度

❷援助
①創処置時のテープ固定や掛け布，外科用腹帯で圧迫しすぎないようにし，創部の安静を促す。
②ドレーンチューブ類による牽引痛がある場合は，固定位置や方法を工夫する。
③創部痛を考慮し，腰背部痛時は局所に負担にならないように同一体位による姿勢は避け，患者の訴えを聞きながら安楽な体位を工夫する。
④創部痛の訴えがあるときは，医師の指示に従い鎮痛薬を投与する。硬膜外チューブが挿入されている場合は鎮痛薬を投与，もしくは持続的に投与して疼痛コントロールを行う。
⑤腰背部のマッサージや，必要時は湿布を貼付する。
⑥日常生活援助や処置時は，創部痛を増強させないように声かけなどをしながら行う。
⑦身体の疼痛は不安，怒り，うつ状態などの精神的要因によっても増強するため，患者の反応に注意しながら観察する。

❸教育
①疼痛は我慢せずに訴えるよう説明する。
②鎮痛薬の種類（注射，坐薬）とその効果について説明する。

4 術後せん妄が予防できる

　術後は，一過性に意識障害や認知障害を起こすことがある。術後せん妄は複数の要因が関与して起こるが，高齢で手術を受ける場合は特に注意が必要である。

❶観察
- 表情や言動などいつもと異なる様子
- 創部痛や，体動が制限されることによる苦痛の程度
- 投与されている鎮痛薬の種類・量と副作用の有無
- 睡眠と覚醒のリズム

第2編

構造と機能

症状と病態生理

診察・検査・治療・

疾患と診療

症状に対する看護

検査と治療に伴う看護

3 疾患をもつ患者の看護

事例による看護過程の展開

- 点滴やドレーンの状況
- ベッド周囲の備品や器具

❷援助

①こわばった表情やつじつまの合わない会話，せわしない体動などささいな変化を見逃さず，積極的に声かけをする。

②せん妄の誘因となる身体的な苦痛ができる限り軽減されるよう，安楽な体位の工夫などを行う。

③鎮痛薬の効果を確認し，痛みが強い場合には医師に相談する。

④点滴やドレーンの自己抜去を防ぐため，チューブ類を目につきにくい位置にまとめるなどの工夫をする。

⑤ベッド柵や離床センサーマットを使用し，転倒・転落を防止する。

⑥ベッド周囲の環境を整え，事故や自傷行為につながるような物品は片づける。

⑦患者の安全が守れない場合は患者や家族の同意を得て，医師の指示のもとに身体拘束を行う。

❸教育

①術前から術後まで十分な説明を行い，ストレスや不安を軽減する。

②家族などに面会を促し，積極的なコミュニケーションを図るよう指導する。

③早期離床，睡眠・覚醒リズムの調整が，術後せん妄の予防に効果的であることを伝える。

■ 4. 手術後の看護

看護目標
- 尿意を知覚し，排尿できる
- 排便があり，術後腸閉塞を予防できる
- ボディイメージの変化を受容できる

1 尿意を知覚し，排尿できる

　膀胱周辺の剝離操作などの侵襲によって排尿障害（尿意喪失）を起こす可能性が高いため，自立排尿を促す援助を行う必要がある。

❶観察

- 排尿の状態（量・性状，尿の流出状態，尿意の有無）
- 水分摂取状態と輸液
- 患者の反応

❷援助

①下腹部に圧のかけやすい体位を工夫し，排尿訓練を実施する。

②水分摂取を調整する。

③排尿にかかわる不安の訴えに対して精神的な援助をする。

④徐々に回復することを告げ，意欲をもたせるように促す。

❸教育

①排尿障害について説明し，尿意の有無を確認し，腹部膨満感がある場合は報告するように指導する。

②必要があれば，自己導尿の方法を説明する。

2 排便があり，術後腸閉塞を予防できる

手術による直腸支配神経の損傷，および麻酔の影響により腸蠕動が低下し，腸管麻痺を起こす可能性が高いため，排便を促す援助を行う必要がある。

❶観察

- 便意・排便の有無
- 腸蠕動・排ガスの有無
- 悪心・嘔吐の有無
- 腹部膨満の有無，程度
- 水分の摂取状況

❷援助

①腸蠕動音を聴取し，排ガスの確認をする。

②腹部マッサージや温罨法を行う。

③飲水を勧める。

❸教育

①排便障害について説明し，排ガスや腹部膨満感がある場合は報告するよう説明する。

②飲水を勧め，消化の良い食事を摂取するよう説明する。

③早期離床し，からだを動かすことが排ガスや排便を促すことを説明する。

3 ボディイメージの変化を受容できる

術後，子宮喪失に伴う心理的な変化は，身体的な不安や性生活への不安など様々である。現実を受容し，今後の生活への意欲がもてるように援助する。

❶観察

- 子宮の喪失に対する患者の表情
- 子宮の喪失に対する夫（パートナー）の反応
- ボディイメージの変化に対する受容の程度
- 疾患と術後の身体的状況に対しての理解の程度
- 性生活に対する不安を示す言動

❷援助

退院に備え，ボディイメージの変化に対する思いを話せる場をつくり，子宮喪失の現実や性生活などの不安を軽減できるようにする。

❸教育

①患者の受け止め方を夫（パートナー）や家族に対して説明し協力を得る。

②夫（パートナー）に性生活に対する指導を行うとともに，患者の心理状態を説明し協力を
得る。

5. 在宅療養移行の看護

看護目標	・リンパ浮腫の予防・早期発見ができる ・卵巣欠落症状に対するセルフケアができる ・再発や予後への不安が軽減され，疾患や療養に前向きに取り組める ・定期受診に伴う身体的・精神的苦痛が緩和される ・各種サービスやサポートを活用し，安定した生活が送れる

1 リンパ浮腫の予防・早期発見ができる

　リンパ節郭清術を行った場合，術後しばらく経過してからリンパ液の滲出やうっ滞により下腹部，陰部，下肢にリンパ浮腫を起こすことがある。

❶観察

・下肢の倦怠感の有無

・浮腫の有無（浮腫の左右差，圧迫痕の有無）

・皮膚症状の有無（皮膚温，色調の変化，静脈の有無）

・感染（蜂窩織炎）の有無

・患者，家族のリンパ浮腫に対する理解度

❷援助

①浮腫の自覚症状（倦怠感，皮膚のつっぱり感，発赤）の確認をする。

②リンパ浮腫の徴候があれば，弾性ストッキングや弾性包帯の着用を勧める。

③清潔や保湿が保たれているか確認する。

❸教育

①リンパ浮腫予防について説明する（皮膚の観察，スキンケア，締めつけない服装，適度な運動，
バランスの良い食事の摂取）。

②退院後の定期受診の必要性について説明する。

③熱感や痛みがあれば，すぐに受診するよう説明する。

④長時間の正座や立位は避けるように話す。

⑤睡眠時やむくみを感じるときは足を少し高く上げて休むように話す。

2 卵巣欠落症状に対するセルフケアができる

❶観察

・ホットフラッシュ（発汗，のぼせ，ほてり），動悸，めまい，頭痛，肩こりの有無

- 不眠，イライラ感，抑うつ，意欲減退の有無
- 食欲の有無
- 性交痛，外陰部違和感の有無
- 不安の有無

❷援助

①卵巣欠落症状の有無と程度を確認する。

②ストレスを避け，適度な運動を勧める。

③抑うつが強い場合には，カウンセリングを受けることを促す。

④性交痛に対しては潤滑剤の使用を勧める。

⑤夫（パートナー）に卵巣欠落症状について説明し，協力が得られるように支援する。

❸教育

ホルモン薬や漢方薬の効果や必要性について説明する。

3 | 再発や予後への不安が軽減され，疾患や療養に前向きに取り組める

退院後は，自宅での生活に慣れるまで療養者や家族には不安がある。また，がんの再発に対するおそれもある。療養者や家族が前向きに生活できるよう，不安の軽減を図り，支援をしていく必要がある。

❶観察

- 予後や再発に対する不安の内容
- 不安を示す徴候（表情，態度，言動）
- 患者，家族の疾患や予後の理解度

❷援助

①不安を表出しやすい環境を整える。

②質問に対しては患者の反応をみながらわかりやすく説明し，必要があれば医師に説明を依頼する。

❸教育

①退院後の生活について指導し，不安なことは明確に説明する。

②退院後の定期検診の必要性について説明する。

③疾患の予後（症状の異常）について説明し，変化があったらすぐに受診するよう説明する。

④家庭にかかわる問題は，夫（パートナー）や家族と協力し合うように促す。

4 | 定期受診に伴う身体的・精神的苦痛が緩和される

子宮頸がんは手術を行っても再発率が高いため，定期受診により早期に再発を発見することが重要である。定期受診に伴う苦痛を軽減し，受診に前向きになれるように援助する。

❶観察

- 受診時の表情や態度，言動

第2編

構造と機能

症状と病態生理

診察・検査・治療

疾患と診療

症状に対する看護

検査と治療に伴う看護

3 疾患をもつ患者の看護

事例による看護過程の展開

・苦痛や不安，困り事についての訴え

❷援助

①患者の訴えをよく聴いて，不安因子を理解して受け止め，受容した姿勢をもちながら精神的援助を行う。

②診察時は不必要な露出を避け，声かけを行い，付き添うことで安心・安楽な状態で診察を受けられるようにする。

❸教育

①患者が定期受診の必要性を理解し，肯定的にとらえることができるように指導する。

②受診の結果について医師が説明するときは必ず看護師が立ち会い，今後の療養や健康管理，生活上の留意点を伝える。

5 │ 各種サービスやサポートを活用し，安定した生活が送れる

　療養者や家族が利用できるサービスや資源を理解し，安定した療養生活が送れるよう様々な情報提供を行い，退院後の療養生活をサポートする。

❶観察

・入院前の生活の状況，居住環境，退院後の生活環境

・患者の ADL，IADL（手段的日常生活活動）の状況，セルフケア能力

・退院後に必要な医療，在宅医療導入の有無

・家族の支援体制，家族の意向

・社会資源の活用の有無

❷援助

①退院後の生活について本人の希望を確認する。

②地域医療連携室と連携を図り，必要な退院指導の確認をする。

❸教育

①退院後の生活について指導し，不安なことは明確に説明する。

②家庭にかかわる問題は，夫（パートナー）や家族と協力し合うように促す。

③患者や家族での問題解決が難しい場合は，退院支援や在宅療養支援のサポートシステムがあるという情報を伝える。

④地域包括支援センター（地域の高齢者の総合相談，権利擁護や地域の支援体制づくり，介護予防に必要な援助など）などによる介護保険サービスや，医療保険による経済的支援（高額療養費制度，障害年金など）など，社会保険制度の活用について説明する。

⑤がん相談支援センター，患者会（がんの診断，治療や副作用，治療後の療養生活，お金や仕事，学校のこと，家族や医療者との関係，疑問や心配，不安などの相談）など，利用できる社会資源について情報提供する。

第
2
編

構造と機能

症状と病態生理

診察・検査・治療

疾患と診療

症状に対する看護

検査と治療に伴う看護

3 疾患をもつ患者の看護

過程による看護事例の展開

Ⅲ　子宮内膜症患者の看護

　子宮内膜症は，本来，子宮体部の内膜層にある子宮内膜あるいは類似組織が，子宮，卵巣，骨盤腹膜（ダグラス窩）などへ異所性に増殖する疾患である。発症年齢の大半は 20 〜 40 歳代の成熟期であり，骨盤内の臓器癒着や卵管の疎通性が障害される。不妊症患者の多くが子宮内膜症を合併していることから，妊孕性にかかわる問題を理解する必要がある。

　看護の視点として次のような点を踏まえ，身体面，精神面，生活面からのきめ細かい援助が求められる。

①月経との関係が深く，比較的若年層から初発し，性活動の盛んな成熟期に増悪するため，性生殖機能への精神的不安や葛藤がある。

②長期治療を必要とし，再発の可能性も高いため，患者の精神的・経済的負担が大きい。

③月経困難症や慢性骨盤痛・性交痛・排便痛，過多月経による貧血などの症状があり，身体的苦痛から日常生活に支障を生じる可能性がある。

　子宮内膜症の治療には保存療法と手術療法がある（第 1 編-4 章-Ⅳ-E「子宮内膜症」参照）。ここでは，子宮内膜症の病巣を除去する**腹腔鏡下嚢胞摘出術**を受ける患者の看護を展開する。

Ⓐ アセスメントの視点

1　発症年齢

　卵巣ホルモン（エストロゲン）が子宮内膜症の発生に関与しているため，20 〜 40 歳代に発症しやすく，月経との関連が深い。

2　生殖活動（性活動）

　子宮内膜症の治療の際，対症療法や保存的治療で症状が緩和されない場合，外科的療法が適応される。出産できる年代の女性生殖器疾患であり，妊孕性温存の希望の有無によって手術療法も異なってくるため，今後の妊娠の希望について把握する。

- 今後の妊娠への希望の有無
- 現在の妊娠の可能性の有無
- 配偶者の有無と結婚の時期

3　社会的・精神的サポートの現状

　月経周期に関連して患者の情動は変化しやすく，疾患に対する精神的不安だけでなく，治療・検査に対する抵抗感も強い。また，治療・検査の安全性に対する不安を伴う。さら

に，治療・検査の継続による経済的負担も大きい。そのため，患者の職業や家族構成から患者に対する社会的・精神的サポートの現状を把握する。

❶社会的サポート

- 経済面（長期治療にかかわる費用など）
- 生活面（疼痛による家事・育児への影響など）
- 仕事面（月経時の休業や入院・検査・治療時の休業による影響など）

❷精神的サポート

- 夫（パートナー）
- 親や子ども・兄弟姉妹
- 友人・上司・同僚など

4 | 生活環境

　子宮内膜症の発生誘因といわれているもののなかで環境ホルモン（ダイオキシンや PCB［ポリ塩化ビフェニル］などの内分泌攪乱物質）の影響を理解し，生活環境を把握する。

- 農薬を使った食品の摂取状況
- 農薬や殺虫剤の使用状況

5 | 月経状態

　子宮内膜症は月経時に発症し，月経の期間が過ぎれば症状が緩和することから，月経の状態を把握する。

❶月経歴

- 月経周期と月経持続日数
- 経血量と性状
- 月経痛の有無と部位および対処法
- 月経異常の有無
- 最終月経の時期

❷月経と子宮内膜症の症状との関係

　痛みの種類・程度と月経周期との関係を把握する。

- 症状が月経時のみ出現する。
- 症状が月経時に増強する。
- 症状が月経終了とともに緩和または消失する。
- 症状が月経と無関係に出現する。

6 | 既往歴

❶疾病歴

　子宮内膜症は，リンパ行性転移や血行性転移によって腹膜外にも発生するため，他疾患

第
2
編

構造と機能

症状と病態生理

診察・検査・治療

疾患と診療

症状に対する看護

検査と治療に伴う看護

3 疾患をもつ患者の看護

事例による看護過程の展開

との鑑別あるいは合併症があるか否かを把握する。

❷妊娠·分娩歴

子宮内膜症によって不妊症を呈している可能性が高いため，過去の妊娠や分娩の状況を子宮内膜症症状の程度を知る手段として把握する。

- 妊娠・分娩歴
- 流産の有無（自然流産，人工流産）

7　現疾患の進行状態と治療方針

子宮内膜症による疼痛は，常時，あるいは月経前か月経とともに起こり，年々悪化していく。そのため，月経周期と疼痛の部位・程度・種類との関連を把握し，適切な援助を行うことが重要である。月経以外でも骨盤内癒着により，腰部痛や性交痛，排泄障害などの苦痛を伴うため，経過を把握して援助していくことが必要である。

治療方針には以下のようなものがある（詳細は第1編-第4章-IV-E-7「治療」参照）。

①疼痛緩和のための対症療法：NSAIDsをはじめとする鎮痛薬や漢方薬，低用量ピル

②保存療法：薬物療法（GnRHアナログ，LEP製剤，ジエノゲスト，ジドロゲステロン，LNG-IUSなど）

③手術療法：保存的手術（腹腔鏡下での病巣摘出，焼灼など），根治的手術（開腹による子宮全摘出＋両側付属器摘出）

8　治療意欲の低下

月経周期に伴い子宮内膜の変化を繰り返すことで増殖・進行していく子宮内膜症は，女性にとって生殖的にも社会的にも重要な時期に起こり，しかも長期の治療を要する。内診や経腟超音波検査では羞恥心や恐怖心を抱きやすく，身体的苦痛や性器出血を伴う。そのため，社会的役割の中断や喪失に対する不安や精神的ストレスの状況を把握する。

Ⓑ 生じやすい看護上の問題

1. 手術前

- 子宮内膜症に伴う身体的苦痛の増強による日常生活活動の低下
- 長期治療に伴う不安と治療意欲の低下
- 手術および術後の再発に関連した妊孕性に対する不安や葛藤

2. 手術当日

- 手術や麻酔に対する不安
- 子宮内膜症の悪化に関連した身体的変化が生じる可能性

3. 手術後

- 術後の創部やドレーン・カテーテル類挿入による疼痛[とうつう]の出現
- 手術や麻酔による術後合併症が生じる可能性
- 術後の経過に対する不安

4. 在宅療養移行中

- 術後の2次的な合併症や定期受診に伴う身体的・精神的苦痛の出現
- 手術による子宮内膜症の変化や，子宮内膜症の再発による性行為や妊娠・出産への不安
- 継続した定期受診に伴う役割遂行の中断による経済的負担や社会的変化

C 看護目標と看護の実際

1. 手術前の看護

看護目標
- 生活習慣の工夫と改善により，身体的苦痛を緩和し，日常生活活動の低下を予防できる
- 治療目的を理解し，意欲的に治療を継続できる
- 手術や子宮内膜症再発への不安，妊孕性に対する葛藤[かっとう]を表出し，不安を軽減できる

1 | 生活習慣の工夫と改善により，身体的苦痛を緩和し，日常生活活動の低下を予防できる

　子宮内膜症により，月経困難症をはじめとする身体的苦痛をかかえており，月経を重ねるごとに進行して症状も強くなる。そのため，身体的苦痛の対応の優先度を把握し，緩和することで日常生活活動の低下を予防し，安全な状態で手術に臨めるように援助する。

❶観察
- 疼痛の程度，部位，種類
- 月経周期との関係による疼痛の変化
- 性交痛の有無
- 貧血の有無
- 性器出血の状態と随伴症状（出血量，出血の性状，出血時の下腹部・腰部痛）
- 下腹部痛，腰部痛の有無
- 鎮痛薬使用時の効果と副作用の程度
- ホルモン薬投与時の効果と副作用の程度
- 部屋の温度，湿度，特に冷房の設定温度

第
2
編

構造と機能

症状と病態生理

診察・検査・治療

疾患と診療

症状に対する看護

検査と治療に伴う看護

3
疾患をもつ患者の看護

事例による看護過程の展開

- 下半身を緩める衣服の工夫と圧迫する衣服の着用の有無
- 排尿・排便習慣，現在の排便の状態と便秘（排便時痛），排尿障害（頻尿，尿閉）の有無
- 下半身の清潔保持，循環を促すための工夫の有無
- からだを冷やさないための飲食物，排便コントロールのための食事の工夫の有無
- 運動習慣や下半身の循環を促すための運動療法の有無
- 睡眠時間，起床・就寝時間

❷援助

①疼痛を緩和できる姿勢，体位を工夫し，指示により鎮痛薬での疼痛コントロールを行う。

②夏季の冷房は下半身を過度に冷やすため，温度の設定に注意し，使用時は靴下やひざ掛けなどを利用して保温に努める。

③月経痛のときは，骨盤内のうっ血を改善するために腰部から下肢にかけて温める。

④便秘や膀胱充満状態を我慢するのは骨盤内のうっ血を悪化させる原因となるため，日頃から排泄のコントロールを図り，便秘を生じさせないようにする。

⑤排便時疼痛の訴えがあるときは，便が硬くならないように十分な水分や食物繊維の多い食事を摂取し，一定期間以上排便がみられないときは，下剤などを利用して排便のコントロールを促す。

⑥性交痛の程度を把握し，病気について夫（パートナー）に説明の必要があるか否かを確認する。

⑦ホルモン薬投与中に，副作用の症状があるときは速やかに医師に報告する。

⑧下半身を圧迫する衣類の着用は避け，血液循環を促す。ゆったりとした暖かい衣服を選択する。特に月経中は，腰部から下肢を冷やさないよう重ね着などの工夫をする。

⑨性器出血量の増加や貧血の随伴症状などの悪化を認めるときは，すぐ医師に報告する。

⑩食欲の低下時は，脂っこい食事を避け，温かい飲食物を摂取するなど，食欲を増進できるような環境づくりや献立の工夫を図る。

⑪鉄分の多い食品を摂取する。また，鉄剤の吸収を良くするため，ビタミンCを含む食品を同時に摂取する。

⑫鉄剤の服薬時は，タンニンの成分が入っている緑茶での服薬はせず，空腹時の服用は避け，食後に服用するなど正しい服薬をしているかを確認する。

⑬歩行時・起立時のふらつきやめまいがあるときは，ゆっくり立ち上がって歩行するなど，転倒に注意して危険防止を図る。

⑭散歩や軽いヨガなどの運動を行って体力をつけ，気分転換をする。また，足のマッサージを行い，血液循環を促す。

⑮風呂やシャワーを利用して外陰部の不快感を軽減し，骨盤内の循環を促す。また，足浴，腰浴を効果的に行い，血液循環を促す。

⑯十分な睡眠をとり，規則正しい生活を送り，不眠による精神的ストレスや生活リズムの乱れなど，ホルモンの分泌に影響する月経時の不快症状の誘因を取り除く。

⑰頻尿により外陰部が浸潤し皮膚粘膜の抵抗力が低下しているときは，局所の清潔を促す。
⑱検査時の疼痛や性器出血の有無を観察し，必要時，医師に報告する。

❸教育
①安静や，体位を工夫して腰部から下肢にかけて温めるなど，うっ血した状態を改善して疼痛による不快感を緩和する方法を指導する。
②無理な運動や脂っこい食事，からだを冷やすような食事など，疼痛の誘因となる生活習慣を改善するように指導する。
③疼痛が増強したり，症状に悪化の徴候がある場合は，鎮痛薬だけに頼らず，すぐに受診するよう指導する。
④子宮内膜症の悪化を防ぐために，月経時以外の生活習慣も継続して工夫する必要性を説明する。
⑤貧血と子宮内膜症の関連および貧血が手術に及ぼす影響について説明し，改善の必要性が理解できるようにする。また，性器出血の観察方法を指導する。
⑥強い月経痛は，癒着による骨盤内の血液循環の悪化が原因であることを説明し，苦痛を緩和できる方法（安静，体位，歩行，姿勢，排泄など）について指導する。

2 │ 治療目的を理解し，意欲的に治療を継続できる

　子宮内膜症は，月経を重ねるごとに進行して症状も強くなり，治療が長期にわたることでの精神的な負担も大きい。そのため，継続して治療に積極的に参加し，術後の経過が良好となるよう援助する。

❶観察
• 疾患に対する理解度
• 治療に対する参加度：外来での治療（通院できているか），入院での治療
• 手術に対する反応（受け入れ状態など）
• 長期治療に対しての精神的状態
• 長期治療による社会的な役割上の障害の有無と程度（仕事，経済的状況，性生活，不妊など）
• 自己の役割を表す言動や表情
• 家族関係と治療に対する家族の理解度および参加度

❷援助
①治療の効果・方針について適宜医師より説明をしてもらい，そのつど治療の必要性を再認識できるように支援する。
②患者の言動や表情の変化に注意し，適宜会話のできる環境をつくり，精神的問題の有無を判断し，疼痛などの不安因子を理解して，受容した姿勢で患者の訴えをよく聴く。
③診察時は不必要な露出を避け，声かけを行い，付き添うことで，羞恥心や恐怖心の軽減を図る。
④現在の状況を患者が理解し，自己の役割認識を整理して，調整できるように支援する。

必要であれば精神的な援助を行う。

⑤社会的役割の問題に関しては，仕事面や経済面など患者の置かれている状況を把握し，問題解決できるようなサポート体制を整える。

⑥夫（パートナー）や家族の理解と協力が得られているかを確認し，協力が得られるように調整し，支援する。

❸教育

①長期の治療において弊害となる事柄が生じた場合，一人で考え込まずに相談するように指導する。

②子宮内膜症の特徴として，増殖，出血，再生を繰り返し，月経時の血液が排出されずに貯留したり，周囲の組織と癒着（ゆちゃく）を起こすなど様々な痛みをもたらすことを説明する。

③必要に応じて夫（パートナー）や家族にも疾患や治療の状況について説明し，患者への激励や，治療に参加するように指導する。また，患者の置かれている社会的役割のサポート体制の調整を支援し，協力を得られるように指導する。

④検査時は，検査の方法や検査による身体的影響が理解できるように説明する。

⑤必要時，患者会や性の健康カウンセラーの支援があることや，スマート保健室などの健康相談支援サイトの利用ができることを説明する。

3 ┃ 手術や子宮内膜症再発への不安，妊孕性に対する葛藤を表出し，不安を軽減できる

本章-Ⅰ-C-1-3「症状の悪化がなく，治療・手術への環境が整えられて，不安が軽減できる」参照。

▌ 2. 手術当日の看護

看護目標 ● 身体の状態が整い，安全に手術を受けることができる
● 手術や麻酔への不安が軽減し，安心して手術を受けることができる

1 ┃ 身体の状態が整い，安全に手術を受けることができる

本章-Ⅰ-C-2-1「身体の状態が整い，安全に手術を受けることができる」参照。

2 ┃ 手術や麻酔への不安が軽減し，安心して手術を受けることができる

本章-Ⅰ-C-2-2「手術や麻酔への不安が軽減し，安心して手術を受けることができる」参照。

3. 手術後の看護

> **看護目標**
> - 術後の創部痛やドレーン・カテーテル類挿入による疼痛がコントロールできる
> - 術後合併症の早期発見ができ，対処できる
> - 手術や術後の経過に対する不安が軽減できる

1 | 術後の創部痛やドレーン・カテーテル類挿入による疼痛がコントロールできる

本章-Ⅰ-C-3-1「術後の創部痛やドレーン・カテーテル類挿入による疼痛がコントロールできる」参照。

2 | 術後合併症の早期発見ができ，対処できる

本章-Ⅰ-C-3-2「術後合併症の早期発見ができ，対処できる」参照。

3 | 手術や術後の経過に対する不安が軽減できる

本章-Ⅰ-C-3-3「手術や術後の経過に対する不安が軽減できる」参照。

4. 在宅療養移行の看護

> **看護目標**
> - 術後の2次的な合併症を予防できる
> - 今後の性生活や妊娠・出産への不安が軽減する
> - 術後の定期受診による身体的苦痛や，役割遂行の中断に伴う経済的負担や社会的変化を受容できる

1 | 術後の2次的な合併症を予防できる

特に，月経の状態（周期，性器出血など），下腹部痛の有無に留意する。本章-Ⅰ-C-4-1「術後の2次的な合併症を予防できる」参照。

2 | 今後の性生活や妊娠・出産への不安が軽減する

特に，患者の性生活に関する葛藤，子宮内膜症の再発や今後の妊娠・出産への不安な思いを表出できるようにかかわる。本章-Ⅰ-C-4-2「今後の妊娠・出産への不安が軽減する」参照。

3 | 術後の定期受診による身体的苦痛や，役割遂行の中断に伴う経済的負担や社会的変化を受容できる

子宮内膜症は再発しやすく，退院後も継続して受診しなければならないことを踏まえて援助する。本章-Ⅰ-C-4-3「術後の回復状況に合わせて自己役割を調整できる」参照。

IV　卵巣腫瘍（卵巣がん）患者の看護

　卵巣腫瘍には良性，境界悪性，悪性まで様々な種類があり，全体のおよそ10％が悪性（卵巣がん）といわれている。卵巣がんは初期には自覚症状がないため早期発見が難しく，腫瘍が増大したり下腹部にしこりが触れたりするなどの発見時にはがんが進行していることも多い。

　患者は卵巣がんという悪性腫瘍で自分の生命が危険な状態にあることは理解していながらも，心理的には子宮や卵巣を失うことに強い抵抗感をもっていることが多い。また，治療してもがんの転移や再発をすることも多い。そのため，心理的ショックも大きい。看護師は，患者がこのような精神的に葛藤のなかに身を置いている事実に視点を置き，援助をすることが重要である。また，患者の生活背景を含めて社会的な援助も必要である。

Ａ　アセスメントの視点

　本章-Ⅱ-A「アセスメントの視点」に加え，次のような点に留意する。

1　悪性腫瘍の細胞の分化度（悪性度）

　卵巣の表面を覆う上皮細胞から発生した上皮性腫瘍は，卵巣に発生する悪性腫瘍のおよそ90％を占める。次いで胚細胞腫瘍（5％），性索間質性腫瘍（4％）である。また，卵巣がんは腫瘍細胞の分化度（悪性度）によって高分化型（G［グレード］1，異型度：低），中分化型（G2），低分化型（G3，異型度：高）に分けられる。悪性度を知ることは，患者の治療や予後のうえから極めて重要である。がんの組織型や異型度（G1），進行期（ⅠA期）によっては，妊孕性を残せる可能性もある。

2　がん発生リスクの有無

　卵巣がんの発生には排卵の回数が関与しており，未妊娠，未出産の女性はリスクが高いといわれている。一方，排卵を抑制する経口避妊薬は卵巣がんの発生リスクを低下させるとされる。そのほか，遺伝的要因（遺伝性乳がん卵巣がん症候群［HBOC］）*により卵巣がんの発症リスクが高いことがわかっている。また，食生活や生活習慣も関係する。

＊ 遺伝性乳がん卵巣がん症候群（HBOC）：hereditary breast and ovarian cancer。BRCA1遺伝子またはBRCA2遺伝子に変異があり，乳がん，卵巣がん，前立腺がん，膵臓がんなどの発症リスクが高いことがわかっている。

B 生じやすい看護上の問題

本章-Ⅱ-B「生じやすい看護上の問題」に加え，特に次のような問題に留意する。
- 卵巣がんの罹患(りかん)や予後，手術を受けなくてはならないことへの悲嘆を抱く
- 化学療法，放射線療法に伴う身体的・精神的苦痛から受診を中断する

C 看護目標と看護の実際

看護目標
- 卵巣がんの罹患や予後への悲嘆が緩和される
- 化学療法，放射線療法に伴う身体的・精神的苦痛が緩和され，治療が継続できる

1 卵巣がんの罹患や予後への悲嘆が緩和される

卵巣がんは初期にはほとんど自覚症状がないため，受診時にはすでにがんが進行していることが多い。そのため，患者は突然，進行がんを告知され，卵巣・子宮の喪失という現実を突きつけられることになる。死の恐怖や，女性の生殖能力が脅(おびや)かされたことへの悲しみや葛藤(かっとう)に対処するのは容易なことではなく，精神的な援助が不可欠である。

また，卵巣がんは予後不良な疾患であり，治療を行ってもがんが転移・再発することも多いため，退院後も定期的な受診により，早期に再発を発見することが重要である。疾病に対して前向きに考えられるように援助する。

2 化学療法，放射線療法に伴う身体的・精神的苦痛が緩和され，治療が継続できる

卵巣がんの標準治療では術後，組織型に応じた化学療法が実施される（上皮性卵巣がんに対するパクリタキセルとカルボプラチンの併用療法［TC療法］など）。また，脳転移した場合や再発した場合の疼痛(とうつう)緩和，出血などに対して放射線療法が行われる場合がある。近年，化学療法，放射線療法は外来で実施されることも多いため，治療の継続と副作用や有害事象への対応，日常生活との両立のための援助が重要となる（本編-第2章-Ⅲ-C「化学療法を受ける患者の看護」，D「放射線療法を受ける患者の看護」参照）。

Ⅴ 腔炎（性感染症）患者の看護

　腔内は自浄作用（第1編-第1章-Ⅰ-B-1-2「腔の自浄作用とその機序」参照）により強い酸性に保たれ，感染しにくい状態になっている。しかし，何らかの原因で病原体が腔内に侵入し粘膜に炎症を起こすことによって，腔の清浄度が低下または消失し，腔炎（vaginitis）を発症する。腔炎の症状は，帯下異常や外陰部瘙痒感など疾患により特徴があるため，まず，患者の主観的情報から把握する必要がある。

　腔炎は原因によって，細菌性腔症（非特異性腔炎），萎縮性腔炎（老人性腔炎）と，カンジダ腔炎（腔カンジダ症），性器クラミジア感染症，淋菌感染症，トリコモナス腔炎などの性感染症に分類される。

　特に性感染症の場合は，女性のライフサイクルに大きく影響を及ぼす性成熟期に発症し，罹患初期には無症状の場合が多く，パートナーとの相互感染（ピンポン感染）を起こしやすい。また，不妊症の誘因となったり胎児に影響を及ぼすなど，今後の性生活や妊孕性にかかわってくる。病原体によって潜伏期間が異なることを認識し，性感染症の早期発見・早期治療，感染防止ができる援助が必要である。

　ここでは，性感染症による腔炎のある患者に対する看護の視点を展開する。
①発症や感染経路についての情報を収集し，原因を明確にする。
②病原体によって引き起こされる主症状と潜伏期間およびその感染経路を理解する。
③女性生殖器以外の感染（口唇部など）を引き起こす誘因があるかを把握する。
④相互感染（ピンポン感染）の有無と，パートナーとの関係性を把握する。
⑤性感染症になったことへの精神的不安を把握する。
⑥性感染症の再発防止の指導について理解する。

Ａ アセスメントの視点

1 発症年齢

　性感染症は，特に性活動の活発な性成熟期に多く発症するが，現代では思春期での感染が問題化している。しかし，性活動は基本的な欲求であるため，どの発達段階においても性感染症に罹患する可能性があることを認識する。

2 生殖活動（性活動）

　性感染症の主な原因は性行為であるため，性活動について把握する。
• 性行為の有無
• 性行為の時期と腔炎の初発症状との関係

- オーラルセックス（口腔性交）やアナルセックス（肛門性交）の有無
- パートナーや複数のパートナーとの関係性
- 職業（性風俗産業従事者か）
- 避妊の有無（コンドームやピル）
- 性感染症の既往

3 社会的・精神的サポート状態

　社会における性感染症への予防的知識は低い傾向にある。そのため，羞恥心を抱いて受診が遅れたり治療行動が途絶えたりすることのないよう，患者の職業や家族構成，パートナーとの関係などから社会的・精神的サポートの現状を把握する。

❶社会的サポート
- 経済面（長期治療にかかわる費用や，不妊症などにかかわる治療費など）
- 生活面（下着の取り扱いなど同居者への感染予防や配慮）
- 仕事面（性風俗産業への従事に関する影響など）

❷精神的サポート
- 本人とそのパートナー
- 家族

4 全身状態および随伴症状と治療の程度

　性器クラミジア感染症は，子宮頸管粘膜に感染すると子宮頸管炎を発症し，産道感染による新生児結膜炎（膿漏眼）を引き起こす可能性がある。また，クラミジア感染症患者の約10％に淋菌感染症の重複感染がみられる[1]。トリコモナス腟炎は，尿路感染を引き起こす可能性がある。

　性感染症の場合，潜伏期や原因病原体によって治療やその後の経過が異なるため，2次的に起こる身体の変化とその治療内容を把握する。
- 症状の有無と程度
- 全身状態の変化
- 原因病原体と治療内容

5 清潔習慣の程度

　性感染症は，外陰部の清潔が保持できないことによって症状が悪化する可能性がある。感染拡大防止を促す清潔行動を把握する。
- 外陰部の清潔方法と回数
- 入浴方法：個浴か共同入浴（共同浴室・共同浴場）か
- 外出先での便器の使用方法
- 下着の選択方法

第
2
編

構造と機能

症状と病態生理

診察・検査・治療

疾患と診療

症状に対する看護

検査と治療に伴う看護

3
疾患をもつ患者の看護

事例による看護過程の展開

表3-3 性感染症による腟炎の主な原因と症状

	原因	症状				
		帯下	性器出血	瘙痒感	刺激症状	その他
腟カンジダ症	カンジダ・アルビカンス（真菌）の感染 ・性交 ・尿や便による汚染 ・抗菌薬使用による菌交代現象 ・全身代謝の変化（妊娠，糖尿病など） ・経口避妊薬の長期服用	白色粥状，酒粕状	（－）	特に激しい	発赤	
トリコモナス腟炎（腟トリコモナス症）	腟トリコモナス原虫の感染 ・性交 ・入浴（浴槽縁），タオル共用	淡黄色，泡沫状，異臭	（－）	（＋）	灼熱感	不妊
性器ヘルペス感染症	単純ヘルペス（疱疹）ウイルスの感染 ・性交	（－）	（－）	（＋）	強い疼痛などを伴う多発性の浅い潰瘍や小水疱	発熱，全身倦怠感，所属リンパ節腫脹，髄膜炎，排尿困難や歩行困難
性器クラミジア感染症	クラミジア・トラコマチスの感染 ・性交 ・オーラルセックスによる咽頭感染 ・アナルセックスによる肛門感染 ・母子感染	黄色，膿性	不正出血，性交時出血	（－）	（－）	卵管炎，腹膜炎，子宮外妊娠，不妊，流・早産
淋病（淋菌感染症）	淋菌の感染 ・性交 ・オーラルセックスによる咽頭感染 ・アナルセックスによる肛門感染 ・入浴（浴槽縁），タオル共用	緑黄色，膿性	不正出血，性交時出血	（＋）	灼熱感，発赤	尿道炎，膀胱炎，排尿痛，残尿感，下腹部痛，発熱，不妊，流・早産
梅毒	梅毒トレポネーマの感染 ・性交 ・母子感染	第1期：感染から約3週間後，無痛性初期硬結，硬性下疳，所属リンパ節腫脹を生じる。自然軽快。 第2期：I期から4〜10週間後，血行性に全身症状が出現（バラ疹，扁平コンジローマ，粘膜疹，発熱，倦怠感，消化器・泌尿器・筋骨格系の症状）。自然軽快。 晩期：感染から3年以降に結節，ゴム腫の発生。10年以降には大動脈瘤や大動脈弁逆流症などの心血管梅毒，脊髄癆や進行性麻痺などの神経梅毒を発症。ゴム腫が形成された周囲組織の破壊が起こる。				

- 月経時のナプキンやタンポンの選択方法と取り替え時期
- 性活動や排泄後などの手指消毒

6　現疾患の進行状態

　性感染症は原因病原体と感染経路，その主症状により検査方法が異なる。また，疾患の進行状態によって治療や寛解時期も異なることを理解する。そのため，性感染症による腟炎の特徴（表3-3）を把握し，情報収集をする。

Ｂ 生じやすい看護上の問題

- 自己管理できないことによる症状の悪化
- 性感染症の知識不足による再感染の可能性
- 性感染症になったことへの精神的不安

> **看護目標**
> * 自己管理ができ，性感染症の症状が悪化しない
> * 性感染症の知識を獲得し，再発予防ができる
> * パートナーの協力が得られ，精神的不安が軽減できる

1 自己管理ができ，性感染症の症状が悪化しない

　性感染症によって引き起こされる腟炎の症状が異なるため，主観的な症状と客観的な症状を合わせて確認していく必要がある。また，早期に治療を開始し，悪化させないように援助する必要がある。

❶観察

* 外陰部，腟部の状態（発赤，腫脹_{しゅちょう}，浮腫_{ふしゅ}，湿疹など）
* 外陰部，腟部の症状の訴え（疼痛_{とうつう}，灼熱感_{しゃくねつ}，瘙痒感_{そうよう}，帯下感_{たいげ}など）
* 性器出血の有無と性状
* 帯下の変化と性状
* 性交時痛の有無
* 合併症や随伴症状の有無（発熱，排尿痛，頻尿，尿漏れ_もなど）
* 外陰部，腟部への刺激や誘因の有無（尿や便による汚染，石けんや洗浄液，避妊薬などの化学的刺激，性交，搔傷_{そうしょう}，手淫_{しゅいん}，下着や生理帯による摩擦などの機械的刺激，精子や薬物によるアレルギーなど）
* 外陰部の清潔方法と下着の選択方法
* 月経時のナプキンやタンポンの選択方法と取り替え時期
* 月経の状態（周期，経血量，月経期間）
* 喫煙
* 全身疾患（糖尿病，消耗性疾患など）や妊娠の有無
* 外陰部，腟部，肛門_{こうもん}周囲の清潔の程度と乾燥状態
* 共同の入浴や公衆便器使用の有無
* 抗菌薬服用の有無
* 経口避妊薬の長期服用の有無

❷援助

①患者の訴え，全身状態や合併症を観察し，進行状態の異常を早期発見する。
②腟・外陰部の炎症時は，まず誘因となっている化学的刺激，機械的刺激，排泄物_{はいせつぶつ}による汚染を避け，安静にするなどの対処をする。
③下着やナプキンの選択方法や交換時期を確認し，局所のむれを防ぎ通気性を促すように援助する。
④治療を促進するため，正確に腟錠_{ちつじょう}，軟膏_{なんこう}，クリーム，内服薬を与薬する。

⑤腟洗浄や会陰消毒の実施後は，浸潤を避けるため柔らかい清潔なタオルなどでよく水分を拭き取る。

⑥洗浄や消毒などの処置実施後は，内診台を消毒し感染に注意する。

⑦定期的に性感染症の随伴症状を観察し，検査結果を確認するなど治癒状態を確認する。

⑧感染拡大を起こさないよう，傷口や血液・粘膜による感染経路を遮断できるように援助する。

⑨身体を清潔に保ち，傷口からの感染や血液による感染の危険性を避ける。

❸教育

①症状を進行させる誘因について説明し，その誘因を避けるように指導する。

②腟錠や軟膏またはクリーム，内服薬を正しく服用・塗布できるように指導する。

③症状の変化を日々観察し，進行しているときには早期に受診するよう説明する。

④局所の安静を図り，症状の悪化を防ぐため，性行為は避けるように説明する。

⑤局所の適切な清潔方法（適温での洗浄，清潔な手指での洗浄など）について指導する。

⑥衛生の自己管理（外陰部の清潔への意識など）について指導する。

- 腟内に雑菌を侵入させないように，排泄後は外陰部を前から後ろに拭く。
- 排泄後は温水洗浄便座やビデ（微温湯を使用）などで局所の清潔を保つ。
- 外陰部を拭く際には，こすらず軽く押さえ拭きをする。
- 衣服は通気性がよく圧迫感の少ないものを選ぶ。
- おりものシートや生理用ナプキンおよびタンポンの正しい選択ができる。
- 局所の清潔時には刺激の少ない石けんを少量使用するか，微温湯で流す。
- スプレー，パウダー，香水の使用は避ける。
- 性交後は排尿し，病原菌を洗い流して感染を予防する。
- 下着の洗濯やタオルの使用をほかの人と別にする。

2 性感染症の知識を獲得し，再発予防ができる

性感染症は，羞恥心から受診行動が遅れたり，受診をしても症状が消失または軽減すると，治療継続の行動が取られにくいことがある。しかし，その要因を改善しなければ再発しやすいため，性感染症の知識を獲得し，予防していく必要がある。

❶観察

①感染経路と原因・誘因についての認識度

- 性行為の時期と腟炎の初発症状との関係
- オーラルセックス（口腔性交）やアナルセックス（肛門性交）の有無
- 複数のパートナーとの関係性や職業（性風俗産業従事者か）

②パートナーの感染の有無と治療の程度

③再発予防のセルフケアの程度

④避妊の有無（コンドームやピルの使用）

第2編

構造と機能

症状と病態生理

診察・検査・治療

疾患と診療

症状に対する看護

検査と治療に伴う看護

3 疾患をもつ患者の看護

事例による看護過程の展開

⑤性感染症の既往の有無

❷援助

①再発予防のため原因・誘因や感染経路について確認し，パートナーを含めて症状との関連性を把握し，パートナーとともに受診行動ができるように援助する。

②無症状で無自覚のまま感染を伝播させたり，再感染しないように，継続した受診行動ができ，定期的に検査を受けるように援助する。

③原因や感染経路について患者やパートナーから得た情報は医師と共有し，連携して支援していく。

❸教育

①原因や感染経路について正しい知識を与え，無症状で無自覚のまま感染を伝播させたり，再感染しないよう指導する。また，粘膜接触の始めからコンドームを着用して感染を予防するよう指導する。

②不特定多数の相手との性交渉は避け，感染が拡大しないよう指導する。

③性器の粘膜を傷つけないよう爪を切り，器具の使用は避けるよう指導する。

④生理中の性交渉や屋外での性交渉は避けるよう指導する。

⑤疲労がたまっているときや，病気で抵抗力が低下しているときは再発しやすいため，性交渉は避けるよう指導する。

⑥治療の中断は，治療薬に対する耐性菌の出現にもつながるため，治療中の性交渉を避け，治療を継続するよう指導する。

⑦再発を予防するために，完治後も通院する必要があることを指導する。

⑧性感染症は自分だけのことではないため，治療に対する社会的責任についても説明する。

3 | パートナーの協力が得られ，精神的不安が軽減できる

　性感染症は，他者への感染やパートナーとのピンポン感染を起こすため，本人とその接触者を含めた治療および感染防止の指導を行い，安心して性生活を行えるようにすることが必要である。

❶観察

①パートナーの感染の有無と治療の程度

②パートナーの疾患や治療に対する知識

③避妊の有無（コンドームの使用）

④パートナーの性感染症の既往の有無

❷援助

①再発予防のために原因・誘因や感染経路について確認し，パートナーを含めて症状との関連性を把握し，パートナーとともに受診できるように援助する。

②パートナーとともに継続した受診行動ができ，定期的に検査を受けるように援助する。

③原因や感染経路について患者やパートナーから得た情報は医師と共有し，連携して支援

していく。

❸教育

①相互感染（ピンポン感染）しないよう，パートナーも受診する必要があることを指導する。

②パートナーにも原因や感染経路，治療について正しい知識を与え，再発しないよう指導する。また，粘膜接触の始めからコンドームを着用して感染を予防するよう指導する。

③相手の性器を自分の目と鼻で確認し，症状の有無を互いに確認するよう指導する。

④治療中の性行為は，コンドームを使用するか性交を禁止するよう指導する。

⑤コンドームでも完全には予防できないことを理解し，治療を継続するよう指導する。

⑥タオル，カミソリなどの共用は避けるよう指導する。

⑦悩みがあるときは，患者会や性の健康カウンセラーの支援があることやスマート保健室などの健康相談支援サイトの利用ができることを説明する。

文献
1）　日本産科婦人科学会，日本産婦人科医会：産婦人科診療ガイドライン；婦人科外来編2020，2020，p.1.

演習課題

1 子宮筋腫の主な症状と看護のポイントをあげてみよう。

2 子宮頸がんで手術を受ける30歳代独身患者の看護上の問題について，みんなで話し合ってみよう。

3 自分が子宮がんで子宮を喪失した場合を想定して，どのように受け止めるか話し合ってみよう。

4 ボディイメージの変化の受容のための看護計画を示してみよう。

5 術後感染や合併症の予防として行うことを話し合ってみよう。

6 子宮内膜症による疼痛予防のための生活習慣の工夫と改善点を整理してみよう。

7 腟炎の症状を悪化させないための観察ポイントと援助についてまとめてみよう。

第2編

構造と機能

症状と病態生理

診察・検査・治療

疾患と診療

症状に対する看護

検査と治療に伴う看護

3 疾患をもつ患者の看護

事例による看護過程の展開

第 4 章

事例による
看護過程の展開

● 事例をもとに女性生殖器疾患をもつ患者の看護を学ぶ。

I 骨盤内転移した子宮頸がん患者の在宅療養への支援

　子宮頸がんは術後 2 年以内の再発率が高いといわれ，骨盤内の臓器や傍大動脈リンパ節への転移・再発，そして肺や肝臓，骨などへの遠隔転移・再発がある。女性生殖器がんにおいても，発症からその治療後の再発リスクまでを含めた QOL の維持を目的に，サバイバーへの対応が行われている現状がある。

　子宮頸がんの治療後の患者は，卵巣欠落症状や下部尿路症状の出現，リンパ浮腫，セクシュアリティの変化など様々な不安を抱きながら在宅療養をしている。さらに，再発患者の場合，がんの転移に伴う難治性疼痛や化学療法の副作用に耐えながら療養生活をしていることを理解し，患者の意思決定を確認しながら支援をする。

　また，再発を告げられた患者や家族は，治療への不信感や失望を抱き，死に直面することで危機的な心理状態に陥る可能性があるため，精神的アプローチをするときは患者の価値観を十分に理解する。また，患者の在宅療養を支えるには，家族の協力と多職種による地域連携が不可欠であり，継続的な看護支援を検討していく必要がある。

　ここでは子宮頸がんが再発し，がん性疼痛をコントロールしながら在宅へ戻れるように支援した事例を取り上げ，外来治療から再入院し在宅に向けた看護展開について述べる。

A 事例の概要

1. 患者プロフィール

患者：C さん，40 歳代後半，女性
病名：子宮頸がん
職業：主婦
家族構成：夫（40 歳代後半）と 2 人暮らし。結婚 10 年目で子どもはいない
既往歴：特になし
体格：身長 158cm，体重 52kg，BMI 20.8

2. 入院時診断および入院目的

- 化学療法による発熱性好中球減少症（FN）
- がん性疼痛コントロール
- 子宮頸がん II A1 再発精査

3. 入院時血液検査データ

バイタルサイン：体温 38.5℃，脈拍 82 回 / 分，呼吸 25 回 / 分，血圧 126/84mmHg
血液検査データ：RBC268×10^4/μL，WBC38 ×10^2/μL，好中球 480/μL，Plt8.0×10^4/μL，Hb7.6g/dL，Ht26％，TP6.2g/dL，Alb4.0g/dL，CRP8.7mg/dL

4. 入院までの経過

　2 年前，性交後の不正出血があり，地域の集団検診で子宮頸がんの検査を行い偏平上皮がんと判明，婦人科を受診した。子宮頸がん II A1 期と診断され，手術療法（広汎子宮全摘出術＋骨盤リンパ節郭清術）と放射線療法を行った。

　6 か月前，再び不正出血が出現し，再発と診断された。セカンドオピニオンも聞いたうえで，外来化学療法を開始した。抗がん剤（シスプラチン＋イホスファミド療法）治療を始めて 8 日目に 38℃を超える発熱を認め，血液検査を実施した結果，発熱性好中球減少症（FN）と診断された。がん性疼痛に対しては，アセトアミノフェンとトラマドール塩酸塩（トラマール®OD 錠）を使用してコントロールをしている。

4

過程による看護

事例による

5. 入院時の患者の思い

- **発熱性好中球減少症**「外来で化学療法を始めたら，吐き気がするし体がだるくて，ふらふらして熱っぽかったんです。体温を測ったら38.0℃ありました。口内炎ができて，食欲があまりないですね。抗がん剤を始めてからです。のどが渇くので氷や水は飲んでいます。マスクや手洗いをして，気をつけていたのですが感染したのでしょうか。」
- **腰痛**「2週間前くらいから，動いたりすると腰の痛みを感じていました。歩くと右足の付け根が痛みます。夜間は痛みで寝ていられないことや座っていられないことがあって，痛み止めが効かないみたいです。」
- **不安**「髪の毛が抜けてきて…。だから家にいた方が気を遣わなくていいんです。早く帰りたいけれど日中主人は仕事なので，今回みたいに体調が悪いと一人でいるのが不安です。」

6. 入院後の治療・検査

- **発熱性好中球減少症**　重症度リスク評価がなされ，発熱以外に悪心，食欲低下，倦怠感の副作用があり，高リスクの可能性と判断された。感染に対し抗菌薬はマキシピーム®2g/12時間ごとを投与，好中球数の改善のためにG-CSF（顆粒球コロニー刺激因子）を使用した。
- **腰痛**　アセトアミノフェンとトラマドール塩酸塩の内服をしているが，疼痛コントロールが不十分であるため，疼痛の評価を再度行った。子宮頸がんの再発病巣からの直接浸潤による転移を疑い，腹部と骨盤の単純CT検査，骨シンチグラフィ検査を行った結果，骨盤および腰椎への転移を認めた。

B 経過による事例の展開

1. 症状コントロールの時期の支援

1 アセスメントの視点

▶ 化学療法（抗がん剤）の副作用による骨髄抑制への対応

　発熱に関しては，発熱性好中球減少症と診断されており，白血球・赤血球・血小板の減少から，化学療法の副作用としての骨髄抑制が生じ易感染傾向にあると考えられる。Cさんの場合，抗がん剤による粘膜障害から口内炎を発生しており，白血球減少によって粘膜のバリア機能が破綻し，感染症を起こすリスクがさらに高まっている可能性がある。また，「マスクや手洗いをして，気をつけていた」とのCさんの言動から，感染予防のためのセルフケア行動は認識していると考えられるが，今後も易感染状態が続くため，感染予防策の実施について再度促すことが重要であると考える。

　赤血球生産能が低下しているため，Hb7.6g/dLと赤血球減少が生じ，「ふらふらする」との自覚症状から貧血状態であると判断できる。血小板はPlt8.0×10⁴/μLと減少しており，止血機能の異常が生じ，出血傾向が出現する可能性があるため，症状の観察を継続する。

　骨髄抑制が起きている期間のうち，白血球・赤血球・血小板が最低値を示す時期（ナディアとよばれる）には，貧血の増悪や出血傾向により輸血が必要となる場合もある。したがって，骨髄抑制の程度を理解し，確実な点滴（抗菌薬）投与の管理，感染徴候の観察や感染予防のケア，貧血の観察と転倒予防，出血傾向に対する観察を行い，異常の早期発見および早期対処，患者のセルフケアレベルに適した療養生活の支援をする。

　Cさんはアセトアミノフェンとトラマドール塩酸塩（トラマール®）の内服をしていたが，骨盤および腰椎への転移を認めたため，緩和医療チームとのカンファレンスを実施し，放射線療法の導入やオピオイド鎮痛薬を使用した疼痛緩和（とうつう）を図ることになっている。化学療法との併用になるため，ペインスケールを使用して1日の疼痛の変化や疼痛を左右する影響因子（姿勢・不眠・不安・食欲低下など）を観察し，評価する必要がある。

　また，Cさんが腰痛と右鼠径部痛（そけいぶ）を訴えている骨転移部分は，骨が脆く（もう）圧迫骨折の可能性がある。体重移動や歩行時の直立姿勢が保持できない状態であるため，補助具の検討や，ベッドのマット，クッションなどを工夫し，腰部への圧迫を軽減する援助をする。

▶ 不安への対応

　Cさんは，「髪の毛が抜けた」「家にいた方が気を遣わなくてよい」「早く帰りたいが…」と不安を表出している。治療で使用しているイホスファミドは脱毛が起きやすい抗がん剤であり，Cさんの脱毛は頭皮部であるが，眉毛や腋毛，陰毛まで脱毛が生じる可能性がある。脱毛によるボディイメージの変化というCさんの不安に対しては，化学療法による脱毛は一時的であり，治療が終われば発毛することを説明して不安の軽減を図る。帽子やウィッグの活用，再発毛の時期などについて説明し，Cさんの意向に沿った支援をする。

　在宅療養に関しては，「体調が悪いときは一人でいるのが不安」というCさんの思いを受容し，夫の意向を含め，公的ながん患者在宅療養支援や具体的な日常生活支援，医療体制などについて意見交換し，今後の地域のサポート体制を検討してCさんの不安を軽減する必要がある。

2 ｜ 看護上の問題

#1　化学療法の副作用に伴う骨髄抑制（感染，貧血，出血傾向）のリスク

#2　子宮頸がん（けい）の転移に伴う疼痛コントロール困難

#3　化学療法の副作用（脱毛など）によるボディイメージの変化への不安

3 ｜ 看護目標

#1　骨髄抑制期間の症状の悪化を早期発見し，リスクを最小限にとどめる

#2　がん性疼痛をコントロールでき，療養生活を過ごせる

#3　脱毛によるボディイメージの変化を受容し，不安を緩和できる

4 ｜ 看護の実際

#1　骨髄抑制期間の症状の悪化を早期発見し，リスクを最小限にとどめる

▶ 感染予防対策

　Cさんは易感染状態となっており，入院後の4日間，37～39℃の発熱が持続した。そのため，抗菌薬や鎮痛補助薬としてアセトアミノフェン（カロナール®）を6時間ごとに投

第2編

構造と機能

症状と病態生理

診察・検査・治療

疾患と診療

症状に対する看護

検査と治療に伴う看護

疾患をもつ患者の看護

4 事例による看護過程の展開

与し，発熱の程度を観察しながら，随伴症状（発汗・悪寒・口喝など）に応じて冷罨法や保温を行い，水分補給を促し，体力の消耗と発熱による苦痛の軽減を図った。また，定期的な血液検査データから骨髄抑制の程度を把握し，感染徴候および全身状態の観察を継続した。

Cさんの2次感染予防には，皮膚・粘膜の清潔保持（口腔内，陰部，肛門部など）が優先される。口内炎からの2次感染である上気道感染や口腔内感染の悪化防止のため，適切な時期のうがいや歯磨きを指導する。また，免疫力が低下することで腟内の常在菌（デーデルライン桿菌）による自浄作用が低下し腟炎を発症する可能性があるため，陰部清浄や雑菌が繁殖しやすい肛門部の洗浄を促した。

療養生活では，標準予防策に準じて，石けんと流水での手洗いや速乾性アルコール製剤の正確な使用方法と時期を具体的に指導した。発熱により倦怠感が強いときは，清潔ケアや更衣の援助を行った。

▶ 貧血への対応

Cさんはヘモグロビン（Hb）値が低下しており，自覚症状としてふらつきがあることから，呼吸状態や貧血症状の変化を観察しながら，療養生活のセルフケア能力を判断し，転倒を起こさないよう安全に配慮した援助を行った。特に日常生活動作では，理学療法士に依頼して，骨転移部に過度な荷重がかからない移動方法などを指導してもらい，Cさんの負担が増強しない範囲でのセルフケアができるような援助を行った。

▶ 出血傾向への対応

Cさんは血小板が減少しており，出血傾向が生じる可能性があるため，不正出血などの外部出血や，皮下出血による紫斑など内出血の症状を観察した。Cさんには，出血予防のセルフケアができるように，①歯肉出血，鼻出血，不正出血などの出血に注意する，②皮膚や粘膜をこすらない，③圧迫感のある衣類は身に着けず，動きやすい服装をする，④靴が滑らない工夫をする，などの指導を行った。

#2　がん性疼痛をコントロールでき，療養生活を過ごすことができる

▶ がん性疼痛のコントロール

がん性疼痛のコントロールのために，まず弱オピオイドであるトラマドール塩酸塩（トラマール®）の増量が行われた。しかし，増量後も十分な鎮痛が得られず，副作用としての悪心が生じたため，強オピオイドであるヒドロモルフォン塩酸塩（ナルサス®）の使用が開始された。開始後には眠気も出現して，日中は傾眠気味に過ごす様子がみられたが，夜間になると骨盤および腰部痛が増強し，眠れない状態が続いていた。

専門チームに本人の状況（表情や言動，夜間の入眠状況，レスキュードーズ［鎮痛薬の追加投与，レスキュー］の使用回数など）を連日報告し，症状とのバランスをみながら薬剤を調整して効果の評価を行った。しかし，悪心のために内服は安定して行えず，フェントス®テープに変更した。また，疼痛の軽減を図る目的で，デキサメタゾン8mg/日も使用した。

Cさんとともに，どのようなときに痛みが出現するのか，どのように対処すると軽減で

きるのかなど，1日の疼痛の状況について話し合い，Cさんの目指す痛みのコントロールの目標を検討した。Cさんにとって，夜間に出現する疼痛により不眠状態が続くことは極めて苦痛であり，できることならゼロにしたい思いがあった。Cさんのそのような思いを受容しながら，骨盤および腰椎転移部の難治性疼痛（とうつう）については，夜間のレスキューの使用を検討し，安静時の安楽な姿勢や痛みを軽減する動作への援助，環境調整を行った。

　また，Cさんは，がん性疼痛が増強する恐怖感から，排泄（はいせつ）行動以外は自主的な活動をほとんどしておらず，清潔のセルフケア能力も低下していた。Cさんは40歳代と若く，入院時，看護師の援助を受けることにも抵抗感があり，自身のことは自分でしたいという思いが強かった。そのため，Cさんおよび家族と話し合い，痛みをコントロールできる工夫を提案し，在宅療養に向けた緩和ケアの支援を行った。

▶ オピオイドの副作用への対応

　薬剤の副作用による悪心（おしん）と眠気は，痛みと合わせてコントロールすべき状況であった。これらの症状は，オピオイドの副作用として使用開始時期によくみられる症状であること，徐々に軽快していくことをCさんに繰り返し説明し，薬剤使用への不安が増さないように努めた。悪心が強いときは制吐薬を使用した。オピオイドによる苦痛症状から活動性が低下し，腸閉塞（ちょうへいそく）も発症した。そのため禁食とし，腸管を休め腹部症状の改善を待つこともあった。その後，悪心は徐々に落ち着き，腸閉塞症状も改善し，Cさんに食べることへの意欲がみられたため食事再開となった。眠気に関しては「痛くて眠れないから睡魔はあってちょうどいいぐらい」と話し，眠気を嫌なものではないとCさんは感じているが，昼夜逆転しないように，睡眠状態を観察していった。

#3　脱毛によるボディイメージの変化を受容し，不安を緩和できる

　Cさんは，子宮頸（けい）がんという女性生殖器疾患を患い，悲嘆状態を体験しているなか，化学療法によって頭皮の脱毛がみられ，ボディイメージの変化についてさらなる不安を抱いている。毛髪は自分らしさを表現する大切な部分であり，精神的なショックは大きい。「家にいた方が気を遣わなくていい」というCさんの発言は，他者からどのように見られるかという不安の表れである。Cさんには，化学療法の段階的な経過によって，脱毛がどのように生じるかを説明し，帽子やウィッグの活用の方法や購入方法を説明した。ウィッグについては，実際に化学療法を受けている多くの女性患者の実体験をDVDで視聴してもらうことで，安心したような表情が見られた。

　また洗髪は，頭皮に刺激の少ないシャンプーなどを紹介し，Cさんと相談しながら，髪が抜けるストレスを感じさせないように必要時に支援を行った。

2. 在宅療養に向けた時期の支援

❶症状のコントロール――在宅療養の準備の経過

• 内服と貼付剤のコントロールだけでは調整がつかず，クモ膜下ポート*を造設した。

第
2
編

構造と機能

症状と病態生理

診察・検査・治療

疾患と診療

看護に対する症状

検査と治療に伴う看護

疾患をもつ患者の看護

4

事例による看護過程の展開

- 鎮痛薬の使用は夜間帯に多く，日中は傾眠気味で過ごすことが多かった。
- 疼痛コントロールでは，Cさんの痛みは10段階評価で5～6から2～3に低下したが，レスキューの回数や日常生活における満足度に変化は現れなかった。
- 不正出血により貧血症状を認め，輸血で症状の改善を図った。
- 子宮頸部に再発した腫瘍は抗がん剤を投与しても増大しており，放射線治療や抗がん剤治療の効果は認められず，今後はベスト・サポーティブ・ケア（BSC）*への移行となり，本人・家族の希望で在宅での療養を目指すことになった。
- Cさんは，インフォームドコンセントや治療方針の決定の場面に参加することを拒否するようになり，決定権を夫に委譲することが増えた。
- 今後の療養生活の場として自宅を希望したが，退院の目途も立てられない状況が続いていた。疼痛管理を行いながら，Cさん自身の気持ちに寄り添い，退院調整を進めるよう配慮した。
- 患者支援部門*に依頼をし，訪問看護師と往診医を選定し地域カンファレンスを開催した。自宅での療養環境の調整を図ることができ退院となった。

❷医師からの説明

　子宮断端部の腫瘍の再発に対し化学療法を試みたが，期待した効果が出ておらず，腫瘍の大きさは変化していない。また，腎臓の機能も低下していることから，これ以上の抗がん剤治療の継続はできない。骨盤部と腰椎の転移に対しては放射線療法による疼痛緩和を行い，現在はオピオイドとレスキューなどを使用しているが，内服薬と貼付剤による疼痛のコントロールは調整の限界にきている。今後は緩和医療を中心に行うことになる。今の状態であれば在宅での緩和ケアが可能であるため，退院して経過をみていきましょう。

1 ｜ アセスメントの視点

　抗がん剤を投与していたにもかかわらず腫瘍への効果がみられず，骨転移をしていることから，今後も病状が進行していくことが考えられる。積極的治療から痛みのコントロールなどの対症療法を中心とした緩和医療へ移行していく時期であることについて，医師からのインフォームドコンセントを受けている。緩和医療に対し，Cさんは「治療方法がない」という死への宣告のようにとらえている。また，夫は家事や介護など役割の変化によって負担感を抱き始めている。緩和ケアを導入することによって，Cさんやその家族の

＊ **クモ膜下ポート**：クモ膜下にカテーテルの先端を置き，皮下にカテーテルを通して前胸部などに針を刺せる装置を留置し，そこから直接，クモ膜下に持続的に鎮痛薬を送る鎮痛方法。

＊ **ベスト・サポーティブ・ケア（BSC）**：best supportive care. 積極的治療ではなく患者の尊厳を保つための治療。「がんに対する積極的治療を行わず，症状緩和の治療のみを行うこと」と定義されている。

＊ **患者支援部門**：保健師やソーシャルワーカー，薬剤師などが在籍し，多職種で協働して退院調整支援などを行う部門。

QOL を維持向上するために，身体的・心理的・社会的・スピリチュアル的な問題に対し，正しい理解により早期に対応していくことを促す支援をする。さらに，在宅療養や緩和医療への移行という現実に直面している患者・家族の思いをていねいに汲み取り，患者の意思決定を優先しながら目標を設定する必要がある。

2 | 看護上の問題

#1 症状コントロールのセルフケアができないことによる在宅療養生活の準備不足

#2 Cさんと夫の互いの思いのずれによる退院生活への心配

#3 在宅療養に向けた身体的・心理的・社会的・スピリチュアル的なサポート体制の準備ができていない退院への不安

3 | 看護目標

#1 症状のコントロールができ，在宅療養の準備ができる

#2 Cさんと夫との思いを調整し，安心して退院を迎える

#3 療養生活のサポート体制が構築され，不安なく退院できる

4 | 看護の実際

#1 症状のコントロールができ，在宅療養の準備ができる

在宅療養のためには，痛みや貧血などの症状が緩和される必要があった。そのため，入院療養生活から在宅療養生活へ移行するために，必要なセルフケア能力を獲得できる指導や環境調整をする必要がある。

▶ 痛みのコントロール

緩和チームの介入により，会陰部から殿部にかけての痛みは10段階評価で2〜3まで低下した。しかし，オピオイドの内服や貼付剤ではコントロールが不十分で，クモ膜下ポートを造設した。それによって痛みの緩和が図れ，Cさんも徐々に痛み止めの使用方法をつかみ始め，クモ膜下ポートからの頓用投薬*と同時に内服のヒドロモルフォン塩酸塩（ナルラピド®）を併用して対処することで効果を感じられるようになっていた。日常生活でも病棟内を散歩したり，シャワーに入ったりと活動性を少しずつ上げることができた。

▶ 貧血の改善

退院直前から不正出血がみられ，貧血を認めていた。そのため，輸血を行い貧血による倦怠感などの症状の緩和に努めた。不正出血の原因は腟断端部に再発した腫瘍によるものであり，根本的な治療が不可能なため症状観察となった。Cさんには出血量の観察方法を指導し，自己管理していくよう説明した。痛みのコントロールはでき始めていたが，Cさんの口から退院の話が出ることは少なかった。痛みのレベルは下がっているもののゼロにはならず，Cさんの満足度は上がらなかった。退院の話題が出ると，「夫に任せているので」

＊ **頓用投薬**：医師の指示量を，患者が活動や痛みに応じて自ら投与する方法。

第
2
編

構造と機能

症状と病態生理

診察・検査・治療

疾患と診療

症状に対する看護

検査と治療に伴う看護

疾患をもつ患者の看護

4 事例による看護過程の展開

「今は眠いから」と看護師と会話をすることを避ける様子も見られていた。

#2　Cさんと夫との思いを調整し，安心して退院を迎える

　今後の治療が緩和医療へと移行していくことについて，Cさんは「ここではやれることがないし，仕方ない」と表現していた。しかし，退院に向けての調整を始めた頃からインフォームドコンセントへの参加を拒否することがあった。Cさんの気持ちを確認しながら夫の参加を促し，退院に向けて準備を進める必要がある。

❶本人の言動

- 「夫よりも先に死んでしまうことは避けられないと感じた。そうだとしたら，自分がいなくなった後に夫が困らないように，いろいろな決定を任せていきたいと思うようになった。だから，夫が自分の代わりに話を聞いて決めてくれれば自分は従いたいと思う」
- 「現実を見たくないと逃げているんだとは思う」
- 「家に帰るのは正直恐い。でも，帰らないと何も始まらないと夫も思っていることはわかる。新しく家も建てて，そこで痛い思い出しか残らないのは嫌。夫がいろいろな治療を私に受けさせたいと思っているのは知っているし，ありがたいと思う」

❷夫の言動

- 「治療はもうできないと言われたが，みっともないと思われても何かできる治療はないか探したい」と話し，自身でインターネットを使い治療法の検索をしていた。
- ほぼ連日，勤務後に面会に訪れ，献身的にCさんの世話をしていた。
- 夫婦の決定権が夫にゆだねられたことで，夫自身は決断する行為に精神的な負担感を感じている様子があり，連日のように患者支援部門に電話相談があった。

▶ 意思決定支援

　看護師はCさんと，今までの夫婦関係を振り返ったり，夫への思いや今までの生き方などを語ったりする機会を設けた。すると，Cさんがインフォームドコンセントなどに参加しなくなった理由や，そこに隠された思いを知ることができた。そこで，担当するスタッフで情報を共有し，Cさんの思いに沿った支援ができるようなかかわり方を慎重に検討することにした。まず，Cさんと夫の思いを看護師が傾聴し，退院調整において，互いの思いが理解できるように介入を行った。Cさんの退院へのとまどいに対しては，具体的なサポートの内容を伝え，Cさんらしい療養生活を自宅で過ごせるように共に考え，つらくなったときには入院ができることを担保するなど，退院への不安を軽減できるよう繰り返しかかわった。夫からは「一人では不安だったので，手伝ってもらえて心強い」という反応があった。Cさんは無事に退院日を決めることができた。

#3　療養生活のサポート体制が構築され，不安なく退院できる

▶ 在宅療養の体制づくり

　痛みのコントロール段階から，在宅療養でもホスピスへの転院でもどちらでも対応できるよう，患者支援部門の退院支援看護師やソーシャルワーカーと情報交換を行った。インフォームドコンセント後に在宅療養を選択することになったため，自宅で利用できるサービスの導入を検討した。また，退院後の療養環境についてもCさんと夫から情報収集し，退院する前に自宅を訪問することが可能であることを伝えたが，Cさんは通院することへの不安をもっていたため，自宅近くの病院でクモ膜下ポートの薬液交換が行えるよう婦人科在宅ケアを行っている往診医を決め，痛みのコントロール，不正出血の有無など，受診のタイミングのサポートができるよう訪問看護の導入を決めた。また，今後の病状の悪化を見越して介護保険申請も勧めた。

▶ 地域での多職種連携によるサポート

　退院前にはCさんや夫を交え，地域の医療スタッフと病院スタッフによる話し合いの機会をもち，両者の顔合わせとともに，Cさん夫婦が新たなスタッフとの関係性を築きやすくなるよう配慮した。また，地域の医療スタッフ（ケアマネジャー，訪問看護師）とは，病棟看護師，保健師，ソーシャルワーカーを交え，今までの看護やCさんの思い，今後の病状の進行について情報交換をして，スムーズに地域に戻れるようにした。そして，看護サマリーに加え，週1回行う病棟，患者支援部門スタッフ，外来看護師の合同カンファレンスでも調整状況の情報を伝え，継続した看護が行えるようにし，Cさんと夫の両者のサポートを継続できるようにした。また，自宅での療養は夫も悩みや不安，ストレスを抱えることがあるため，がん患者の支援団体や患者会を紹介し，精神的負担が軽減できるように今後も支援を続けていく必要がある。

　Cさんは「退院だと思うとさみしい」と話しながらも無事に自宅へと退院していった。その後，往診医の病院より要望があったため，婦人科医，緩和チームの麻酔科医，看護師，保健師，ソーシャルワーカー，往診医，訪問看護師がそろい，再度地域カンファレンスを行い，さらなる情報交換を行った。現在，地域と病院，病棟と外来が連携をしながらCさんの療養をサポートしている。

Ⅱ　ベスト・サポーティブ・ケア(BSC)に移行する卵巣がん患者への支援

　卵巣がんは多くの場合，閉経後に発症する。初期は無症状であるため早期発見が困難であり，進行して発見されることが多いため，女性生殖器がんの中でも予後不良の疾患である。卵巣がんの進行状態は手術中に行う腹腔内生検による病理学検査で確定され，進行期や組織型によって必要な治療が選択される。卵巣は左右1つずつあるが，一方を温存した

としても治療により妊娠しにくい状態になるため，妊孕性温存の希望の有無について，患者や配偶者（パートナー）の意思決定を支援することが重要である。

また，卵巣がんは再発や転移性が高く，最終的にはベスト・サポーティブ・ケア（BSC）への移行も考える必要がある。すなわち，エンド・オブ・ライフの時期（終末期）に至る可能性を視野に入れ，がん性疼痛のコントロールのみならず，がん患者の QOL の維持・向上を目的に，患者の希望に沿った支持的な医療が行われるように援助する。

ここでは上皮性卵巣がんにより BSC に移行する事例を取り上げ，エンド・オブ・ライフの時期への看護展開について述べる。

A 事例の概要

1. 患者プロフィール

患者：D さん，68 歳，女性
病名：卵巣がん，腹膜播種（がん性腹膜炎）
職業：元公務員，定年退職
家族構成：夫と二人暮らし。二人の子どもはそれぞれ独立して家庭をもっている
既往歴：特になし
体格：身長 162cm，体重 56kg，BMI 21.3

2. 初回入院時診断および治療

- **診断**：上皮性卵巣がん（漿液性）Ⅲ A1（i）期
- **初回手術療法**：両側付属器摘出，子宮摘出，大網切除，後腹膜リンパ節郭清術
- **術後化学療法**：TC 療法（パクリタキセル＋カルボプラチン）

3. 再入院時検査データ

バイタルサイン：体温 36.4℃，脈拍 78 回 / 分，呼吸 22 回 / 分，血圧 126/72mmHg，SpO$_2$95%
血液検査データ：WBC38×10^{2}μL，好中球 480/μL，RBC268×10^4/μL，Hb7.6g/dL，Ht26%，Plt8.0×10^4/μL，TP6.2g/dL，Alb4.0g/dL，CRP8.7mg/dL，CA125（腫瘍マーカー）697U/ml

4. 再入院までの経過

退職までは毎年健診を受けて異常は指摘されていなかったが，退職後，2 年ぶりに健診を受けたところ腫瘍マーカー（CA125）が 186U/mL（基準値 35U/mL 以下）と上昇していたため，精査を勧められて市内の総合病院の婦人科を受診した。CT 検査で右卵巣の腫瘤と後腹膜リンパ節腫大が認められ，卵巣がんと診断された。初回手術療法として，両側付属器摘出術，単純

子宮全摘出術，大網部分切除術，後腹膜リンパ節郭清術により病巣は完全摘出された。進行期分類では病期はⅢ A1（i）期と診断された。

術後化学療法として TC 療法を 6 サイクル行い，寛解と判定され経過観察となった。そして化学療法終了から 9 か月後，後腹膜に再発し，補助療法としてゲムシタビン療法が行われたが効果がなく，腫瘍の増大とがん性腹水の貯留が悪化した。この影響で便秘になり，疼痛も伴った。化学療法の副作用で骨髄抑制と食欲低下が高度なため，これ以上の化学療法は危険と判断されて BSC の方針になった。

5. 入院時の患者の思い

- **苦痛**「腹水が溜まってお腹が膨らんで，動くととても息が苦しくなります。腹水を抜いて楽になるといいんですが…。骨盤全体がいつも重い感じがして，特に腰が痛くて同じ姿勢でいることがつらいんです。」
- **便秘**「なんかひどい便秘になっています。便意は感じますが，なかなか出ません。ウサギのような感じの便が 2，3 日に一度，少し出ますが，スッキリしないですね。薬剤師さんからは鎮痛薬の副作用だと説明を受けました。この鎮痛薬のおかげで痛みは少し楽になるんですが，便秘もつらくて，あまり腸が動いていないと先生が言ってましたが…。今は看護師さんに支えてもらいながらトイレに行くのが精一杯です。」
- **BSC への不安と葛藤**「3 か月前，下腹部の張った感じが強くなったことが気になって，予約の外来日より早く受診しました。卵巣がんの再発と医師から説明を受けたときは，とてもショックでした。抗がん剤の治療がとても辛かったですね。吐き気がひどくて，からだが怠いし，し

B 経過による事例の展開

1 アセスメントの視点

▶ 身体的苦痛

　Ｄさんの骨盤痛は，腹水による圧迫痛やがん性疼痛によるものと考えられる。Ｄさんは，卵巣がんによる腹膜播種を起こしている。腹膜播種が進行することによって上腹部から下腹部全体にかけて腹水が貯留し始めており，骨盤痛とともに，胸郭圧迫による呼吸困難や仰臥位・座位の保持困難の苦痛を訴えている。長時間の同一体位や局所の圧迫を避けるため，定期的な体位変換や圧迫を避けるような衣類の選択を家族に指導する必要がある。

　腹水に対する治療として，腹水穿刺を行って腹水を除去する方針である。腹水穿刺の介助や観察，特に排液中にはバイタルサインの変動を注意深く観察し，緊急時は医師に報告し，早期に対処ができる準備をする。

　Ｄさんはがんの終末期，すなわちエンド・オブ・ライフの時期に移行しており，症状に応じた緩和ケアが必要な時期である。オピオイド鎮痛薬の効果や持続時間，副作用（呼吸抑制，眠気，便秘など）について再度検討する。

▶ 便秘

　オピオイド鎮痛薬の副作用である便秘は，消化管の蠕動運動の抑制による腸管の通過遅延や水分吸収の亢進，肛門括約筋の過緊張により起こる。基本情報としてＤさんから治療開始前の排便習慣について聞き取り，現在の便秘の状況と便秘に伴う随伴症状（食欲不振，悪心，腹痛など），食事・水分摂取量，生活リズム，オピオイド鎮痛薬の投与量やその他の薬剤の影響などを把握する。また，腹水貯留によって腸管が圧迫されていることも誘因として考えられるため，腹水穿刺後の腸蠕動の状態を確認し，排便コントロールを検討する。Ｄさんの場合，便意を感じるが排便できないという訴えから，緩下剤の導入も考慮し，便秘の状態に合わせ，浸透性下剤，大腸刺激性下剤などの使用を医師や薬剤師に相談する。

▶ BSC

　Ｄさんの「もう，できる治療がないということですね」という言葉から，生に対する希望を喪失し，無気力な状態になりかけていることがうかがわれる。BSC は治療をしないことではないことを再度説明し，抗がん剤治療をしないという方針は，抗がん剤が悪心や倦怠感などのつらい症状を引き起こして体力を奪うだけと判断されたためであり，Ｄ

さんのためにならない抗がん剤治療を「しないこと」も「治療」と考えたためであることを，医師とともに説明し理解してもらうことが大切である。Dさんに残された時間には限りがあるため，つらい症状を可能な限り取り除くための看護介入と治療（緩和ケア）を行い，家族と過ごす時間がとれるようにしながら，DさんがDさんらしい「生」を送れるように身体的・精神的・社会的に支える方法を検討して実践する。

2　看護上の問題

#1　卵巣がんの腹膜播種による腹水やがん性疼痛に伴う苦痛

#2　オピオイド鎮痛薬の副作用や腹水に関連した便秘

#3　BSCに移行した不安や葛藤（かっとう）

3　看護目標

#1　腹水やがん性疼痛の苦痛を軽減し，安楽な状態で療養生活を過ごせる

#2　排便コントロールができ，便秘が改善される

#3　BSCを理解し，最期まで充実した生活が送れる

4　看護の実際

#1　腹水やがん性疼痛の苦痛を軽減し，安楽な状態で療養生活を過ごせる

　腹水に伴う苦痛に対しては，長時間の同一体位や局所の圧迫を避けるため，Dさんの呼吸困難や腰部痛などの訴えを確認しながら，適時ベッドマットの選定，安楽枕やクッションの使用で上半身を挙上し，安楽な体位の確保への援助を実施した。また，腹水により腹部の皮膚が伸展しているため，瘙痒感（そうようかん）が出現したとき，または皮膚保護の目的で，軟膏やクリーム，ローションなどを使用し，圧迫を避けるような衣類の選択をするように家族への指導を行った。

　腹水穿刺時は循環動態の変動によってショックを起こす可能性があるため，特に排液中は血圧低下に注意し，定期的にバイタルサインを測定し，排液の量・速度の観察を実施した。緊急時に備えて救急カートの確認を行い，早期対応ができるように準備をした。腹水穿刺の介助では，感染防止のため清潔区域の環境整備を行った。排液中はDさんの苦痛の有無を確認し，腹水の流出状況を観察しながら安楽な姿勢への援助を行った。また，腹水の圧迫症状が軽減できるよう適宜，腹部温罨法（おんあんぽう）を促した。

　Dさん自身は，オピオイド鎮痛薬の効果を感じている。しかし，副作用による便秘が身体的苦痛となっているため，再度，オピオイド鎮痛薬の効果持続時間や使用量などを確認し検討した。オピオイド鎮痛薬を減量してほかの鎮痛薬を併用するか，また，フェンタニルへの変更などについてDさんに提案している状況である。

#2　排便コントロールができ，便秘が改善される

　Dさんの便秘はオピオイド鎮痛薬の副作用や腹水貯留の影響，活動量の低下などが誘

因として考えられる。現在の便秘状態としては，排便は3日に1回程度，硬便で残便感があり，排ガスもほとんど自覚はなく，腸蠕動（ぜんどう）も弱い。排便の状態（回数・量・硬さ，排便困難感，残便感など），排ガスの有無についてDさんに確認しながら，腸蠕動の有無などを継続的に観察した。

定期的に腹部のマッサージや温罨法（おんあんぼう）を行って腸蠕動を促し，適度な水分摂取とともに，管理栄養士に依頼して食べやすいような食物繊維（せんい）摂取を工夫した。また，医師や薬剤師と相談し緩下剤のコントロールを積極的に行うことになり，病棟薬剤師から緩下剤の特徴や服薬方法（時期・量など）についてDさんと家族に説明を行った。排便コントロール開始から1日目に排便を順調に促せており，Dさんの排便時の苦痛表情も緩和されたようである。

#3 BSCを理解し，最期まで充実した生活が送れる

Dさんは BSC へ移行するというインフォームドコンセントを受け，生に対する希望喪失感や無気力な状態に陥っている。治療ができない状態への不安や死への恐怖など様々な思いによって，残された日々をどのように過ごすかを考えることもできない状態であり，何を促しても「はい」「いいえ」とだけ返答する時期があった。

どのようにDさんに接したら笑顔になってくれるのかと，家族もとまどう様子が見られたため，Dさんと家族，そして緩和ケアチームによるカンファレンスを行い，ナラティブアプローチを行った。特にDさん自身に，がんと診断されてからの今までの思いを語ってもらい，看護師は傾聴的な姿勢で対応した。その結果，Dさん自身から，最期を家族と共にホスピス病棟で過ごしたいという意思決定の表出があり，転棟に向けた準備が開始されることとなった。ホスピス病棟ではDさんを担当する緩和ケアチームが結成されることをĐさんに告げると，安心した表情がみられた。

Ⓒ まとめ

これらの事例から，女性生殖器がんが転移・再発した患者へのアセスメントの視点をイメージできただろうか。

病気が良くなることを目標に治療を継続してきた時期から，緩和医療に移行する時期を「ギアチェンジ」という。この時期の患者や家族は，医療の限界や治療を中断されたことで死への恐怖を抱き，精神的に大きな苦痛と衝撃を受けるため，看護師は，患者とその家族の感情表出を支援し，その思いを受容する。また，転移や再発に伴うがん性疼痛（とうつう）の増強や身体症状の悪化に伴う苦痛が進行し，日常生活が障害されていくことを予測したうえで，女性のターミナルステージを理解することが大切である。

そして，疾病の治癒（ちゆ）を目指す「cure」から，がんを患いながらもその人らしく最期まで生きていく，身体的・精神的・社会的・スピリチュアルを含めた「care」への全人的な支援に注目し，女性生殖器がん患者の QOL が維持できる看護展開が求められる。

第1編／第1章 $\boxed{1}$　解答 **4**

図 1-3 に示すように，骨盤内の臓器は腹側から膀胱，内性器（子宮，卵管，卵巣，腟），直腸の順に配置している。したがって，尿道，腟，肛門管の位置関係は 4 が正答となる。

第1編／第1章 $\boxed{2}$　解答 **1**

○ **1**：主に卵胞から分泌され，子宮筋の発育，子宮内膜の増殖，乳房や乳腺の発育，女性の第 2 次性徴の発現などをもたらす。
× **2**：分娩の際，子宮筋に作用して子宮を収縮させる。また，乳管を収縮させ射乳現象を起こす。
× **3**：下垂体から分泌され，骨や筋肉，様々な臓器の代謝を促進して成長を促す。
× **4**：新陳代謝の促進，脈拍数や体温，自律神経の調節などに作用するほか，妊娠の成立や維持，子どもの成長発達にも重要な役割を果たす。
× **5**：主に男性の精巣（睾丸）の間質細胞から分泌され，男性の第 2 次性徴の発現や，男らしさを形成することから男性ホルモンともよばれる。

第1編／第2章 $\boxed{1}$　解答 **1**

1：月経の持続日数が 3 日に満たないものをいう。
2：経血量の正常範囲は全期間を通じて 20〜140mL とされる。
3：日本女性の初経発来年齢は平均 12 歳 2 か月で，15 歳までにほとんどの女性に発来する。
4：20〜30 歳代で月経周期は 25〜38 日以内（変動 6 日以内）が正常とされる。

第1編／第3章 $\boxed{1}$　解答 **3**

子宮内膜組織診は，子宮内膜に子宮体がん，絨毛がんなどの疑いがある場合や子宮内膜の異常，周期性変化，異所性妊娠時の変化，絨毛の残存などを検査する目的で行われるため，選択肢 3 は誤りである。

第1編／第4章 $\boxed{1}$　解答 **2**

× **1・3・4**：胞状奇胎との関連性は低い。

○ **2**：胞状奇胎娩出後の 1 次管理のなかで，全奇胎の 10〜20%，部分奇胎の 2〜4% に侵入奇胎が続発し，2 次管理のなかでは全奇胎の 1〜2% に絨毛がんが発症するとされている。胞状奇胎とは，絨毛における栄養膜細胞の異常増殖と間質の浮腫を特徴とする病変をいう。

第1編／第4章 $\boxed{2}$　解答 **3,5**

検査は，全身理学的所見，視診，双合診，コルポスコピー，組織生検，頸管内搔爬，子宮鏡，肺および骨の X 線検査である。そのほか，膀胱鏡，直腸鏡，排泄性尿路造影（腎盂尿管造影）は必須ではないが使用可能である。リンパ節を除いた遠隔臓器への転移の診断には，CT，MRI 検査も許容される。
○ **3**：腎盂尿管造影を行うことで，水腎症や無機能腎の有無を確認することができる。
○ **5**：CT 検査では，子宮傍組織への浸潤やリンパ節転移，遠隔転移の有無を確認することができる。

第1編／第4章 $\boxed{3}$　解答 **2**

× **1，3，4** ○ **2**
原因不明の不妊（機能性不妊）は全不妊症の 10〜20% を占めるとされる。また，女性の不妊症は年齢との関係が深く，20 歳代前半までは 5% 以下の不妊症の割合が，30 歳代後半では 30% となり，40 歳以降では 60% 以上と推定されている。不妊症の検査は，女性側は基礎体温の測定，卵管疎通性検査など，男性側は精液検査などを行う。女性側の不妊症の治療として，排卵誘発法などがある。

第1編／第4章 $\boxed{4}$　解答 **1**

○ **1** × **2，3，4**
閉経するとエストロゲンの分泌が減少し，卵巣機能の低下とともに腟の自浄作用も低下する。月経が来ない状態が 12 か月以上続いたとき，1 年前を振り返って閉経としており，日本人の平均閉経年齢はおよそ 50 歳である。

▌電子付録　情報関連図

　本書各領域の第 2 編第 3 章掲載疾患のうち，代表的な 4 疾患を取り上げ，情報関連図を作成しました。下記 QR コードを読み込んでいただくと，ご覧いただけます。

情報関連図

それぞれの疾患における看護の流れとともに，看護師の思考過程を相関図で表しました。臨床の看護師が，患者の情報から必要な看護をどのように導くか，「見える化」しています。

| ▶ 子宮筋腫 | ▶ 子宮頸がん | ▶ 子宮内膜症 | ▶ 卵巣がん |

掲載イメージ

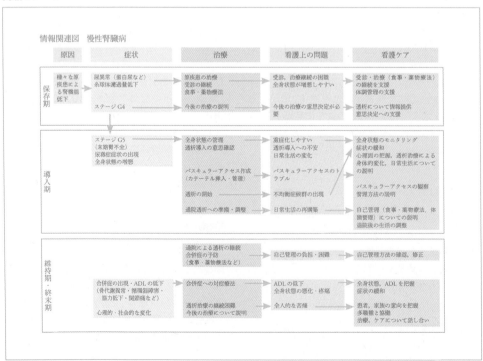

索引

新体系看護学全書

成人看護学❿

女性生殖器

2007年12月10日	第1版第1刷発行	定価（本体3,300円＋税）
2009年11月30日	第2版第1刷発行	
2010年11月30日	第3版第1刷発行	
2015年11月30日	第4版第1刷発行	
2018年12月10日	第5版第1刷発行	
2023年11月30日	第6版第1刷発行	

編　集｜代表　恩田　貴志©　　　　　　　　　　　　　　　　　〈検印省略〉

発行者｜亀井　淳

発行所｜㊀ **株式会社 メヂカルフレンド社**

https://www.medical-friend.jp
〒102-0073　東京都千代田区九段北3丁目2番4号　麹町郵便局私書箱48号
電話｜（03）3264-6611　振替｜00100-0-114708

Printed in Japan　落丁・乱丁本はお取り替えいたします
ブックデザイン｜松田行正（株式会社マツダオフィス）
印刷｜奥村印刷（株）　製本｜（株）村上製本所
ISBN 978-4-8392-3409-6　C3347　　　　　　　　　　　000623-022